緩和ケアにおける心理社会的問題

マリ・ロイド＝ウィリアムズ編
リバプール大学　緩和・支持的ケア研究グループ
教授・部長

訳
若林佳史

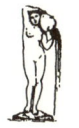

星和書店

Seiwa Shoten Publishers

2-5 Kamitakaido 1-Chome
Suginamiku Tokyo 168-0074, Japan

Psychosocial Issues in Palliative Care

Second Edition

by

Mari Lloyd-Williams
Professor/Director,
Academic Palliative and Supportive Care Studies Group,
University of Liverpool

Translated from English
by
Yoshifumi Wakabayashi

English edition copyright © 2008 by Oxford University Press
Japanese edition copyright © 2011 by Seiwa Shoten Publishers

まえがき

ディヴィッド・W・キセイン

　癒しの技(アート)は，緩和ケアにおいて私たちがとっている心理社会的アプローチの中核となるものである。緩和ケアで私たちは，深刻な病のため死が免れえない患者と出合う。彼らはコミュニティから見放され，孤立感を深めていることもあれば，家族や友人から慰められ，支えられていることもある。私たちはこうした人々と知り合い，彼らの苦しみを理解し，援助の手を差し伸べるとともに，彼らの苦しみを受け止め，彼らの旅路を最後まで共に歩む。病気を治すことはできないかもしれないが，この苛酷な旅のあいだ彼らを慰めケアすることはできる。彼らに敬意を払い，敬意を伝えるなかで自分と同じく人間性を持つ人間として彼らの生涯の価値や意義を肯定する。彼らはさまざまなことについて思いまどうだろう。辛い症状，他人の世話を受けねばならなくなった悲しみ，重荷になることへの恐怖，何一つ思い通りにできなくなったという思い，衰弱したという思い，等々。それが何であろうと，私たちは，同情（compassion[1]）と臨床の技をもって彼らに援助の手を差し伸べる。私たちが持つ医師としての能力は不可欠なものである。その技術は，私たちの癒す能力の基礎となる。その上で私たちは癒し手（healer）とならなければならない。

　安らかに死にゆくことの心理をどのように表現するか，医学の文献は四苦八苦している。しかし実は古典にこそうまく言い表されているのである。レフ・トルストイの『イワン・イリッチの死』が良い例である。死の淵に臨むとき私たちが必ずや直面する実存的問題は哲学の領域で取り組まれてきた。そのため，臨床家が容易に学び，現場で用いうる理論は作り上げられないできた。マリ・ロイド＝ウィリアムズ教授は，第2版となる本書で

この課題に取り組んでいる。部長を務めるリバプール大学の緩和・支持的ケア研究グループ（Academic Palliative and Supportive Care Studies Group）のメンバーと，世界的に名高い学者や臨床家の論稿をまとめ上げ，緩和ケアの心理社会的問題を明らかにしている。彼らは，私たちが優れた癒し手となって，病者の苦しみに真剣に取り組めるようになるのに，どのようなアプローチをとれば良いか，それを示している。薬物療法の進め方はまだしも容易な領域に属しよう。病む者と手を取り合い，各人固有の問題を理解し，アナトール・ブロイヤード（Anatole Broyard[2]）が力を振り絞って述べたように，彼らの肉体も魂（エッセンス）も調べる——ここにこそ癒しの技があるのである。

　第1章でニュージーランドのロッド・マクレオドはまず，緩和ケアについて種々の観点からその概略を述べ，心理社会的なケアがなぜ重要か，その理由を明らかにしている。心理社会的観点から把握するため，社会，感情，認知，文化，性，倫理に，的確な注意を向けてアプローチすることを論じている。人の尊厳と自律の重要性を認識し，私たちをあるべき方向に歩ませる人格の力[3]（virtue）をもとにした倫理（ethics）は緩和ケアを提供するに当たって土台となるものと考えている。この考え方は，医師が臨床の場に持ち込む，その内的な，善なるものの重要性を認識したものである。親切，寛容，尊重，誠実，同情，思慮深さ，公正，能力——こうした人格の力に基づいた臨床はその職務の崇高さを作り出している。それを確固たる基礎として，提供されるケアが検討される。

　第2章で，キャシー・ヘブンによる行き届いた補筆が為された故ピーター・マグワイアによるコミュニケーションの論稿を見ることができ，喜びに堪えない。マグワイアの優れた学識は，どのような行動がコミュニケーションを促進あるいは抑制するかに光を当てている。この章にて，適切な態度，面接技法，情報提供技術，訓練法が詳述される。効果的なコミュニケーションは第一級の心理社会的ケアに不可欠のものである。

　第3章は，傑出したソーシャルワーク研究者で，今は亡きフランシス・

シェルドンによるソーシャル・サービスに関する論稿と，パム・フースによる補足から成っている。社会的孤立とどのように取り組めば良いか？ たとえばデイケアといった限られた援助資源をどのように供給すれば良いか？ 患者の自助グループ，その家族のグループ，範囲を拡大した家族療法は，見過ごされてきた社会的問題に取り組むために用いることのできる建設的な方法である。

ゴールウェーの国立アイルランド大学のフィリップ・ラーキンは，第2版で新しく加えられた章，すなわち第4章で，周辺に追いやられた人のケアについて論じている。いろいろ考えさせられる内容である。慢性精神疾患や知的障害を抱えた人たちにも緩和ケアが必要であろう。しかしそうするためにはそうした人たちを支え，助けている専門サービスと密接な連携をとることが必要となる。認知症を患うことによる社会的な死は，家庭で患者の看病や介護をしている人に底知れない問題をもたらす。すべての病者の中でおそらく最も公民権を奪われた人が，不信や絶望が渦巻く環境で死を迎えることになるだろう受刑者たちであろう。彼らに思いやりのあるケアを提供しようとすると，拘置所の文化を越えなければならないという難問が生じる。薬物乱用者は，生まれ育った家庭から切り離されていることの多いもう一つ別の人たちで，治療に伴って複雑な臨床的問題が現われてくる。最後に，AIDS を抱えた難民で，十分なサービスを受けていない少数民族出身の患者が取り上げられる。自分たちとまったく文化の異なる可能性のある人にサービスを提供しようとするとき，どのような文化的気配りが必要となるか，それを考える上で良い例となっている。ラーキンの手による第4章は，私たちが死の差し迫った人のケアを行うとき，彼らの苦しみを「覆う (cloak[4])」には，どのように努めれば良いか，それを巧みに描き出したものとなっている。

トレヴァー・フリードマンは第5章で心理社会的な問題を取り上げ，それに苦しむ患者の割合，決定因，介入法について論じている。精神医学的問題を抱えた人々をうまく見い出すスクリーニング法をはじめ，心理社会

的ケアを提供するサービス態勢について検討を加えている。ついで第6章でメモリアル・スローン＝ケタリング癌センターの私たちの部門の専門家であるスティーブン・パシクが，同僚カーシュおよびロイド＝ウィリアムズと共同で不安障害と適応障害について論じている。一方，第7章でウィリアム・ブライトバートはペッシン，アリーシ＝エヴシメン，アポストラトスと共同でうつ病について詳細な議論を展開している。目前に迫る死の受け入れと死の願いとをどのように見分けるか？　うつ病にはどの薬剤が最も有益か？　死を目前にした人にどのような精神療法が有益か？　続く第8章で，ローザンヌのフリードリッヒ・スティーフルとマシュー・ベルナールは精神療法的介入について詳細に論述している。ここで重要なことは，人間性心理学派の体験過程療法，また絵画療法と音楽療法，さらにはあらゆる療法に含まれ，特定の技法に限定されない，癒しを促す要素についても触れられているということである。人の一生の価値を重んじ，その意味を認める治療によって，あたかも達成と成功の物語が紡ぎだされていくかのように癒しが確実に進む。患者の人生模様を理解していることを患者に示すことができ，そして家族はうまく機能していく。迫りくる死を心理的に受け入れ，これまで歩んできた人生に対する満足の気持ちを表せるよう患者を導くのは非常な困難を伴うが，それを為し遂げる人もいる。

　エクセター，プリマスの両大学に所属するエツァート・エルンストは，第9章で，癒しに対する全体的アプローチ（ホリスティック）について，科学的根拠という観点で，その概略を述べている。たとえば鍼といった治療法を，症状改善のために用いられることのある種々の補完療法と比較している。エルンストは安全性の問題をないがしろにすることなく，症状改善に何が有益で，何が無益か，率直な意見を述べている。

　ケアを提供するに当たって，生物心理社会的アプローチとスピリチュアル・アプローチとを組み合わせることが大切だが，本書はどのような局面でもスピリチュアリティの次元が重要であることを明瞭に示している。マーク・コップのお陰で，私たちは人の魂を理解し，臨床にスピリチュア

ル・ケアを組み入れることができる。宗教の伝統はそれを可能にする一つの道である。しかし私たちは無神論者にも対応し，永久不変の世界との超越的な結びつきの感覚を育むことができなければならない。疑念や絶望ではなく畏怖や勇気を伸ばそうとするとき，祖先伝来の習慣（legacy），メタファー，シンボリズム，神秘といったものが前面に現れてくる。

　ロンドンの聖クリストファー・ホスピスの水準をよく表しているのがマルコム・ペインによる第12章である。彼は，スタッフのストレスや燃え尽き，あるいは共感疲労について才識あふるる指針を提供している。また第11章で，ランカスター大学のシーラ・ペインはマリ・ロイド＝ウィリアムズとヴィーダ・ケネディとの共著で遺族に対するケアについて議論を展開している。悲嘆や死別について，まず理論を概観し，ついで遺族サービスについて詳細な文献レビューを行っている。そして，たとえば，患者の死亡前から死亡後まで継続的に心理社会的ケアを行うべきとしている。

　この第2版の特筆すべき，また喜ぶべき特長は，21世紀に入ってからの文献が盛り込まれているということである。本書に盛り込むに当たって，臨床に意義のある確固とした根拠や科学的証拠のある文献が選び出されている。そうして結実したのが本書である。緩和ケアの心理社会的問題を包括的に概観し，あらゆる分野の，ベテランの臨床家にも学生にも適した最新の学術的なガイドとなっている。

　アナトール・ブロイヤードは，その著書『癌とたわむれて（*Intoxicated by My Illness*）』のなかで，医師は，有能な肉体の治療者（physician）であると同時に，ささやかな不思議な力や名状しがたい雰囲気を持つ者，つまり肉体を超越した治療者（metaphysician）となって，患者の肉体にも魂（soul）にも向き合ってほしいと述べている。インチキ療法について言っているのではない。患者が直面している危機を認識し，恐怖を察知し，その人の価値を見い出し，彼らに安らぎの感覚をもたらす卓越した能力について述べているのである。私たちは，癒し手として，自分たち自身の人間性を大切にしている。本書は，患者を前に，この人間性をどのように発

揮していくかを示すものである。

　今やホスピスが大きく発展し，患者の「あらゆる苦痛（total pain）」にうまく対応できるようになっていることを，もし受勲者シシリー・ソンダースが知れば，きっと眼を細めるに違いない，そう思うと感に堪えない。リーダーシップと構想力を発揮し，多くの寄稿者の論稿を緊密に組み立て，素晴らしい一書を作り上げたマリ・ロイド＝ウィリアムズに心から拍手を送りたい。

ディヴィッド・W・キセイン
MD, BS, MPM, FRACGP, FRANZCP, FAChPM
ニューヨーク　メモリアル・スローン＝ケタリング癌センター
精神医学・行動科学部門
アルフレッド・P・スローン記念教授[5]，精神科指導医，部門主幹
コーネル大学ワイル医学校　精神科教授

〔訳注〕

1) 第8章注5参照。
2) 文芸評論家，1920-1990，邦訳書『癌とたわむれて』は1995年，晶文社刊。
3) 第1章注6参照。
4) 「cloak（外套）」は「緩和する」と訳される palliate の語源であるラテン語 *pallium* の原義である。今日でも cloak には「覆い隠す」という意味がある。
5) 原語は chair で，通常，メモリアル・スローン＝ケタリング癌センターに貢献のあった人物の名が冠される。アルフレッド・P・スローンは元 GM の会長で，同癌センターに多額の寄付を行い，研究部門の礎を築いた人物。施設名もこれに由来する。なおキセインは 2008 年に Jimmie C. Holland Chair にも選ばれている。Holland は精神腫瘍学の碩学。

序　言

　本書の読者のなかで，この20年間で緩和ケアが大きく変貌を遂げたことを知らない人はいないだろう。20年前私は医学生として偶然，緩和ケアに出合い，この分野を専攻しようと思った。新設の，刺激的で力感あふれるカリキュラムを備えた先進的な医学校の一つで学んだのだが，緩和ケアは医学生の養成に必須の領域ではなく，午後を割り当てられた実習先のオプションとして含められているだけであった。その実習先こそが，レスターのできたばかりのLOROSホスピスであった。

　今や，多くの，医学生や看護学生，またすでに医療分野で働いている人が，少なくともしばらくのあいだ，経験を積み，緩和ケアの可能性について学ぶようになっている。緩和医療は十分に確立した一専門分野となり，英国では緩和ケアに携わっている専門スタッフが何千もの数にのぼっている。それでも緩和ケアを必要としている人たちのうち，その恩恵にあずかっているのはごく一部である。とりわけ癌以外の病気に苦しむ人が緩和ケアを受けることは稀で，ホスピスに入院してケアを受けることはさらに稀である。そのため，今日でも多くの家族が，最後の数日間あるいは数週間大切な人に十分なケアを受けさせてあげられなかったと言って，後悔や悲しみを口にするのである。ケアが十分行われていないというのは症状緩和に限ってのことではない。心理社会面のケアが不十分だという例は枚挙にいとまがない。コミュニケーションがうまくいかなかったり，分野の異なるサービス間の調整がうまくいかなかったりして，患者やその家族が辛い思いをしていることが少なくなかろう。

　この『緩和ケアにおける心理社会的問題』第2版において，私は第1版のすべての章にわたり，その内容を最新のものに変え，また新しい章を加えた。進行性の疾患の患者のケアを担っているすべての人が，自分の技術〔スキル〕

に対してさらに自信を深め，その結果，ケアを必要としているすべての人により良いケアを提供できることを願ってのことである。

　たいへん悲しいことに，第1版に論稿を寄せてくださった2人の方が不帰の客となられた。故フランシス・シェルドンと故ピーター・マグワイアである。両氏は，心理社会的な緩和ケアを，英国のみならず全世界で発展させるために多大な貢献を果たされた。感謝の気持ちを表すため，この第2版において，両氏がそれぞれ第1版に寄せられた論稿を盛り込むことにした。

　この第2版を編集するに当たり，多くの人から応援や助言やアイデアを頂き，感謝に堪えない。病気のなか，本書に掲載した素晴らしい絵を描いてくださったアン，そして力添えをしてくださったサラ・ダゴスチノとサガ・グラハムに心からお礼申し上げる。緩和・支持的ケア研究グループの私の研究チームのメンバーは原稿をお寄せくださるとともに，編集作業に携わってもくださった。また私たちの研究に参加してくださっている緩和ケア・サービスの利用者の方々は，家庭で病人の看病や介護を担っている人のために本書に何を盛り込めば良いか，たいへん有益な視点や切り口を提供してくださった。たいへんありがたいことに，ただですら臨床や研究で多忙をきわめているにもかかわらず，多くの方々から快く原稿をいただいた。またリバプール大学社会・コミュニティ・行動科学部（School of Population, Community and Behavioural Sciences）の，臨床上また研究上の同僚からも本書の多くの側面で的確な助言や示唆を賜った。

　最後に，私が受け持っている患者の皆さんに感謝したいと思う。なかには，一緒に本書の構想を練り，ケアを受けるに当たってどのようなことが助けになったか，あるいは助けになるだろうか，そしてそれをこの第2版に盛り込むにはどうすれば良いか，惜しみなく意見を述べてくださった方もいらした。人生の幕を閉じつつある方々のケアにいくらか貢献でき，光栄である。患者の皆さんは，辛い手術や治療と向き合い，自分のことを平凡な人間と言いながらも，大きな苦難に直面しているさなかで非凡な勇気

と気構えを見せてくださった。心からの感謝を申し述べる。

マリ・ロイド＝ウィリアムズ
リバプール大学　緩和・支持的ケア研究グループ　教授・部長
緩和医学指導医

目　次

まえがき　　　　　ディヴィッド・W・キセイン　iii
序言　　　　　　　マリ・ロイド＝ウィリアムズ　ix
カラー図版：私の人生のマンダラ　xxii
寄稿者一覧　xxiii

第1章　緩和ケアにおける心理社会的ケアとは何か………1
　　　　　　　　　　　　　　　　　　✍ロッド・マクレオド

　緩和ケアとは何か……1
　緩和ケアは誰が提供するのか……4
　緩和ケア専門スタッフによる緩和ケア・サービス……5
　緩和ケアを受けるのは誰か……6
　緩和ケア専門スタッフによるサービスの現状……11
　心理社会的ケア……12
　さまざまな場における緩和ケア……14
　心理社会面の評価……15
　患者を取り巻く社会とケア……18
　患者の感情とケア……19
　患者の心理とケア……20
　患者の文化的背景とケア……21
　患者の性とケア……23
　倫理とケア……24

第2章　コミュニケーションの問題　……………………………33

　　　　　　　　　　　✍キャシー・ヘヴン，ピーター・マグワイア

緩和ケアの場で行われるコミュニケーションの技術を向上させる必要性……33

　❖問題の的確な評価　34

　❖情報提供　35

　❖意思決定　35

　❖医療スタッフ間のコミュニケーション　36

コミュニケーションを向上させる……37

ステップ1：コミュニケーションがどのようにして，またどうしてうまくいかなくなるのか理解する　37

　❖コミュニケーションはどのようにしてうまくいかなくなるのか　37

　❖コミュニケーションはどうしてうまくいかなくなるのか　40

　　医療スタッフの技術不足　41／医療スタッフの不安　42／医療スタッフの態度や思い込み　44／医療スタッフの環境や支援　46／患者の行動　47／患者の不安　47／患者の態度と思い込み　49／そのほかの患者の要因　49

　❖ステップ1の要約　50

ステップ2：効果的な面接の技術を伸ばす　51

　❖効果的な面接行動とは何か　51

　　効果的な面接の基本的小技術　51

　❖効果的な情報提供技術は何か　58

　❖ステップ2の要約　59

ステップ3：技術を習得し，それを職場に移し，維持する　60

　❖効果的な面接技術を習得する　60

　❖技術を訓練の場から臨床の場に移す　62

第3章　転移を来した進行癌が人間関係や社会との
　　　　関係に及ぼす影響 …………………………………………… 77
　　　　　　　　　　　　　　　　　　　✍フランシス・シェルドン
　　緒言：フランシス・シェルドンの論稿に入る前に…… 77
　　　　　　　　　　　　　　　　　　　　　　　✍パム・フース
　　　　はじめに…… 77
　　　　まとめ…… 80

　　　　はじめに…… 83
　　　　死や死別とそれを取り巻く社会…… 84
　　　　社会的苦痛の内容…… 87
　　　　　❖雇用と収入　87
　　　　社会参加…… 89
　　　　家庭の文化と役割…… 92
　　　　病人の看病や介護をしている人…… 94
　　　　性的側面…… 95
　　　　患者が扶養したり面倒をみたりしている人…… 97
　　　　誰が親の責任を果たすか…… 100
　　　　私は何者なのか？　私は何に役立ったのか？…… 102
　　　　私は何を残していくか？…… 103
　　　　支援サービス…… 104
　　　　結論…… 107

第4章　周辺に置かれた人に対する心理社会的ケア：
　　　　「家族」を基盤としたケア ………………………………… 111
　　　　　　　　　　　　　　　　　　　✍フィリップ・J・ラーキン
　　　　はじめに…… 111

「家族」を基盤としたケアとは何か……113
「周辺に置かれた人」という言葉で何を意味しようとするのか……114
精神衛生上の問題を抱えている人への緩和ケア……115
　❗精神衛生上の問題を抱えた終末期患者のケアで重要なこと……117
知的障害者への緩和ケア……118
　❗知的障害者に関して重要なこと　121
認知症高齢者への緩和ケア……122
　❗認知症者のケアにおいて重要なこと　125
終末期にある受刑者への緩和ケア……125
　❗終末期にある受刑者をケアする上で重要なこと　128
薬物依存症者への終末期ケア……129
　❗薬物依存症者において重要なこと　132
少数民族出身者への終末期ケア……133
結論……137

第5章　緩和ケアにおける心理社会的ケアの提供
　　　　——その現状　…………………………………………149
　　　　　　　　　　　　　✎トレヴァー・フリードマン

はじめに……149
精神的問題の内容とそれに苦しむ患者の割合……151
精神的問題の決定因……153
情報と支援……153
心理社会的介入の無作為化比較試験……157
患者の精神的問題を軽減し，適応を高める介入……158
臨床上重大な問題を抱えた患者に対する介入……164
心理社会的ケアの提供をめぐる現状……166
例……169

サービスを組み立てる……170

第6章　不安障害と適応障害 …………………………………177
✑スティーヴン・D・パスィク，ケネス・L・カーシュ，
マリ・ロイド＝ウィリアムズ

はじめに……177

精神的問題……178

全般性不安障害……178
  ❖事例研究　178
  ❖不安障害の治療　180
    ベンゾジアゼピン系薬剤　181／非ベンゾジアゼピン系抗不安薬　182／不安障害の非薬物療法　183

適応障害：定義……185
  ❖適応障害の鑑別診断　186
  ❖適応障害とうつ病　186
  ❖見過ごされる適応障害　187
  ❖適応障害だと診断する　187
  ❖適応障害の治療　189

結論……191

第7章　緩和ケアにおけるうつ病の診断と評価と治療 ……197
✑ヘイリー・ペッシン，イエスニー・アリーシ＝エヴシメン，
アンドレアス・J・アポストラトス，ウィリアム・ブライトバート

はじめに……197

緩和ケアにおけるうつ病の有病率……198

緩和ケアにおけるうつ病の診断と評価……201
  ❖基準に基づいた診断法　201

❖うつ病の評価　203
❖末期患者におけるうつ病の評価における問題　206
❖大うつ病以外の抑うつ症状を伴う障害　208

末期患者におけるうつ病の危険因子……209
❖性別　209
❖年齢　210
❖うつ病の既往　210
❖社会的支援　211
❖生活を送る能力　211
❖痛み　212
❖癌および治療に関連する要因　212
❖自分の存在に関する気掛かり　213

末期患者における自殺や早期の死への願望……214
❖自殺の危険性の評価　215
❖自殺傾向のある患者の管理　217

緩和ケアにおけるうつ病の管理……218
❖一般原則　218
❖心理社会的介入　218
❖うつ病の薬物療法　219
❖選択的セロトニン再取り込み阻害薬　220
❖新世代抗うつ薬　224
　　セロトニン-ノルエピネフリン再取り込み阻害薬　224／ブプロピオン　225／ネファゾドン　225／トラゾドン　226／ミルタザピン　226
❖三環系抗うつ薬　227
❖モノアミン酸化酵素阻害薬　228
❖精神刺激薬　229
　　モダフィニル　230
❖電気けいれん療法　231

結論……231

第8章　緩和ケアにおける精神療法的介入 ……241
　　　　　　　　✍フリードリッヒ・スティーフル，マシュー・ベルナール

はじめに……241

精神療法の定義……242

緩和ケアにおける精神療法のアプローチ……244

　❖力動精神療法　244

　　理論的背景　244／緩和ケアにおける力動精神療法　245

　❖システム論的精神療法　247

　　理論的背景　247／緩和ケアにおけるシステム論的精神療法　248

　❖認知行動療法　249

　　理論的背景　249／緩和ケアにおける認知行動療法　250

　❖体験過程療法　251

　　理論的背景　251／緩和ケアにおける体験過程療法　252

　❖補完・代替医療　254

あらゆる精神療法に共通する要素，技術，患者-治療者間の人間関係，そして精神療法の成否……256

　❖あらゆる精神療法に共通する要素　256

　❖精神療法の技術か人間関係か　256

　❖精神療法の成否を左右する多様な要因　257

　❖精神療法を提供するのは誰か，精神療法を受けるのは誰か　257

展望……259

第9章　補完療法 ……269
　　　　　　　　✍エツァート・エルンスト

種々の補完療法……270
　❖鍼　270
　　嘔気や嘔吐　271／痛みのコントロール　272／血管運動症状　272
　❖催眠療法　272
　❖行動的介入　273
　❖リラクセーション療法　273
　❖アロマセラピー　274
　❖サプリメント　275
　　倦怠感と薬用人参　275／症状緩和と魚油　275

症状……275
　❖不安　276
　❖抑うつ　276

安全性の問題……277
　❖施療や手順による直接的な危険　278
　❖相互作用　278
　❖間接的な危険　279

結論……280

第10章　スピリチュアル・ケア　285
　　　　　　　　　　　　　　マーク・コップ

はじめに……285
生の終焉に向けてのスピリチュアルな問題……286
　❖信仰と信念　287
　❖信仰に根ざした種々の行い　290
　❖苦しみ　292
　❖死　293
スピリチュアル・ケアを提供する……295

❖評価　296
　　❖スピリチュアル・ケアの進め方　301
　　❖スピリチュアル・ケアに重要な役割を果たすもの　303
　　　患者　303／緩和ケア・チーム　304／施設や設備　305／信者コミュニティ　305／教育，訓練，そして専門能力の開発　306
　結論……306

第11章　遺族のケア，そして希望 …… 311
　　　　　　✍シーラ・ペイン，マリ・ロイド＝ウィリアムズ，ヴィーダ・ケネディ
　悲嘆や死別に関する理論……313
　　❖過程の視点でとらえる諸理論　315
　　❖ストレスと対処　318
　　❖継続性理論　319
　緩和ケア専門スタッフによる遺族支援……320
　子どもと死別……325
　　❖死別前の支援　326
　　❖死別後の支援　332
　謝辞……339

第12章　スタッフのサポート …… 347
　　　　　　✍マルコム・ペイン
　はじめに……347
　　❖緩和ケア・スタッフのサポートがなぜ心理社会的問題なのか　347
　　❖スタッフのサポートとは何か　349
　職場のストレス……350
　　❖燃え尽きと共感疲労　355
　　❖ストレス源と媒介因子　356

❖緩和ケア非専門スタッフについての研究　357
❖緩和ケア専門スタッフについての研究　359
ストレスにうまく対処する……363
　❖組織へのアプローチ　365
　❖専門分野の異なるスタッフのチームワーク　367
　❖スタッフ全体の技量向上　368
　❖各スタッフの心理面に焦点を合わせたサポート　370
結論……371
謝辞……376

訳者あとがき　383
付録1　385
付録2　387

カラー図版：私の人生のマンダラ

　本書に収めた素晴らしいカラー図版は，人生の終幕を迎えようとしているアンが，その歩みを我が子に残すために，心の旅路を描いたものである。
　描きながらアンは次のように語った。
　「望んでこの病気になったわけでは決してありません。けれども，病気になったお陰で，何かを作り出したいという，これまで経験したことのない気持ちが募ってくるのを感じました。脳腫瘍の手術を受ける前は，元通りにならないのではないかとか，考えることもできなくなるのではないかとか，心配で仕方がありませんでした。この世にまだいることを確かめるために，心の旅路を描き始めました。イメージの日記として毎日絵を描いています。得も言われぬイメージがとうとうと湧き上がってきます。新たな旅に出かけるような感じです」
　これらの絵についてアンは次のように語っている。
　「外側の青色はとても心を落ち着かせてくれます。安らぎと水を思い起こさせてくれます。私にとって水はとても貴重なもの。それを魂（soul）に注ぎ込まないと，弱ってしまう。赤色は私の魂。それは私の人生，そして躍動している部分。青色は，精神（spirit）を抱きかかえている静かな繭のよう。病気になってから，魂と精神はとても大切なものになりました。精神と意味を結びつけようとしています。スピリチュアルなことを追い求めるのには何か意味があるに違いないと思います。このマンダラは私の人生のよう。これらの輪のように，すべては織り合わされ，切り離されたものは何一つありません。すべてが関連し合っています。黄色は希望と人生」

〔訳者からのお断り〕
原書にはカラー図版が4ページにわたり計5枚収められている。本訳書では残念ながら諸般の事情から白黒で収めた。

寄稿者一覧

ロッド・マクレオド (Rod MacLeod)
  Professor, Hibiscus Coast Hospice, Whangaparaoa;
  Department of General Practice and Primary Health Care, University of Auckland, New Zealand

キャシー・ヘヴン (Cathy Heaven)
  Communication Skills Tutor, CRC Psychological Medicine Group, Christie Hospital, Manchester, UK

ピーター・マグワイア (Peter Maguire)　故人
  Professor of Psychiatry, CRC Psychological Medicine Group, Christie Hospital, Manchester, UK

パム・フース (Pam Firth)
  Head of Family Support and Deputy, Director of Hospice Services, Isabel Hospice, Welwyn Garden City, UK

フランシス・シェルドン (Frances Sheldon)　故人
  Macmillan Senior Lecturer in Social Work, University of Southampton, UK

フィリップ・J・ラーキン (Philip J. Larkin)
  Senior Lecturer in Nursing (Palliative Care), School of Nursing and Midwifery Studies, The National University of Ireland, Galway, Ireland

トレヴァー・フリードマン (Trevor Friedman)
  Consultant Psychiatrist, Department of Liaison Psychiatry, Leicestershire Partnership Trust, Leicester, UK

スティーヴン・D・パスィク (Steven D. Passik)
  Director, Oncology Symptom Control Research, Indianapolis, USA

ケネス・L・カーシュ (Keneth L. Kirsh)
  Department of Psychiatry and Behavioral Sciences, Memorial Sloan-Kettering Cancer Center, New York, USA
マリ・ロイド＝ウィリアムズ (Mari Lloyd-Williams)
  Professor/Director, Academic Palliative and Supportive Care Studies Group, University of Liverpool, Liverpool, UK
ヘイリー・ペッシン (Hayley Pessin)
  Research Associate, Department of Psychiatry and Behavioral Sciences, Memorial Sloan-Kettering Cancer Center, New York, USA
イエスニー・アリーシ＝エヴシメン (Yesne Alici-Evcimen)
  Department of Psychiatry and Behavioral Sciences, Memorial Sloan-Kettering Cancer Center, New York, USA
アンドレアス・J・アポストラトス (Andreas J. Apostolatos)
  Department of Psychiatry and Behavioral Sciences, Memorial Sloan-Kettering Cancer Center, New York, USA
ウィリアム・ブライトバート (William Breitbart)
  Chief, Psychiatry Service, Memorial Sloan-Kettering Cancer Center; Professor of Psychiatry, Weill Medical College of Cornell University, New York, USA
フリードリッヒ・スティーフル (Frederich Stiefel)
  Professor of Psychiatry, Psychiatry Service, University Hospital, Lausanne, Switzerland
マシュー・ベルナール (Mathieu Bernard)
  Psychiatry Service, University Hospital, Lauzanne, Switzerland
エツァート・エルンスト (Edzard Ernst)
  Professor of Complementary Medicine, Peninsula Medical School, Exter, UK
マーク・コップ (Mark Cobb)

Clinical Director of Professional Services, Royal Hallamshire Hospital, Sheffield, UK

シーラ・ペイン (Sheila Payne)

Help the Hospices Chair in Hospice Studies, Lancaster University, Lancaster, UK

ヴィーダ・ケネディ (Vida Kennedy)

Research Associate, Academic Palliative and Supportive Care Studies Group, University of Liverpool, Liverpool, UK

マルコム・ペイン (Malcolm Payne)

Director, Psycho-social and Spiritual Care, St Christpher's Hospice; Honorary Professor, Kingston University/St George's University of London, London, UK

(執筆順)

献　辞

　本書を，DとMとFに，そしてDとGとEとTとAに捧げる。彼らの力添えがなかったら，本書を完成させることはできなかったろう。

第1章

緩和ケアにおける心理社会的ケアとは何か

ロッド・マクレオド

緩和ケアとは何か

　死が間近に迫った人に対するケアは、何百年ものあいだ、ケアのなかでも特殊なものと考えられてきた。過去1000年以上ものあいだキリスト教会はそうしたケアと密接に係わり、最初のホスピスは旅人が安息をとる場所として設けられたものであった。19世紀になって修道会は死の差し迫った人に対するケアについて、その考え方を発展させ、1905年にロンドンに聖ジョゼフ（Joseph）ホスピスを設立した。現代のホスピス運動は、そうした死の差し迫った人に対する医療が十分なされていないことに異議を唱えるものとして生まれた（Clark 2002）。1967年にロンドンのシデナムに聖クリストファー・ホスピスが設立されたが、このような先駆的なホスピスの活動は、ホスピスケアの原則が多様な場で実行可能であることを示すものであった。受勲者(デイム)シシリー・ソンダース（Cicely Saunders）は同ホスピスで全人的ケア（whole[1] person care）という考え方を取り入れ、病を背負う者が経験する苦しみに、身体面のみならず、心理面や社会面、またスピリチュアルな側面からも光を当てる「あらゆる苦痛（total pain）」というモデルを考案した（Saunders and Sykes 1993）。「緩和ケア（palliative care）」という語は、ロンドンでソンダースとともに働き、

その考え方をカナダに導入したいと考えた先駆的な外科医バルフォー・マウント（Balfour Mount）が1974年にカナダにて作ったものである。カナダに住むフランス語を話す人々の間では、「ホスピス」という語は戸惑い[2)]を生じさせる恐れがあったからである。ケアの非治癒的な部分を表現するのに緩和（palliation）という語を用いるのはそれほど最近のことではなく、すでに17世紀にその用例がある。この語はその後、多くの国で用いられるようになり、新たな医学分野が主張されるに至った。それが緩和医学ないし緩和医療で、英国では1987年に王立医師協会（Royal College of Physicians）によって一医学分野として認められた。以来、英国以外でも多くの国々でそうしたアプローチが採用され、こんにち世界じゅう百カ国以上の国々で緩和医療や緩和ケアが行われるようになっている。世界保健機関（WHO）は1986年に緩和ケアの定義を作り、それは世界じゅうで広く同意を得た。その後WHOは、1990年に改訂版を、さらに2002年には以下に示す改訂最新版を作り、こんにち広く承認されるに至っている（Sepúlveda et al. 2002）。

　緩和ケアとは、命を脅かす病気を患ったことで生じた諸問題に直面している患者とその家族の、痛みをはじめとする、身体的なものであれ、心理的なものであれ、あるいはスピリチュアルなものであれ、種々の問題に早く気づき、それを十全に評価また手当てして、彼らが苦しむ（suffering）のを予防また軽減し、彼らのQOL（生活の質）を向上させようとするアプローチである。

　緩和ケアは
- ◆痛みをはじめとする辛い症状を軽減するものである。
- ◆生きることを肯定し、死ぬことを一つの自然な（normal）過程と考えるものである。
- ◆死を早めることも引き延ばすことも意図しないものである。
- ◆心理面およびスピリチュアルな側面も組み入れて、患者をケアするものである。

◆死が訪れるまで患者ができる限り生き生きと過ごせるよう支援する態勢を提供するものである。
◆患者が病気で苦しんでいるときも，また患者が亡くなったあとも，その家族がうまく対応できるよう支援する態勢を提供するものである。
◆チーム・アプローチを用いて患者やその家族の問題に取り組み，患者が亡くなったあとも，必要ならば，その遺族にカウンセリングを提供するものである。
◆QOL を高め，病気の経過に良い影響をもたらしうるものである。
◆たとえば化学療法や放射線療法といった延命を目的とするほかの治療法とともに，病気の経過の初期から用いうるもので，辛い合併症があるならば，怠ることなくそれを詳しく調べ，的確に理解し，管理しようとするものである。

定義というものは，ある専門分野の輪郭に関して意見の一致を得るには有益なものだが，しかし緩和ケアは医療の場でどのような役割を果たすと言うのだろうか。大まかに言えば，疾患が進行しつつあるという現実に直面している人を，秀でた技術を持つ臨床スタッフが援助し，ケアするということである。

英国臨床英知機構 (the National Institute for Clinical Excellence; NICE) は，癌を病む人々に対する支持的ケア (supportive care) の定義を作成したが，それはいくらか修正すれば，癌に限らず広く命を脅かす病気を患う人にも用いうるものである (National Institute for Clinical Excellence 2004)。

　支持的ケアは，患者とその家族に力添えして，彼らが，病状とその治療にうまく対処できるようにするもので，診断前から，診断と治療の過程を経て，治癒するまで，あるいは完治せず病気を抱えたままとなる場合も，さらには患者が亡くなったあとも続くものである。支持的ケアは，患者に力添えして，治療によって患者が得る利益を最大になるようにし，疾患のせいで種々の問題が生じていたと

しても，できる限り良好な生活を送れるようにするものである。支持的ケアにおいては診断も治療も等しく重要である。

支持的ケアは，診断と治療を表裏一体のものとして行う。同ケアには以下のような要素が含まれる。
- 自助（self help and support）
- 患者やその家族の能動的参加
- 情報提供
- 心理的支援
- 症状のコントロール
- 社会的支援
- リハビリテーション
- 補完療法
- スピリチュアルな支援
- 終末期のケアおよび遺族のケア

ここからも分かるように緩和ケアは支持的ケアの要素を多く含み，支持的ケアの一部を成すものである。

緩和ケアは誰が提供するのか

緩和ケアを提供するのは，医療（healthcare）と社会的ケアないし福祉（social care）という異なる2領域のスタッフである。
- ◆そのうち，自宅や病院で，患者と，その家族をはじめ患者の看病や介護をしている人に通常のケアを提供しようと働いている人々によって提供されるものを，一般ケア・スタッフ（generalist）による緩和ケアという。
  - 彼らは，患者とその家族らが抱える問題を身体面，心理面，社会面，スピリチュアルな側面という諸領域にまたがって評価することがで

きなければならないだろう。
- 彼らは，緩和ケアに関して自分の持つ知識や技術や能力の範囲内で上記の問題解決を目指すとともに，いつ専門の緩和ケア・スタッフによる緩和ケア・サービスから助言を求めるか，あるいはいつ同サービスに紹介すべきか知っていなければならないだろう。

◆一方，緩和ケアに関してさらに訓練を受け，緩和ケアの領域でのみ働く専門のスタッフ（たとえば，緩和医学の顧問医（コンサルタント）や緩和ケアの専門臨床看護師）によって提供されるものを，緩和ケア専門スタッフ（specialist）による緩和ケアという。

緩和ケア専門スタッフによる緩和ケア・サービス

このサービスは，専門分野の相異なる多数の緩和ケア専門スタッフからなるチームによって提供されるもので，以下のことが行われる。

- ◆病院やケアホームをはじめ，どのようなケアの場であっても，あるいはあらゆるケアの場で，患者とその家族を評価（アセスメント）し，彼らに助言やケアを提供すること。
- ◆ホスピスや病院に，入院患者に対して緩和ケアを行う専門のスタッフがおり，彼らから構成される専門のチームが患者やその家族に満足のいく援助とケアを継続して提供すること。
- ◆入院せず自宅でケアを受けることを希望する，多様な対応が一層求められる患者に緻密で適切な在宅援助を行うこと（場合によっては，患者が在宅生活を送れるよう，緩和ケア専門スタッフが，患者の家庭医や訪問看護師（community nurse）と一緒に仕事を進めることもあろう）。
  - ・現在では，緩和ケア専門スタッフがチームを組み，在宅患者にその自宅で，看護面や医学面，また社会面や心理面の援助やケアを提供することも多く行われており，それは「在宅ホスピス（hospice at

home)」という名で知られている。
- ◆デイケアを提供すること。これは，患者の問題を評価また再検討できるような種々の機会を提供するとともに，患者の対人関係や交友関係，また患者が受けている援助を踏まえ，身体面，心理面，社会面からの介入を行うものである。多くのデイケアでは芸術療法や補完療法も行われている。
- ◆家庭で患者の看病や介護に当たっている人を含め，患者のケアに係わっているすべての人に助言や援助を提供すること。
- ◆患者が亡くなったあと，患者のケアに係わった人を支え，助けるサービスを提供すること。
- ◆緩和ケアに関する教育や訓練（多くの場合，研究も）を行うこと。

専門の緩和ケア・スタッフ・チームは，緩和専門医と緩和ケア専門看護師のほか，理学療法士，作業療法士，絵画・音楽療法士，栄養士，薬剤師，ソーシャルワーカー，そしてスピリチュアルな，あるいは心理的な支援を提供できる者，といったようにさまざまな領域のスタッフから構成されているのが良い。

緩和ケアを受けるのは誰か

歴史的に見ると，現代の緩和ケア・サービスは，最初は癌患者，ついで，たとえば運動神経疾患をはじめ神経系の変性疾患といった神経障害を抱えている患者にケアを提供するものであったが，緩和ケア・サービスは，致死的な疾患を抱えている人ならば誰もが利用できるようにすべきである。

癌は，体内のある部位の細胞がとどまることを知らず増殖し続けるというものである。通常，体内の細胞はある秩序だったやり方で，ある段階まで増え，そして新旧が入れ替わる。癌の場合，細胞の増殖は無秩序でとどまることがない。癌には種々のものがあるが，すべて異常細胞の無秩序な増殖によって起こる。癌細胞は，すべての細胞の基礎的要素であるDNA

が損傷を受けたことで生じる。一生を通してDNAは損傷を被るが，通常はその損傷は修復される。しかし癌の場合この修復が起こらない。DNAの損傷が，たとえば放射線や日光や喫煙といった環境内の各種の引き金によって起こることもあれば，損傷したDNAが遺伝によって受け継がれる（したがって癌の遺伝が生じる）こともある。癌細胞はほかの部位に広がることも多く，この過程は転移と呼ばれる。癌の種類が異なれば転移のパターンもまた異なる。

　緩和ケアを受けるべきもう一つの主な対象者は，肺や心臓，あるいは腎臓や肝臓といった主要臓器が機能しなくなった人たちである。彼らの場合，機能不全に陥りつつあることに気づかず，長い時間が経過していることが多い。臓器機能不全の人に関して問題が一つ生じている。それは，医学が進歩したお陰で，機能しなくなりつつある身体がうまく支えられるようになり，そのため死が歩み寄っているという現実が実感されにくいということである。このため死が目前に迫ってはじめて，家族をはじめ，患者の身の回りの世話をしている人がその深刻さに気づくのである。英国では，たとえば慢性的な病状の人の大多数は病院で亡くなる（心不全患者の58％，腎不全患者の78％，慢性閉塞性肺疾患患者の61％）が，そのほとんどは入院して1週間も経ないうちに亡くなっている。このことは臓器不全の場合に付いて回る独特の事情によって説明されるかもしれない。

　死が間近に迫った人の臨床過程は，次の3タイプの軌道のどれかに従う傾向がある（Dy and Lynn 2007）。第一のものは，かなり良好な機能が維持され，死の数週間前ないし1～2カ月前になってはじめて死を予期させる衰弱が生じるというものである。第二のものは，慢性臓器不全の過程をたどるもので，緩やかに衰弱してゆき，急変を何回か経験して突然亡くなるというものである。第三のものは，緩やかなしかし過酷な衰弱を伴う日常生活の困難が長期にわたり続くというもので，多くの併存疾患（co-morbidity）を抱えた病弱な高齢者の場合がこれに当てはまる。このように死に至るパターンがいくつかあることから，それを考慮してサービスを

進めなければならず，数多くのモデルが提出されている。たとえば英国の「最適基準の枠組み（Gold Standards Framework）」がそれで，プライマリ・ケアに，諸援助資源と終末期ケアを組み込み，どこで死を迎えるか現実的な選択を下せるようになっている（Thomas 2003; King et al. 2005）。

　言うまでもなく，死を目前に控えた人の大多数は，自宅で，日頃プライマリ・ケアで世話になっている医師や看護師によってケアされながら死を迎えたいと考えている。プライマリ・ケアは専門の緩和ケア・スタッフによる緩和ケアと共通した価値観を持っている。いずれも，全体的な（ホリスティック）ケア，患者中心のケア，家庭でのケアを指向しているのである。しかし在宅ケアを受けるのは，多くの理由で困難なことがあまりにも多い（Murray et al. 2004）。もし自分の望むところで死を迎えたいという希望をかなえさせてあげようとするならば，プライマリ・ケアと緩和ケアとを一体化することが必要不可欠である。

　フィールド（Field 1998）は，癌であるかそれ以外の病気であるかによって，患者は2つの点で大きく異なることを見い出した。一つ目は成り行きの違いで，癌でない患者の場合，治癒もしくは回復を目指した介入や治療が続けられ，それによって利益がもたらされるということである。二つ目は，癌でない患者の場合，死に至るか否か，そしていつ死に至るか大変見通しがつきにくいということである。フィールドは，この2番目のことが，癌以外の疾患の患者に専門の緩和ケア・スタッフによるサービスを提供するのに大きな障害となるらしいことを明らかにした。そうした患者は，余命いくばくもないことが明らかになるまで，緩和ケアがふさわしい人とは見られないのである。どうしてそうなるのだろうか。一つの理由として，臨床医は概して，予後が不確かな場合，うまく対処できないということがある。医療，いやおそらくほかの分野でもそうであろうが，物事が不確かな場合，何かを行って対処するよう駆り立てられがちである（Hall 2002）。医師は「不確かなことや曖昧なことに対して，介入を控えるので

はなく，介入を積極的に行うことで解決しようとする性向がある」(Katz 1984) のである。診断で不確かなことが増大すると，「積極的」な介入を控えるのに消極的になる一方で，患者やその家族を予後に関して曖昧で疑惑に満ちた状況に置いたままにする (Christakis and Asch 1993)。「SUPPORT 研究」(The SUPPORT Principal Investigators 1996) から，癌以外の疾患の入院患者の余命を予測するのは概して困難だとする知見が得られている。このことと密接に関連するのは，疾患の無慈悲な進行を止められないという現実に直面しているにもかかわらず，無益と思われる治療が続けられがちだということである。このような場合，患者の置かれている状況を考慮せず（すなわち，人を全体として考えずに），ほとんどのような疾患も「治療可能」で，積極的に介入することこそが医学ないしは医療の進歩だと考えることになろう。こうした医学の進歩に対する信頼は，医師や看護師といった医療従事者のみならず，一般の人々の間にも広まっており，残念ながら実現性のきわめて乏しいことに過大な期待が抱かれている。こうした状況は，治療を受けている人が高齢であることと組み合わさる。高齢患者の多くは，同時に，呼吸器系や消化器系や循環器系など複数の領域で複数の臨床水準の診断を抱え，死が間近いという診断のみがなされていないということがよくある。高齢の癌患者の場合，若い癌患者よりも精神錯乱の発生率が高いことも相まってコミュニケーションが困難であるかもしれず，また高齢者は人間関係のネットワークが縮減していて，家族や友人から身の回りの世話や援助を受けることが少ないかもしれない。癌の場合，ほかの病気の場合と，症状の出現率や期間，強さや種類といった点でパターンが異なる。高齢になると癌以外の疾患を抱えていることも多い。癌で亡くなることなく 75 歳以上まで長生きしている高齢者の場合，その配偶者や兄弟姉妹，ときには自分の子どもより長生きしていることがよくある。彼らは主に女性で，多くはひとりで，あるいは居住型ケアホームで暮らしており，それゆえ社会的支援を提供するのにまた違った問題が生じる。

このように緩和ケアの対象者は，癌という診断を受けている人にとどまらず，そのほかの命を脅かす慢性疾患を抱えている患者をも含み，幅広いのである。

　毎年，イングランドとウェールズで，癌以外の疾患で亡くなり，専門の緩和ケア・スタッフによるケアを受けていれば恩恵を得られたであろうに，その診断名のゆえに緩和ケアを受けられないでいる患者はおおよそ30万人いると推計されている（NHS Confederation 2005）。この数値は，もし癌以外の患者も専門の緩和ケア・サービスを十分に利用することになれば，取り扱う人数が大幅に増加することを意味している。緩和ケアでは，焦点の多くが身体症状の緩和に向けられるが，身体面以外のケアを行って和らげると良い苦しみも同じくらい――それ以上とは言わないまでも――ある。

　緩和ケア専門スタッフのケア・サービスへの紹介状況の調査から，癌以外の疾患を病む者が同サービスに紹介されるパターンが明らかにされている（Kite et al. 1999）。入院を紹介された者のうち診断名が癌以外であった者は29％で，主に症状のコントロールを目的とした紹介であった。外来を紹介された130名のうち，診断名が癌以外の者は23％で，上と同様に，主に痛みの管理（マネージメント）を目的とした紹介であった。在宅ケアを紹介された196名のうち癌以外の者は9％で，彼らは病勢が進んだ終末期において「専門分野の相異なる多数の専門スタッフによるケア」を受けることを目的として紹介される傾向があった。ホスピスに入院した421名のうち，癌以外の診断の者はわずか4％で，その大多数はレスパイト・ケア[3]を目的とする者であった。

　おそらく緩和ケア・サービスの最大の問題の一つは，こんにちの緩和ケアがこれまで大きく避けてきた領域，すなわち認知症者へのケアの提供であろう。アメリカ人の年間認知症発症率（千人対）は，65〜69歳で7人，一方85[4]〜89歳で118人と，ほぼ5歳ごとに倍増していく（Hanrahan et al. 2001）。ロジャー（Roger 2006）は多くの文献から，認知症者に緩和

ケアを行う場合の問題点を調べ，数多くの推奨事項を示している。たとえば，緩和ケア・プログラムを行う際にどのように手助けするか，痛みの管理を行う際，評価や治療についてどのようにして理解してもらうか，といったことについてである。またケアの内容について詳細に記録を作成することや認知症者の意思決定の評価法を倫理的観点から点検することも推奨している。

緩和ケア専門スタッフによるサービスの現状

イングランドとウェールズおよび北アイルランドにおける専門の緩和ケア・スタッフによるサービスは，たとえば2006年1月の時点で以下の通りである。

- ◆緩和ケア専門の入院施設が193カ所あり，計2774床を提供している。その20％はNHSによる。
- ◆295の事業体が在宅緩和ケア・サービスを行っている。現在のところ，これにはホスピスあるいはNHSによる地域緩和ケア・チームが提供する一次相談(プライマリアドバイザリー)サービスと，患者の自宅でケアを継続的に行うサービスと，両方が含まれている。
- ◆そのほか，病院を母体とするサービスが314，デイケア・サービスが234，遺族サポート・サービスが314ある。

(http://www.ncpc.org.uk/palliative_care.html)

2003年に「緩和ケア・オーストラリア（Palliative Care Australia）」は，オーストラリアで緩和ケア・サービスを提供する場合，その人口を考慮するとスタッフや施設がどのくらい必要か，数々の客観的資料をもとに詳細に検討し，その概要を発表した（Palliative Care Australia 2002）。米国でも終末期ケアを提供するモデルをめぐって，それを進める数々の計画が作られている。たとえば「ロバート・ウッド・ジョンソン（Robert Wood Johnson）財団」による「終末期ケア向上（Promoting Excellence in End-of-Life Care)」プログラムは国家規模のもので，医療制度を長期的に変革し，死が間近に迫った人およびその家族に対するケアを大幅に改善しようとするものである。同プログラムに付随して，多くの場で利用できる大規模な計画集が数多く作成され，そのすべてについて臨床，評価，教育，施設といった点で可能か，検討されている。そのほか「緩和ケア推進センター (Centre to Advance Palliative Care; CAPC)」もこの領域における理解と臨床に大きく寄与している。

たとえば，彼らは報告書『全米緩和ケア・ホスピスケアの質改善に向けた骨格と推奨される取り組み (*A National Framework and Preferred Practices for Palliative and Hospice Care Quality*)』を公刊したが，それは，緩和ケアおよびホスピスケアの枠組みを確立し，同ケアの質を総合的に検討し，問題点を報告するシステムを創設する土台となることを目指したものである (National Quality Forum 2006)。同報告書はまた，米国において緩和ケアおよびホスピスケアを改善するために計画された，一連の推奨される取り組みを公にした。ケアに関するそのほかのモデルは，慈善団体「ホスピス支援 (Help the Hospices)」と「国際終末期ケア分析 (the International Observatory on End of Life Care)」による『社会資源の乏しい国におけるホスピスと緩和ケアのモデル (*Models of Hospices and Palliative Care in Resource Poor Countries*)』と題された出版物に見い出すことができる (Wright 2003)。

心理社会的ケア

「英国ホスピス緩和ケア専門従事者によるケア・サービス協議会 (the National Council for Hospice and Specialist Palliative Care Services)」，つまり現在の「英国緩和ケア協議会 (the National Council for Palliative Care: NCPC)」は，心理社会的ケアを「患者と，その家族をはじめ患者のケアに係わっている人の心理面や感情面に取り組み，自尊心の維持，病

気やそれに伴って生じる問題に対する適応，コミュニケーション，社会生活や人間関係といった問題に目を向けるもの」（National Council for Hospice and Specialist Palliative Care Services 1997）と定義している。

　心理社会的ケアで取り上げられるのは，患者にとって，何かを失う，何かができなくなる，あるいは死に直面するとはどのような心理的経験か，そして患者の推移に伴ってその近親者はどのような衝撃ないし影響を受けるかということである。また彼らの心理的経験に影響を及ぼす，そのスピリチュアルな信念，文化や価値観，そして社会的あるいは人間関係の要因（social[5] factors）も取り上げられる。心理社会的ケアといえば，たとえば金銭，住まい，あるいは日常生活に対する援助といったように具体的な側面のケアが思い浮かぶが，他方，それはスピリチュアル・ケアとも重なり合う部分もある。スピリチュアル・ケアは定義するのが困難で，輪郭が明確でなく，そして主観的で個人的であることが多い。一般にそれは，個人の信念や価値観，生きる意義や目的意識，アイデンティティ，そしてある人にとっては宗教を含むものと考えられている。それはまた，家族や友人，また信者仲間からの私的な形式ばらない精神的な支援，また形式ばった牧会（パストラル）ケアと重なるだろう。多くの人にとって，人間とは何かといった実存的問題は，ふだんの局面では意識にのぼらないかもしれないが，終末期において浮かび上がってくるかもしれない（Williams 2006）。

　心理社会的ケアはまたケア・スタッフをも対象とするものである。患者やその家族と身近に接することによって彼らも必然的に影響を受け，したがって支援を必要としているからである。結局，心理社会的ケアの範囲は以下の通りとなる。

- ◆患者そして患者と親しい人の心理面にアプローチし，彼らが病気に関して考えていることや心のうちあるいは気掛かりを表にあらわせるようにすること。
- ◆患者と，その家族をはじめ患者のケアに係わっている人の心理面や感情面を改善するために心理的介入を行うこと。

これまで社会面よりも心理面が重視されてきたが，「英国ホスピス緩和ケア専門従事者によるケア・サービス協議会」(National Council for Hospice and Specialist Palliative Care Services 2002) は患者に対する社会的ケアの重要性を強調している。「患者の生が，社会や他者とのどのような係わりの上に成り立っているかは重要な事柄である。その係わり方によって，病気体験をどのように理解するか，それを理解するために同体験にどのような意味を与えるか，同体験に対処するためにどのような資源を利用するかが左右されるのである」。実際，緩和ケアの社会的側面・人間関係の側面と言えば，患者の家族の問題が取り上げられることが多く，コミュニティへの影響は見過ごされている。

さまざまな場における緩和ケア

緩和ケアはほとんどの場で行うことが可能である。しかし英国では，いやほかの多くの国々でもそうであろうが，のべ病床日 (hospital bed days) のほぼ4分の1は人生最後の日々を過ごそうとする人たちによって占められ，ほとんどの人が病院で亡くなっている。ただし2006年のイングランドとウェールズと北アイルランドでの調査では，緩和ケア・サービスに紹介された人に関してやや異なる数値が示されている。7万5千件の死亡記録をもとに亡くなった場所を調べると，病院36％，自宅27％，緩和ケア施設31％という結果である (Eve 2006)。同調査の在宅ケアのデータから，毎年新たに同ケアを受けるようになる患者はおよそ10万1千人で，その94％は癌を患っていると推測される。これは，癌で亡くなる患者のおおよそ69％にあたる。シーモア (Seymour 2001) は，病院で死ぬのを待っている患者の社会的孤立と，医学技術が，尊厳ある死とうまく共存できないでいることについて感想を述べている。ディモーラ (Di Mola 1997) は，病院について一般に考えられていること，つまり，病院は不安，不快，強制，そして規則づくめの場所として見られがちだと

いうことを確認している。このような病院と自宅は好対照をなすかもしれない。一般に自宅は，人との係わりという点でも，身体という点でも安心できる場所だが，特に死を目前にした人にとっては統制感（コントロール）を強く持てる場所である。結局，彼らにとって自宅は居場所なのである。病院では，医療スタッフや福祉スタッフがやって来るために患者の生活は絶えず中断され，プライバシーは脅かされる。スタッフは，自分が求めていることを満たすのではなく，患者やその家族が求めていることを彼らに合ったやり方で満たすようにしなければならない。最近，緩和ケア・サービスの利用者が求めていることと，サービス提供者の方針とが食い違っていることが明らかになっている (Clark et al. 1997)。患者やその家族らが言うことにじっくり耳を傾けると，各人に最適なケアの内容が明らかになろう。

心理社会面の評価

　患者とその家族は，病気やそれに伴って直接生ずる社会的問題はもとより，さまざまな問題に直面する。医療スタッフは，各人の精神的な強靱さと対処様式，経験とストレスを評価するとともに，これまでに何を失ったか，何をすることができなくなったか，といったことに目を向けることが必要である。

　患者の評価は，まず緩和ケア専門スタッフ・チームのメンバーが行う。そのなかには，患者と，その家族をはじめ患者の看病や介護に係わっている人に何を提供すれば良いか，その医学面また看護面の評価が含まれよう。この最初の評価に注がれる時間は，これから行うケアの枠組みを作り，患者との間で対等な協力関係（パートナーシップ）を築くのに不可欠である。この最初の評価から，もっと本格的な心理面あるいは社会面の評価が必要だということが示唆されるかもしれない。その際，患者の尊厳や自己決定権を尊重することも含め，自律性 (autonomy) というものをおろそかにしてはならないということが浮かび上がってくるだろう。

進行癌の患者に使用すると良い心理社会面の評価法が経験的に得られており，説明が加えられている（Powazki and Walsh 1999）。そうした評価法は，患者やその家族らがうまく暮らせているかを評価するために，身体面，認知面，社会面，心理面にわたって調べるものである。驚くほどのことはないが，患者150名の研究から，心理社会的問題が，患者の退院計画やケア全般に影響を及ぼすこと，また上述のような包括的な評価が，介入の方向を決め，心理社会的介入を最善のものとするのに有益であることが明らかになっている。

　患者の看病や介護に携わっている人のなかで，日常生活の心理社会面に支障を来している恐れのある人を見い出し，彼らに援助の手を差し伸べるのに役立てるために，自己報告式の不安や効力感の評価法が提案されている（Hudson et al. 2006）。スクリーニング用の評価法を用い，患者の看病や介護をしている少数（35例）の家族を調べた結果，心理社会面での機能低下が心理社会的問題を生じさせる可能性が見い出されている。

　しかし大多数の評価法や手法（テクニック）は，患者および患者の看病や介護をしている家族の心理社会面に焦点を合わせ，彼らの心理的また社会的問題を明らかにしようとするものである。それには以下がある。

◆遺族面接法（*After Death Bereaved Family Interview*）：家族メンバーの視点から，終末期のケアの質を調べるもの。

◆ベックうつ病インベントリー（*Beck Depression Inventory; BDI*）：青年および成人を対象にうつ病の有無とその重症度を評価するために用いられる21項目からなる検査。

◆看病・介護負担指標（*Caregiver Strain Index*）：看病や介護に伴う負担を測定するもの。高齢者の世話をする役割を担った人を対象に用いられる。

◆高齢者うつ病尺度（*Geriatric Depression Scale*）：正規版（30項目）と短縮版（15項目）の2形式があり，高齢者を対象に抑うつ症状をスクリーニングするもの。

- ◆ハース希望指標（*Herth Hope Index*）：12項目からなり，当面と将来の見通し，前向きな心構えと期待，患者と家族の結びつきないし絆の3次元を調べるもの。在宅患者や入院患者とその家族を対象とする。
- ◆ミニ精神状態質問票（*Mini Mental State Questionnaire*）：認知障害をスクリーニングするもの。
- ◆終末期のニーズ・スクリーニング法（*Needs at the End-of-life Screening Tool; NEST*）：QOLの評価と問題を包括的に調べるもの。
- ◆緩和ケア効果尺度（*Palliative Care Outcome Scale; POS*）：緩和ケアの効果を調べるために開発された10項目からなる尺度（ほかに自由記述の質問が1つある）で，有効性が確かめられている。身体症状と，患者と，その家族をはじめ患者の世話をしている人の不安や恐怖また健康状態を調べるもの。

（これらの検査用紙はすべて種々の経路で入手されよう。たとえばhttp://www.npcrc.org/resources/resources）。

診断名が何であろうと，死の差し迫った人に心理社会的ケアを提供しようとするならば，以下の各点に留意することが必要である。

- ◆理　解：その人の症状と，疾患の内容，そして死に至るまでの過程を理解すること。
- ◆受　容：その人が不機嫌であろうと，人当たりが悪かろうと，外見がどうあろうと，その人を受け入れること。
- ◆自尊心：その人自身が意思決定に関与できるようにすること。
- ◆安　全：その人が安心感を持てるようにすること。
- ◆所　属：その人が，自分は誰かに必要とされており，人の重荷になってはいないと感じられるようにすること。
- ◆愛　　：好意の表現，人間らしい触れ合い。
- ◆スピリチュアリティ：その人の存在の意味や目的について触れること。宗教を背景としている場合もあればそうでない場合もある。
- ◆希　望：これから何らかの点で良くなるという期待。

終末期にある人に心理社会的ケアを提供する場合，こうした問題に目を向け，取り組むことが必要である。

患者を取り巻く社会とケア

ケアがどのような社会的要素と密接に係わっているかは，どのような疾患によって死を迎えようとしているかによって異なることが多い。癌以外の疾患で亡くなる場合，いろいろな亡くなり方があるだろうが，患者を取り巻く社会的様相は，癌で亡くなる場合と異なる。用いられる言葉はまったく異なっており，癌で亡くなった人は，たとえば，癌と「勇敢に (brave)」「闘った (battle)」と表現されることが多い。患者自身も，癌に「打ち勝つ (beat)」とか，癌と「闘う (fight)」といった内容のことを言うことが多い。癌以外の疾患の場合は，そうした社会のものの見方が入り込むことは無いようである。病状が誰にも気づかれず緩慢に進行して死に至ることの多い末期臓器不全の場合，いろいろな意味で本質的に無慈悲である。弱った体を支えるため，果敢にも医学的介入を行って，臓器移植を行うか，人工臓器を用いるかしない限り，そうした人の多くは，もっと早く，そしておそらくはもっと突然に死を迎えることになるだろう。彼らに社会的あるいは心理的ケアを提供することを検討する場合，この，疾患がどのように見られているかという，おそらくは各個人そして社会の双方に源を発するだろう見方の重大な違いに留意しなければならない。

癌を病む多くの人に向けて心理的また社会的支援を提供する組織的な社会的ネットワークやプログラムが作られている。癌以外の疾患を抱えた人に向けても，同じ疾患を抱えた人や家族や友人から，そして広くコミュニティから社会的支援が提供されていよう。ただし癌以外の疾患に関するこんにちの支援組織の多くは，同疾患で末期にある人たちを支援することではなく，同疾患への関心を高め，治癒に向けた治療を行うための基金を設立することに主眼を置いている。専門スタッフは，癌患者に対するネット

ワークやプログラムについては遠慮せず支援を行っているが，癌以外の治癒不能な疾患を抱えた患者に対する同様の組織については，まだまだその支援の必要を認識するに至っていない。

患者の感情とケア

終末期に近づくと，ほぼ誰しもが，以下のような気持ちになったり感情を抱いたりするようになる。

- ◆見放されるのではないか，大切な人と別れなくてはならなくなるのか，現在のそれなりの安定が崩れてしまうのではないか，自分のことが自分でできなくなるのではないか，悪化するのではないか，といった不安を抱く。
- ◆身体的また心理的な危機に直面して，人間は全能ではないという思いが浮かび上がり，無力感 (a sense of helplessness) を覚えるようになる。と同時に身心の能力の低下に直面する。身体能力の喪失に伴って心理的また社会的無力感を感じる。
- ◆これから自分という存在が無くなること，命が消えることに悲しみを覚える。
- ◆これまでの体験が去来し，もはや何も体験できなくなることに悲しみを覚える。
- ◆人より幸せだったことに罪悪感を覚える。あるいは行ったこと（または行わなかったこと）に対し後悔の念を抱く。
- ◆人の助けが必要な，無力で，冷静さを失った人間になったことを人に知られ，あるいは思いどおり動くことができず，恥ずかしさを覚える。
- ◆このような身の上になったこと，それを生じさせたこと，あるいは悪化させたこと，治療が効かないこと，理由もなく不公平にもこのような病気になったこと，そして不名誉や屈辱を強いられること，人から正しく理解されないこと，こうしたことに怒りを覚える。

このような気持ちや感情は，これまでの人生で出会った，深刻な病を得て，おそらく，医師や，組織ないし社会，あるいは家族から見放された人に対する特別の感情，あるいはそうして亡くなった人をめぐる喪失感あるいは愛の記憶によっても影響を受けるかもしれない。

患者の心理とケア

医学の基本的な臨床技術は患者から病歴を聞き取ることであり，患者が自分の気掛かりを明かすことのできる場を設けることが必要不可欠である。精神的問題を見い出すために必ず行うべき質問がいくつかある。特に，倦怠感や幻覚や自殺のリスクに関する質問は忘れてはならない（Macleod 2007）。心理的介入には次のようなものがある（Chochinov and Breitbart 2000）。

- ◆心理社会的支援と精神療法
- ◆行動-認知（behavioural-cognitive）療法
- ◆教育的療法

最初に，うつ病をはじめとする気分障害や，パーソナリティ障害といった病理的な精神障害の存在を示唆するものを探すのが有益である。こうすること自体が心理的介入を行うのに大いに役立つ。この過程で患者あるいはその家族が精神的な問題や憂苦を抱えている可能性を示唆する変数（たとえば，社会的孤立や精神科入院歴）が明らかになるかもしれない。医療チームのスタッフは誰でも，恐怖や怒りといったように，本質的に心理的なもの，あるいは痛みや息切れといったように，心理的問題と関連する可能性のあるものを観察した場合，個々の精神障害の基準に当てはまらなくとも，それをありのまま報告するのが良い。またどのようなとき，あるいはどのようなことで，患者が問題を抱えたり苦しんだりするか予測できるならば，チームは問題発生を未然に防いだり，最小にしたり，あるいは患者を支えたりといったように，予防的介入を試みると良い（同様のものと

しては，存命中だが具合が思わしくないというときに家族に働きかけたり，あるいは逝去後，命日に遺族に電話をかけたり，といったことが挙げられる)。

臨床水準の精神的憂苦があろうとなかろうと，対処技術や心理的洞察やQOLを高める心理-教育的介入を行うと良い（精神症状と介入についての広範な文献レビューについてはMacleod 2007参照）。

運動神経疾患や多発性硬化症や筋ジストロフィーといった神経筋変性障害，あるいは，それほど多くは見られないが，クロイツフェルト・ヤコブ病といった疾患を抱える患者は，そのケアに関連して，格別の心理的配慮が必要かもしれない。そうした障害に伴ってコミュニケーション障害が生じることがあるからである。たとえば，認知機能は有効に保たれているが，言葉を用いてコミュニケーションをとることができない患者がいる(Oneschuk 2001)。重要なことは，家族に，コミュニケーションができないだけの場合と，認知機能に問題がある場合と，その違いを理解してもらうことである。認知障害，抑うつ症状，情動失禁，情緒不安定，これらはすべて専門家による評価と入念な解釈および管理が不可欠な重要な問題である。こうした問題の多くは，患者とその家族双方の，対処能力や心理的適応やコミュニケーションに深刻な影響を与えるだろう (Macleod 2001)。

患者の文化的背景とケア

緩和ケアにおいてその基本となるのは全体的(ホリスティック)なアプローチで，「あらゆる」苦しみや痛みの管理がその好例である。それはかつてより，身体的苦痛，心理的苦痛，社会的苦痛，スピリチュアルな苦痛に分けられている。文化に係わる苦痛ないし辛苦は，これらのどれかを通して表現されよう(Oliviere 1999)。人が自分の疾患とどのように向き合い，それをどのように理解するか，そうしたことに影響を及ぼすスピリチュアルないし宗教

的な信念は，文化と密接な関係を持っていることが多い。多くの社会で，人は，自分の宗教や文化をそれほどは重んじていないような場合であっても，自らを，自身の宗教や文化あるいは部族によって定義する。人によって，信仰，民族的背景(エスニック)，もともとの国籍は大きく異なり，そして迫りくる死とどのように向き合うかも大きく異なる。科学的な裏付けのある報告は少ないが，悪性疾患とそれ以外の疾患とで，疾患に対する向き合い方に違いがあることを示唆する逸話(アニクドウタル)報告がある。こうした違いを理解する際，患者とその家族の視点から文化を理解することが大切である。「文化的安全 (cultural safety)」というのはもともとニュージーランドの看護研究者ラムスデン (Ramsden I.) が輪郭を定めた概念で，同国において看護師や助産師を訓練する際の指針(ガイドライン)に含められるに至っている。「文化的安全」という概念で述べられていることは「文化的背景の異なる人や家族に効果的な看護を提供しようとするならば，看護師自身の文化的背景がその看護実践に影響を及ぼす可能性に気づかなければならない。危険な臨床活動を行うと，人の文化的アイデンティティや安寧が損なわれたり，貶(おとし)められたり，あるいはその拠り所としての意味が無くなったりする」というものである (Nursing Council 1996)。「文化的安全」は，今やニュージーランドをはじめ世界じゅうの国々で，すべての医療の場で重視され採用されている概念である。AIDS や神経筋障害といった癌以外の疾患の管理において，そうした診断を受けた人が経験するかもしれないタブーや差別に留意することが有益である。

　自分たちと文化の異なる人をケアする場合，適切に介入しようと思うならば，その人の文化ではどのようなことが期待されているか，それを理解することが大切である (Kashiwagi 1995; Ho 2006; Schwass 2006)。たとえば個人の自律 (autonomy) という考え方は本質的に西洋のものである。大家族の中で暮らし，家族と一緒に物事を決めるという人は大勢いる。たとえば中国，日本，太平洋諸島の人々，そしてニュージーランドのマオリ族の人々は，家族が社会の基本となる単位であると考えており，医学上

の意思決定は家族が行うものだと思っている。情報を，適切な時期に適切な形で，正確にまた誠実に提供しないと，患者やその家族は自分たちが直面している状況と，提供されているケアの目標(ゴール)とを十分理解することがほとんどできないだろう。患者に尋ねない限り，死の間際にあってどのようなことを重んじるか，それを知ることはできない。そうした質問は，さまざまな視点での違い，たとえば，文化，宗教的信念，疾患の理解，病状の予測，死の間際にあっての希望，こうした点での違いを浮かび上がらせるものでなければならない。

患者の性とケア

性(セクシュアリティ)は生の要素であるが，死期の迫った人のケアに当たっては，とりわけその人が高齢の場合，脇に追いやられたり，見過ごされたりすることの多いものである。死が差し迫っている人は衰弱し疲れ果てているため性的欲求はほとんどないと推測されることがあまりにも多いが，これは，人間には，性を表すやり方が性行為以外にもいろいろ有るということを理解しないものである。スタッフは患者の性的関心を「問題行動」と見なすことが多く，愛情に満ちた触れ合いに対する欲求が自然に生じた，あるいは表現されたふつうのこととしては見ない (Steinke 1997; McPherson et al. 2001)。癌以外の疾患を病み，死が間近に迫っている多くの人は，長いあいだ情け容赦ない肉体面での衰弱を経験している。さらに入退院を繰り返し，長い間病院で生活し，身体的に触れ合う機会がないかもしれない。病気それ自体に加え，多くの治療が，性的能力に影響を及ぼし，そしてもちろんのこと死が差し迫るにつれて性的活動は人の心の前面に出てはこないかもしれない。しかし患者に援助の手を差し伸べ，その性的欲求や願望をどう取り扱うか考えようとするならば，人はすべて性的存在であるということをありのまま認めることから出発しなければならない。それは，彼らが身体的また精神的存在であることを認めるのと少しも異ならない。性

的な領域での生活史を尋ねることは，患者のこの側面が確かに気遣われているということを示す一つの方法であろう。性は順調な生活に伴う一側面であり，自尊心ないし自負心を高めうるものである。体の形や大きさ，皮膚の色や張りといった点での変化，また倦怠感の増大は，その人の自尊心や魅力を低下させることが多い。この低下を食い止めるのに，患者はどのような場合に順調にいっていると感じていたか，それを明らかにすると有益だろう。性行為以外の方法によってどのようにして性を表すことができるか，情報や助言を提供すると，この側面における自尊心を保つのに有益だろう。

倫理とケア

　人生の終幕に近づいた人に対して私たちが行うケアのすべてにおいて，私たちが目標とすることの一つは，その人に力添えして，その人が望むことをその人が望むやり方で行えるようにすることである。ほぼそれは，自律という語で知られていることである。「単に**生存していること**と**意味を持って生きていること**とを区別するのに，こんにち，自律という概念が有益な倫理基準として浮かび上がった」（Woods 2002）。人生の終焉に近づいた人が行う選択は，かつて行ったかもしれないそれと異なることが往々にしてある。患者の尊厳と自律を守る一つの方法として，現在の患者本人がどのような介入を受けるか，その中には介入を受けないことも含まれるのだが，それを選択する権限を持っていることが考えられる（Dy and Lynn 2007）。責任を担うことは，自分で決める機会を剥奪されることよりも良い（Carter et al. 2004）。しかし民族が異なれば，責任を担うという考え方も異なるかもしれない。ケア・スタッフは，自分たちの出会う人や家族がそれぞれどのようなコミュニケーションや意思決定を規範としているか，正しく理解していなければならない。文化の異なる家族の力学（ダイナミックス）を評価し，彼らの倫理的価値観が決して踏みつぶされることのな

いようにしなければならない（Ho 2006）。

　緩和ケアを提供する際に重視すべき倫理は，どのような医療を提供する際にも必要となる倫理とまったく異なりはしない。しかし衰弱した人にケアを提供するという場合，取り上げるべき特別の問題がある。緩和ケアは，各人固有の価値と尊厳とを尊重するという哲学に基づかなければならないが，価値と尊厳を理解するためには彼らの生の，単に身体面に限らずあらゆる側面を探ることが大切である（MacLeod 1997）。この哲学は，自律，善行，無危害，公正という，通常「有名な4原則（famous four）」と言い表される倫理的枠組みに基づかなければならない。これらの原則によって，ケアを受ける者の知らないうちに，ケアを行う者が物事を決定するという事態は避けることができ，のみならず，患者の健康向上に適した環境を作り上げることができる。この4原則の枠組みに加えて，私たちをあるべき方向に歩ませる人格の力[6]（virtue）に基づいた倫理は，私たちがケアという仕事をどのように行えば良いか，その方向性を示してくれる可能性がある。この人格の力は「古臭い（old-fashioned）」ものと見られやすいが，それは終末期のケアに特に求められるものである。

　崇高な人格（integrity[7]）と信頼は，患者あるいはその家族との心づかいのある関係の土台となるものであろう。この土台を築くには，相手およびその家族の心理社会的そして身体的な問題に注意を払うことが必要であろう。信頼はどのような人間関係にあっても不可欠なものであるが，一方が非常に衰弱している場合の人間関係にあっては，おそらくは増して重要であろう。患者，そしてその家族と係わるすべての局面で私たちは真実と誠実とを旨としなければならない。ただし患者に情報を提供する場合それを拙いやり方で行うと，最も良い表現をしたとしても「真実の攻撃（assault of truth）」になってしまう。どのような内容のものであれ，情報や助言を配慮なしに与えると，患者やその家族に，無力感や絶望あるいは落胆を生じさせるように働き，「創造的な未来への扉がピシャリと閉ざされ，患者は死以外見えなく」（Latimer 1991）なってしまうかもしれない。

死が間近に迫った人はその生をめぐるあまりにも多くの要素を失っていく。したがって，彼らに付き添っているスタッフに対する信頼までもが潰えることのないようにしなければならない。

同情（compassion[8]）は患者やその家族との係わりのすべての局面で求められるさらなる人格の力であるが，それは，ほかの人とともに苦しむこと（suffering with）ないしは苦しむ一員となること（participation in suffering）と表現することができよう。苦しむというのは，明らかに，生の身体的要素にのみ関係することではない。それを幅広く理解するためには，社会的，心理的，そしてスピリチュアルな要素にも目を向けなければならない。

実践知（phronesis）は現代の臨床においてはほとんど言及されることのない人格の力である。それは本質的に思慮であり，こんにちでは臆病や自己保身や小心と見なされることがあるが，分別（discretion）ないし良識（common sense）と考えることもできよう。かつて，実際的な智恵（practical wisdom），つまり知的生活と道徳生活の間をつなぐものと考えられたのが実践知である。実践知は「正しい行動」（MacLeod 2003）を探るよう促すものである。

現代の医療では，有効性を示す科学的根拠に基づいて仕事が行われ，そのためにできるだけ多くの介入法について無作為化比較試験が行われている。しかし何か介入を行おうとして科学的根拠がないという場合，実際的な智恵，すなわち実践知が私たちを導きうるということが往々にして忘れられている。

公正（justice）という人格の力，すなわち公平な心（fairness）は，どのような形であれ，人を下位に置いたり，人にレッテルを貼ったりすることのないようにするものである。レッテルが貼られてしまうと，将来受けるケアが決まってしまう恐れがある。そうしたレッテルは異質な相手と出会う状況で生じることが多い。それでたいていの場合，レッテルを貼るというなかに不寛容の気持ちが含まれている。この不寛容の気持ちがまた，

人に「正しい」生き方あるいは死に方というものを要求する原因となる。

　崇高な人格（integrity）は人の本質を規定し，いろいろな人格の力をすべて統合もするものである。それを備えた人は，ある決定に至る際，時どきの局面における原則や規則や指針，あるいはそのほかの人格の力の相対的重要性を判断することができる。誠実（honesty）と正義（righteousness）を備えた人と言っても良い。それは，全体と各部分との関係において各部分が正しく位置しているなかに，言いかえれば全体が問題無く機能するのに必要な，人間存在のさまざまな次元と次元のバランスと調和のなかに示される（Pellegrino and Thomasma 1993）。それは，人間の生の身体的，心理社会的，知的な領域のバランスのとれた関係である。これは，緩和ケアはどうあるべきかを示すものであろう。

　医師と患者の関係は，崇高な人格と信頼とを土台にするものである。医師も患者も自分の価値観を相手に押しつけてはならない。ほかの人の価値観を踏みつぶすことは，その人の人間性（humanity）とその人に対する蛮行である（MacLeod 1997）。

　こうした，原則と，私たちをあるべき方向に歩ませる人格の力とを用いることで，ケア提供者は，終焉間際のケアにて直面する道徳的ないし倫理的な難問のいくつかと取り組むことができるようになる。効果のない治療の要求や主張，標準的な治療と現実離れした治療の両立，二重結果論[9]，あるいは安楽死をめぐる問題はこの30年のあいだ多くの議論や意見を呼び起こしてきた。そうした論争は，研究や調査，また緩和ケア関係者と医療倫理の研究者との対話によってかなり知られるようになっている（概要については，たとえばBrock 1998やTen Have and Clark 2002を参照）。

　緩和ケアの提供や理解が進んだお陰でこうしたトピックスをめぐる議論がよく知られるようになったが，私たちの社会において，解決に至った事柄はまだまだ少ない。しかし，どんな人であれ，家族をはじめさまざまな人々に囲まれて生きている人を，部分の寄せ集めとしてではなく，全体的

な存在として寄り添うことによって，私たちはその人の問題に，単に身体的なもののみならず，心理的，社会的，スピリチュアルなものにも，十分応えることができるのである。

*訳注

1）緩和ケアにてよく登場する whole（全部の），health（健康），holistic（全体的な），holy（聖なる）といった語は，いずれも「全部，損なわれていない」という意の印欧基語 kailo- に由来すると推定されている。源を同じくする語が，それぞれ別の意味合いを帯びて分かれてゆき，緩和ケアの場でまた合流するという様を思い浮かべると，楽しい。
2）フランス語の hospice には広く救護所・養護所という意味があり，孤児院，養老院，精神病院，救貧所等が含まれる。
3）家庭で看病や介護を行っている者が休養をとるため，あるいは彼らが疾病等の場合，そうした世話を受けている者に対して一時的に提供されるサービス。
4）本論稿が依拠した Hanrahan et al. の論文では "86" となっている。しかしその Hanrahan et al. が依拠した論文（Bachman et al. "Incidence of dementia and probable Alzheimer's disease in a general population: the Framingham study" *Neurology* 43: 515-19, 1993）では "85" となっている。本訳書では Bachman et al. に従う。
5）social は，仲間，パートナーを意味するラテン語 *socius* に由来し，日本語の「社会的」と異なり，友人関係や男女関係といった意も含む語である。本訳書では「社会的」のほか，適宜「人間関係や社会との関係」「僚友」といった語句を充てた。なお social pain は，配偶者をはじめ広く他者との係わりをめぐる心痛や悲痛を含む語句である。
6）virtue は通常「徳」と訳されるが，服部祥子（『生涯人間発達論』医学書院）の意見を参考に，「私たちをあるべき方向に歩ませる人格の力」あるいは単に「人格の力」と訳した。服部は「人格的強さ」「（人間に）活力を与えるもの」「人格を力強く組織づけ，よりよく生きていくための最良の倫理のこと」と訳している。
7）integrity には全体，完全，無傷という意味があり，上記訳注 1 で示した一連の語と通じるところがある。ヨーロッパの言語の根底に流れる発想なのだろうか。
8）第 8 章訳注 5 参照。
9）行為者は意図した結果にのみ責任を持ち，起こることが予見されたが意図しなかった結果に対しては責任を持たないという議論のことをいう。たとえば，医師が，モルヒネの投与によって患者の命が縮まることを予見しつつも，患者の痛みを和らげるために同投薬を行い，その結果，予見したことが起こっても，医師は責任を持たない，というものである

◆文献

Brock D (1998). Medical decisions at end of life. In: Kuhse H, Singer P (ed.). *A companion to bioethics*. Oxford: Blackwell, pp.231-41.

Carter H, MacLeod RD, Brander P, McPherson K (2004). Living with a terminal illness. *J Adv Nurs* 45: 611-20.

Chochinov HM, Breitbart W (ed.) (2000). *Handbook of psychiatry in palliative medicine*. London: Oxford University Press.〔内富庸介監訳『緩和医療における精神医学ハンドブック』星和書店〕

Christakis N, Asch D (1993). Biases in how physicians choose to withdraw life support. *Lancet* 342 (8872): 642-6.

Clark D (2002). Between hope and acceptance: the medicalisation of dying. *BMJ* 324: 905-7.

Clark D, Hockley J, Ahmedzai S (1997). *New themes in palliative care*. Buckingham: Open University Press.

Di Mola G (1997). Palliative home care. In: Clark D, Hockley J, Ahmedzai S(ed.). *New themes in palliative care*. Buckingham: Open University Press, pp. 129-141.

Dy S, Lynn J (2007). Getting services right for those sick enough to die. *BMJ* 334: 511-3.

Eve A (2006). *NCPC National survey of patient activity data for specialist palliative care services MDS full report 2005-2006*. available at http://www.statistics.gov.uk/ downloads/theme_health/Dh1_37_2004/DH1_no_37.pdf (accessed March 2007)

Field D (1998). Special not different: general practitioners' accounts of their care of dying people. *Soc Sci Med* 46: 1111-20.

Han KH (2002). Reviewing intuitive decision-making and uncertainty: the implications for medical education. *Med Educ* 36: 216-24.

Hanrahan P, Luchins D, Murphy K (2001). Palliative care for patients with dementia. In: Addington-Hall J, Higginson I (ed.). *Palliative care for non-cancer patients*. New York: Oxford University Press, pp.114-24.

Ho A (2006). Family and informed consent in multicultural setting. *Am J Bioethics* 6: 26-8.

Hudson PL, Hayman-White K, Aranda S, Kristjanson LJ (2006). Predicting family caregiver psychosocial functioning in palliative care. *J Palliat Care* 22: 133-40.

Kashiwagi T (1995). Psychosocial and spiritual issues in terminal care. *Psychiatry Clin Neurosci* 49 (Suppl. 1): S123-7.

Katz J (1984). *The silent world of doctor and patient*. New York: Free Press, pp.195-7.

King N, Thomas K, Martin N, Bell D, Farrel S (2005). 'Now nobody falls through the net': practitioners' perspectives on the Gold Standards Framework for community palliative care. *Palliat Med* 19: 619-27.

Kite S, Jones K, Tookman A (1999). Specialist palliative care and patients with non-cancer diagnoses: the experience of a service. *Palliat Med* 13: 477-84.

Latimer E (1991). Caring curiously ill and dying patients: the philosophy and ethics. *Can Med Assoc J* 144: 859-64.

MacLeod RD (1997). All patients need doctors who care as well as cure. *NZ Fam Physician* 24: 7-9.

MacLeod RD (2003). Wisdom and the practice of palliative care. *J Palliat Care* 19: 123-6.

Macleod S (2001). Multiple sclerosis and palliative medicine. *Prog Palliat Care* 9: 196-8.

Macleod S (2007). *The psychiatry of palliative medicine: the dying mind*. Abingdon, Oxon: Radcliffe Publishing.

McPherson KM, Brader P, McNaughton H, Taylor W (2001). Living with arthritis: what is important? *Dis Rehab* 23: 706-21.

Murray S, Boyd K, Sheikh A, Thomas K, Higginson I (2004). Developing primry palliative care. *BMJ* 329: 1056-7.

National Council for Hospice and Specialist Palliative Care Services (1997). *Feeling better: psychosocial care in specialist care*. Occasional paper 13. London: NCHSPC.

National Council for Hospice and Specialist Palliative Care Services (2002). *Definitions of supportive and palliative care*. A consultation paper. London: NCHSPC.

NHS Confederation (2005). Improving end-of-life care. *Leading Edge* 12: 1-8. available at http://www.dyingwell.org.uk/docs/NHS ConfederationBriefing.pdf (accessed March 2007).

National Institute for Clinical Excellence (2004). *Guidance on cancer services: improving supportive and palliative care for adults with cancer. the manual.* London: National Institute for Clinical Excellence.

National Quality Forum (2006). *A national framework and preferred practices for palliative and hospice care quality.* available at http://www.qualityforum.org/publications/reports/palliative.asp (accessed March 2007).

Nursing Council (1996). *Guidelines for cultural safety in nursing and midwifery education.* Wellington: Nursing Council of New Zealand.

Oliviere D (1999). Culture and ethnicity. *Eur J Pall Care* 6: 53-6.

Oneschuk D (2001). Progressive multifocal leuko-encephalopathy and sporadic Creutzfeldt-Jacob disease: a review and palliative management in a hospice setting. *Prog Pall Care* 9: 202-5.
Palliative Care Australia (2002). *Palliative care service provision in Australia: a planning guide*. Canberra: PCA. available at http://www.pallcare.org.au/publications/planning-guide02.pdf (accessed March 2007).
Pellegrin ED, Thomasma DC (1993). *The virtues in medical practice*. Oxford: Oxford University Press.
Powazki RD, Walsh D (1999). Acute care palliative medicine: psychosocial assessment of patients and primary caregivers. *Palliat Med* 13: 367-74.
Roger KS (2006). A literature review of palliative care, end of life, and dementia. *Palliat Support Care* 4: 295-303.
Saunders C, Sykes N (ed.) (1993). *The management of terminal malignant disease*. London: Edward Arnold, Hodder & Stoughton.
Schwass M (2006). *Last words: approaches to death in New Zealand's cultures and faiths*. Wellington: Bridget Williams Books and FDANZ.
Sepúlveda C, Marlin A, Yoshida T, Ullrich A (2002). Palliative care: the World Health Organization's global perspective. *J Pain Symptom Manage* 24: 91-6.
Seymour JE (2001). *Critical moments: death and dying in intensive care*. Buckingham: Open University Press.
Steinke EE (1997). Sexuality in aging: implications for nursing facility staff. *J Contin Educ Nurs* 28: 59-63.
Ten Have H, Clark D (ed.) (2002). *The ethics of palliative care*. Buckingham: Open University Press.
The SUPPORT Principal Investigators (1996). A controlled trial to improve care for seriously ill hospitalized patients: the Study to Understand Prognoses and Preferences for Outcomes and Risks of Treatments (SUPPORT). *JAMA* 274: 1591-8.
Thomas K (2003). *Caring for the dying at home. companions on a journey*. Oxford: Radcliffe Medical Press.
Williams A-L (2006). Perspectives on spirituality at the end of life. A meta-summary. *Palliat Support Care* 4: 407-17.
Woods S (2002). Respect for autonomy and palliative care. In: Ten Have H, Clark D (ed.). *The ethics of palliative care*. Buckingham: Open University Press, pp.145-65.
Wright M (2003). *Models of hospice and palliative care in resource poor countries*. London: Help the Hospices.

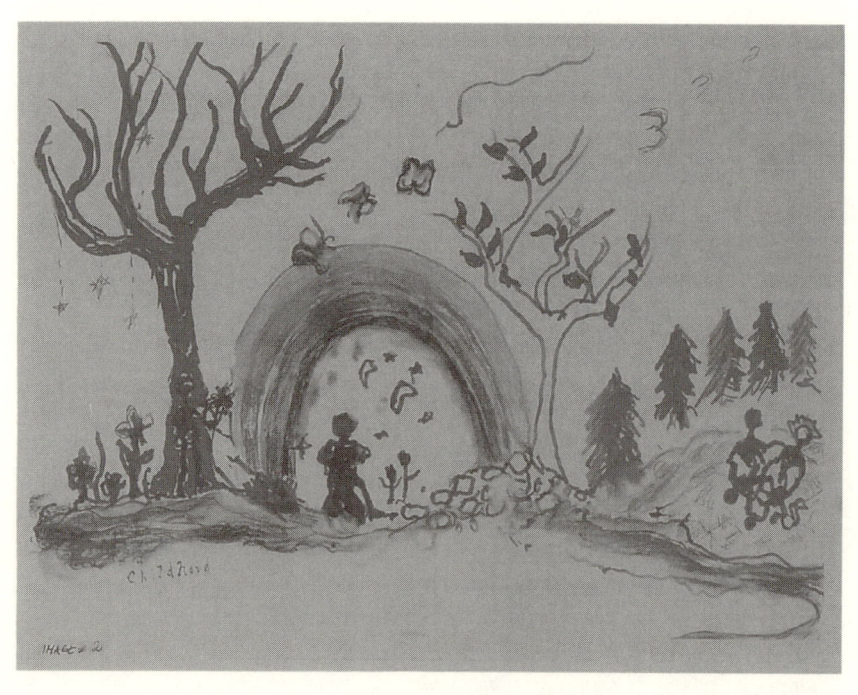

（カラーは星和書店の本書 Web ページでご覧いただけます）

第 2 章

コミュニケーションの問題

キャシー・ヘヴン，ピーター・マグワイア

　本章は，癌ケアまた緩和ケアに携わる医療スタッフが，患者やその家族，また同僚とコミュニケーションをとる際に経験する問題について概観するものである．コミュニケーション向上への道程を次の3段階にて示す．
1．コミュニケーションがどのようにしてうまくいかなくなるか理解し，どうしてそうなるのか考察する．
2．効果的な面接に必要な技術(スキル)について考察する．
3．どうすれば効果的なコミュニケーション技術が身に付くようになるか眺め，訓練で身に付けた技術を臨床の場に移す困難さについて考察する．

緩和ケアの場で行われるコミュニケーションの技術を向上させる必要性

　コミュニケーションは，私たちが患者やその家族に提供するケアのあらゆる領域でその土台となるものであり，効果的なチーム・ワークに不可欠なものである．平均的な医師は平均40年間医療に従事するが，その間に16万回から20万回の診察を行うだろうと推定されている (Lipkin et al. 1995)．また緩和ケア・スタッフの持っている臨床技術のなかで，コミュニケーションは最も用いられるものである．

最近英国をはじめとする各国で政府は方針を変え，患者に対する思いやりのある (compassionate) ケア，つまり患者の問題を的確に評価し，適切な情報を提供し，治療やケアの選択肢を提供するというケアが必要不可欠だとしている (National Institute for Clinical Excellence Guidelines 2004)。こうした変化は，単に技術向上が重要というばかりではなく，そうした向上に伴って，患者やその家族，また医療スタッフの心身の健康が改善されることを示す研究に基づいている。また，病院に対する苦情を分析した結果得られたものである。確かに英国において，公的機関が取り扱った病院に関する苦情の90％は不適切なコミュニケーションに関連してのものであり (Royal College of Physicians, London 1997)，2番目に多いのはコミュニケーションや情報の不足に関するものである (Health Commission 2007)。しかも告訴に至った患者の30～40％は，もし謝罪があるならば，そこまで進めなかっただろうということも分かっている (Vincent et al. 1994)。

❖問題の的確な評価

　患者の気掛かりが十分汲み取られないことを背景としてお粗末なコミュニケーションが生ずるが (Heaven and Maguire 1996; Farrell et al. 2005)，今度はそれを背景として，深刻な病気だと初めて診断された患者においても，緩和ケアを受けている患者においても (Parle et al. 1996; Heaven and Maguire 1996)，さらには家族をはじめ，癌患者の看病や介護をしている人においても (Pitceathly and Maguire 2000)，不安や抑うつが生ずることが知られている。のみならず，不適切なコミュニケーションは，緩和ケアでよく見られる種類の問題，たとえば痛み (Derogatis et al. 1983) や倦怠感 (Worden and Weisman 1977) や息切れ (Bredin et al. 1999)，あるいは精神医学的問題とも関連することが確かめられている。

　いま癌の進行度(ステージ)を考慮しないとすれば，患者3人に1人 (Barraclough

1994; Ibbotson et al. 1994; Fulton 1998)，また患者の家族100人に30〜33人（Kissane et al. 1994; Pitceathly and Maguire 2000）が不安あるいはうつ病のエピソードを来している。したがって，医療スタッフは必ず患者の気掛かりを見い出し，それと関連する憂苦に気づくことができなければならない。しかし臨床の場で患者の気掛かりはほとんど探り出されることがなく，心の問題は見逃されてしまう（Heaven and Maguire 1997; Sharpe et al. 2004; Farrell et al. 2005）。探り出されないというのは，心の領域に限ったことではなく，たとえば痛みや倦怠感といった身体的問題についても言える（Glajchen et al. 1995; Heaven and Maguire 1997）。こうして，適切な援助が提供されず，問題が解決あるいは対処されないままになっている患者が大勢いる。

❖情報提供

　患者は，適切な情報を受け取っていると考えるならば，その苦しい境遇にうまく対処してゆけることが認められている（Butow et al. 1996; Schofield 2003）。しかし，必要とする情報を的確に受け取っている患者はごく少数である（Hinds et al. 1995）。情報を過度に多く，あるいは少なく受け取っている患者が少なくないが，このような場合，不安や抑うつを来す危険性が高まる（Fallowfield et al. 1990）。医療スタッフの課題は，各患者がどのような情報を求めているか，それを早く見定めることである。しかし多くの医療スタッフはどうすれば良いか，そのやり方を知らない（Butow et al. 1996; Ford et al. 1996）。そのため，患者が何を求めているのか，またはどうしたいのか，そうしたことを考慮せず，旧態依然とした情報提供のやり方をとりがちである（Maguire 1998）。

❖意思決定

　自分の知らないところで物事が決められてしまう場合，あるいは多くの物事を自分で決めなくてはならない場合，ケアに不満を抱いたり，医療指

示を守らなくなったりしやすく（Dowsett et al. 2000），患者に悪影響をもたらすことがある（Coulter 1999）。ただし重篤な病状の癌患者が例外なく意思決定に加わりたいと思っているか，それについてはいくらか議論がある（Cox 2002）。進行癌患者を対象とした研究（Rothenbacher et al. 1997）で，意思決定に協力したい，あるいは積極的に参加したいと考えている患者が大多数を占めるが，医師に決めてもらいたいと言う患者も少なからず（28％）いることが見い出されている。したがって医療スタッフは，患者が意思決定に参加したいと考えているか否かを把握し，自分に代わって医師に決めてもらいたいと考えているならば，その気持ちを尊重することが大切である。臨床医は，患者の望みをどのように見定めれば良いか分からず（Rothenbacher et al. 1997），もし治療がうまくいかないと，患者から非難されるのではないか，あるいは疑いの目で見られるのではないかと恐れる（Richards et al. 1995）。そのため医師はパターナルな姿勢（アプローチ）に逃げ込み，患者にあまり知らせず，患者があまり関与しないやり方を選ぶ（Fallowfield et al. 1990; De Valch et al. 2001）。しかしそうすると不安と抑うつの両方が高まるのである（Ashcroft et al. 1985; Morris and Royle 1987）。

❖ 医療スタッフ間のコミュニケーション

多くの医療スタッフは，同僚とコミュニケーションをとる際にフラストレーションを経験すると述べている（Maguire and Faulkner 1988; Fallowfield et al. 1998; Madge and Khair 2000）。しかしこの問題を取り上げた研究はほとんどない。看護師48名を対象とした研究によれば，医療スタッフ間で行われる書面での報告の多くは，課題指向的で，治療に的が絞られており，心理面また社会面への言及は乏しい（Dowding 2001）。また同研究から，看護師は引き継ぎの際に受け取ったり話し合ったりした情報のうち，記録したのは半分に満たず，またあとで思い出したのは27％であることも示されている。しかも思い出されたのは医学的情報，治療,

病歴に関する情報に偏りがちであった。医療スタッフは，患者から引き出した情報のうちごくわずかな部分のみを報告・記録するようである (Heaven and Maguire 1997)。どのような情報が重視され，医療スタッフ間を伝わっていくか，またどのような情報が重視されず伝わっていかないか，その法則は複雑で，さらなる研究が必要である。しかしどのような職業訓練を受けどのような背景を持っているかが，どのような手掛かりを取り上げ，重視するかに影響を及ぼし，そして，今度はそれが，同じチームの同僚に患者の状況をどのように報告するかに影響を与えることは明らかである (Crow et al. 1995)。

こうしてスタッフ間で十全なコミュニケーションが行われないことが原因となって，患者やその家族のみならず，医療スタッフに問題が生じる。たとえば患者やその家族とうまくコミュニケーションできないと感じている癌ケア・スタッフは高水準の燃え尽きを来しやすいのである (Delvaux et al. 1988; Ramirez et al. 1996; Taylor et al. 2005)。また緩和ケアや癌看護において，コミュニケーションの問題は，スタッフのストレスや燃え尽き，病気や退職に寄与する要因であることが明らかになっている (Payne 2001; Wiseman 2002)。

コミュニケーションを向上させる

コミュニケーションを向上させる上で鍵となるのは，それがどのようにして，またどうしてうまくいかなくなるか，それを理解することである。

ステップ１：コミュニケーションがどのようにして，またどうしてうまくいかなくなるのか理解する

❖ **コミュニケーションはどのようにしてうまくいかなくなるのか**

医療スタッフは，患者が話している事柄から距離をとろうとすることが

多い。これは意識的に進められることが多いが（Booth et al. 1996），無意識的に行われることもある（Maguire 1999）。診察の様子を調べた多くの研究から，以下のような，距離をとる働きをする行動が見い出されている（Maguire et al. 1996 a, b; Zimmerman et al. 2003; Eide et al. 2004; Heaven et al. 2006）。

特定のものに関心を向ける　これは看護師においても医師においても報告（Crow et al. 1995; Bornstein and Emler 2001）されている行動で，面接者が，面接で，ある特定の領域の事柄だけ——たいていは事実だけないしは感情を含まない事柄——を取り上げて，話の内容を操作しようとするときに生じる。これを行う際に，面接者は話し合っていて心地良いと感ずる話題，あるいは自分にとって有益だと感ずる話題のみを取り上げる。たとえば，

患　者：痛みがとれず，力が出なくてだるいです。治療が本当に効いているのか心配です。
面接者：痛みについて教えてください。どのくらい痛みますか。

話を変える　これは，面接者が話の方向を変えて，話の内容や，感情の深まり具合や取り上げる項目を変えようとするものである。それには数通りのやり方がある。
1）焦点を合わせる時間を変える　これは，面接者が，面接で取り上げる「時間の枠組み」を変え，患者が口にした気掛かりについて患者がそれ以上話すことのないようにするというものである。たとえば，患者が，ある体験をしているときに感じた恐怖について話をしているときに，現在考えていることに的を絞って話すよう促すというものである。面接者はこうすることで患者の目を異なる体験に向け，過去の体験に関する感情を表させないようにする。

2）話題を変える　これは，面接者が，しばしば無意識的に，会話のテーマや内容をまったく変えてしまうというものである。
3）焦点を合わせる人を変える　これは，面接者が，面接の焦点を，被面接者，あるいは話題に上っていた人物から，まったく別の人物——面接の場にいることもあればいないこともある——に変えてしまうというものである。

助言するないしは安心させる　患者が感情を表にあらわした場合，最もよく見られる反応の一つは，医療スタッフが助言を与えたり安心させたりするというものである。しかしマグワイアら（Maguire et al. 1996 a, b）は，面接において患者が話すのを促進する行動あるいは抑制する行動を調べるなかで，患者の気掛かりを十分探り出さないうちに早まって助言を与えてしまうと，患者は胸中をそれ以上話さなくなってしまうことを見い出した。このことは，もっと大まかな発話の呼応分析（シーケンス）によっても確かめられており（Zimmerman et al. 2003），助言や安心が与えられると，患者はそれ以上自分のことを明かさなくなることが示されている。こうした知見は，何か気掛かりを聞いたとき，すぐ問題解決に取り組もうと考える多くの医療スタッフに困惑を覚えさせるものであった。患者に援助の手を差し伸べて，患者の背負う問題を軽くしてあげたい，という気持ちを我慢しなければならないからである。

　患　者：最初にホスピスという言葉を聞いたとき，ほんとうに気が動転しました。
　面接者：そのように感じられるのはまったく自然なことです。皆さんそうです。

　上の例では，即座に助言を与えることで，患者はその胸中についてそれ以上話しづらくなってしまった。こうして実際問題，医療スタッフが助言したり安心させたりすると，患者の本当の気掛かりは取り上げられずじまいになってしまうのである。

別の人に相談するよう言う　これは助言提供の中でも特殊なもので，面接者が，患者の手掛かりとなるものや気掛かりに対する直接的な反応として，第三者に相談するよう患者に助言するというものである。これは面接の終わりにおいては適切なこともあるが，患者が問題を述べたあとすぐにこのやり方を用いると，患者は面接者が自分の気掛かりを聞きたくないのだと思ってしまう。

　　患　者：ほんとうに気が動転しました。どういうことなのかよく分かりません。
　　面接者：そのことについてはぜひ外科の先生と話し合ってみてください。そうす
　　　　　　ればはっきりします。

　専門用語を用いる　コミュニケーションで医学用語を用いると，患者やその家族と医療スタッフとの間に溝ができてしまうことがある。興味深いことに医学用語は，医療スタッフのみが用いるわけではない。今日，インターネットを通して情報を広く手に入れることができる。それで患者やその家族は理解しているか理解していないかは別として医学用語を用いることが多くなっている。医療スタッフは，自身が用いる専門用語について気を付けるばかりでなく，患者が用いる医学用語についても気を付けることが必要である。正しく使われているようでも，何か誤解を生み出す原因になるかもしれない。理解しないまま，専門用語をただおうむ返しで用いている場合もあるのである。

❖ コミュニケーションはどうしてうまくいかなくなるのか

　コミュニケーションは複雑な過程であり，医療スタッフのコミュニケーション技術(スキル)によってばかりではなく，送り手である医療スタッフ，また受け手である患者やその家族あるいは同僚と関係する数多くの要因によっても左右される（図2.1）。医療スタッフがその技術をうまく用いられるか，

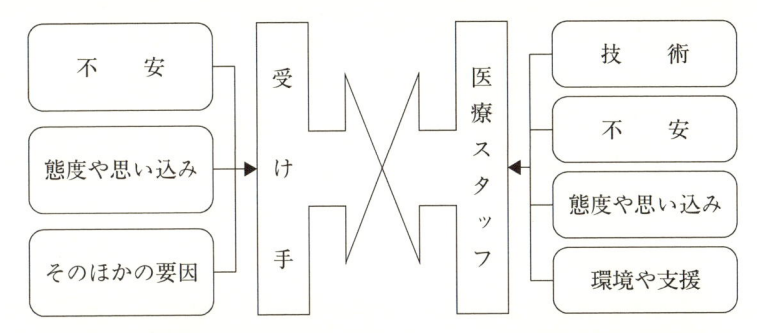

図2.1 医療スタッフのコミュニケーションに影響を与える要因

あるいは患者が気掛かりを明かしたいと思うか，こうしたことは，双方の態度や思い込みや不安といった多くの要因によって影響を受ける。コミュニケーションを実のあるものとするためには，こうした影響について理解することが必要である (Bandura 1977)。

　この領域で数多くの研究が行われてきており，距離をとることや，胸中を打ち明けることに関して，医療スタッフに対しても (Booth et al. 1996; Heaven et al. 2006)，また患者に対しても (Heaven and Maguire 1997) 調査が行われている。こうした研究は，どのようなコミュニケーションの問題がどのような原因から起こるのかを調べた数多くの研究の線上に生まれたものである。興味深いことに，これらの研究で，看護師も患者も，自分が気掛かりを明るみに出さないような行動や，距離をとる行動をしていることに，ほとんどの場合，気づいており，なぜある時点で話の焦点やテーマを変えて話をコントロールしようとしているか，彼らは明快に説明していた (Booth et al. 1996; Heaven and Maguire 1997; Wiseman 2002; Heaven et al. 2006)。

医療スタッフの技術不足

　看護師はコミュニケーションがうまくいかない原因の一つとして，自分に技術が欠けていることを挙げている (Booth et al. 1996)。医療や看護

の場におけるコミュニケーションの研究から，医師も看護師も，患者から気掛かりを引き出し，またそれを探るのに必要な技術，あるいは患者の，話し合いたいという希望や治療方針の決め方の希望を見い出し，それに応えるのに必要な技術を欠いていることが繰り返し示されている（Maguire et al. 1996 a, b; Heaven and Maguire 1996; Wilkinson et al. 1998; Razavi et al. 2000; Fallowfield 2002)。

　また，医療スタッフがどのように面接を進めれば良いか，困難を覚えることがある。たとえば，患者の置かれた状況や，身体面また心理面や社会面，そしてスピリチュアルな側面をどのように盛り込んで質問を行えば良いか，単なる生物-医学的なアプローチを避けて面接を行うにはどうすれば良いか（Maguire et al. 1996; Ford et al. 1996; Butow et al. 2002)，苦手な領域（たとえば，身体像（ボディ・イメージ）や不安にとらわれた状態）をどのように評価するか，そして強い感情が噴き出た面接をどのようにして終わらせれば良いか（Parle et al. 1997）といったことである。予後不良といった悪い知らせをどのように伝えれば良いか，患者に本当のことを知らせないでほしいと言い張る家族とどのように話し合えば良いか，死の差し迫った人にどのように援助の手を差し伸べれば良いか（Maguire and Faulkner 1988; Fallowfield et al. 1998; Razavi et al. 2000; Schofield et al. 2003; Butow et al. 2006）といった大きな課題も，臨床家が対処に困難を覚える領域である。これまでの研究で光が当てられているそのほかのコミュニケーションの課題としては，答えづらい質問への対処（Hitch and Murgatroyd 1983; Maguire and Faulkner 1988)，怒りへの対処（Duldt 1982)，否認や共謀への対処，また自分の殻に閉じこもった患者や何も話さない患者への対処（Delvaux et al. 1988）などがある。

医療スタッフの不安

　これまでの研究から，医療スタッフのコミュニケーション技術の使用に影響を与える種々の不安が指摘されている。たとえば，患者を動転させて

しまうのではないかとか，怒りや強い憂苦といった感情が放出されてしまい，抑えられなくなるのではないか，といった不安である (Heaven and Maguire 1997)。多くの医療スタッフは患者やその家族が抱いている感情の深さないしは強さに気づいており，それで，それを表にあらわすよう勧めることに不安を抱く。たとえば，死が間近いということを知らせたすぐあとで，その人にどのような気持ちでいるかと尋ねると，おそらくは強い憂苦が，あるいは怒りさえもが表出されてしまうのではないか，というようにである。悪い知らせを伝えるとそうした感情と向き合わなければならなくなるのではないかと医療スタッフが恐れるならば，患者に胸中を自由に話すよう勧めはしなくなるだろう。

　医療スタッフはまた別の不安も覚える。「辛苦の詰まった箱 (can of worms)」を開けるとどうなるだろうか，その場合患者は医療スタッフが自分の辛苦を和らげてくれると勘違いしてしまうのではないか，といったことである。医療スタッフは，患者の深刻な気持ちを和らげてあげられないのではないかと不安になるかもしれない。あるいは数々の心配事に対処できないのではないかと不安になるかもしれない。下手に何かしたら，ただですら苦しんでいる患者をもっと苦しめてしまうのではないか，もっと傷つけてしまうのではないかと不安になるかもしれない (Maguire 1985; Booth et al. 1996; Heaven et al. 2006)。

　あまりにも多くの時間が費やされてしまうのではないかという不安も，多くの看護師や医師が患者の気持ちを探らないようにする理由として報告されている。いったん患者に自分の気持ちについて話すよう勧めると，話が止まらなくなってしまうのではないか，あるいは患者がいくらか自制を失ってしまうのではないか——このように推測するのである (Maguire 1985; Fielding and Llewelyn 1987; Sellick 1991)。時間があまり問題とならない緩和ケアにおいてさえも，患者から逃れられなくなるのではないか，果たすべき自分の職務を果たせなくなるのでないかといった不安があると，話し合いのなかで姿を現した気掛かりをそれ以上探らないようにな

るかもしれない（Booth et al. 1996）。

　家庭医と深層面接を行った研究（Rosser and Maguire 1982）から，自分の無力さを意識せざるを得なくなるのではないかという不安も，患者と包み隠さず話し合おうとする気持ちに影響を与えることが示されている。このことは，看護師が，間近い死という辛い体験をしている患者と会いづらく思っているという記述（Baider and Porath 1981）と響き合うものである。看護師自身の死に対する不安も，患者とのコミュニケーションに影を落とすことが多くの研究（Field and Kitson 1986; Wilkinson 1991）から明らかになっている。そのため，コミュニケーション行動の変容を目的とした数多くの教育計画(スキーム)の一部に，自身の死に対する不安の問題が取り上げられている（Razavi et al. 1993）。

　このように，患者の心のうちを探ると対処しづらいことが起こるのではないかと強い不安を覚え，それで面接の流れを遮り，変えてしまうのである。医療スタッフは，こうした問題に触れないまま，取り上げないままにしておけば，患者に，またスタッフ自身に厄介な問題が生じないだろうと考え，必然的に面接を妨げる行動をとることになると言えよう（Parle et al. 1997; Razavi et al. 2000; Heaven et al. 2006）。

医療スタッフの態度や思い込み

　数多くの態度が患者との間に距離を置くことと関連している。緩和ケアの場では感情の絡んだ問題は付きものだという思い込みがあると，医療スタッフは患者の気掛かりを気に留めなくなったり，通常よくあること，つまり誰もが経験することと考えるようになったりする（Peterson 1988; Booth et al. 1996）。この思い込みに，たとえば死ぬのを待っているときの不安といった，ある種類の辛苦には何もなし得ることがないという思い込みが結びつくと，患者の心配事のいくつかが見落とされたり軽視されたりすることにつながるだろう（Fallowfield et al. 2001; Sharpe et al. 2004）。看護師や医師は，変えられないことについて話し合うのは無駄で

あると思い込んでいることを示す研究結果がある。解決不能な問題を話題にすると，患者を不必要に動揺させるのではないかと考えるのである (Booth et al. 1996)。緩和ケアの場では，このことは，たとえば「癌が進行するとどうなるか」といった問題について話し合うのを控えるという傾向で示される。スタッフは患者を傷つけまいとしてこのような態度をとるのだが，不安を抱いている患者からすれば，その医療スタッフがそれについて自分と話すのを嫌がっているように見え，そうした気掛かりを抱え込んだまま孤立してしまうのである。

　文化的背景の異なる患者の場合，彼らの経験する問題は異なる，あるいは彼らの物事の解釈は異なると思い込むことによって自由な(オープン)コミュニケーションが妨げられてしまうかもしれない。腫瘍専門医は最も扱いにくい患者の特徴として文化の違いを上位にあげるが (Fallowfield et al. 1998)，それはこのことによって説明できるかもしれない。文化の違いに対する認識があれば，患者とより良いコミュニケーションができるようになるだろう。それで文化の違いへの気づきは最近のスタッフの訓練や便覧類の重要なテーマとなっている (Kai 2005)。文化の異なる患者も，同様の心配事や問題を経験し (Cheturvedi et al. 1996)，同様の種類の心理的問題を経験すること (Kai-Hoi Sze et al. 2000)，またQOLといった概念は文化の違いを超えて安定していること (Lo et al. 2001) などが示されている。しかし文化の異なる患者は癌ケア・サービスを利用することが少なく，癌について受け取る情報も少ないらしいことが知られている (Chattoo et al. 2002; Fazil and Kai 2004)。

　医療スタッフが，患者にその不安や気掛かりを単刀直入に尋ねて，彼らの心のうちに立ち入るようなことはしてはならないと考える場合 (Booth et al. 1996) と同じように，もし気掛かりを持っているならば，患者は自発的にそれを口にするはずだろうと思い込んでいる場合 (Maguire 1985; Hardman et al. 1989) も，コミュニケーションは妨げられるだろう。

医療スタッフの環境や支援

　医療スタッフのコミュニケーション行動に影響を与えることが知られている最後の要因は，彼らが仕事をしている環境と，その環境がどのくらい支持的なものかということである。スタッフのコミュニケーション行動はスタッフ自身が受けている支援の様相によって直接的に影響を受け，経験の多い少ないにかかわらず，支えられたり助けられたりする見込みがない場合，癌ケア・スタッフは，患者を知る手掛かりとなるものを探り出すことに消極的になり，とりわけチームに揉め事があるときはその傾向が強まることが示されている (Wilkinson 1991; Booth et al. 1996; Heaven et al. 2006)。

　数十年にわたり多くの研究者が，コミュニケーション行動を決定する上で，ストレス，そして支えや助けがどのような役割を果たすか議論してきた (Delvaux et al. 1988; Ramirez et al. 1996; Payne 2001; Taylor et al. 2005)。1982年にマケルロイ (McElroy 1982) は次のように記した。「こんにち看護師はすべての患者とその家族に精神的な支援と心のこもったケアを提供することの重要性について実感している。しかしこのように患者やその家族と係わると，看護師は傷つくことも多くなり，ただですらその職務にあって背負っているストレスが一層のものになる。看護師は精神的な支援を受けていないと，精神的な支援を提供することができない」。この文言が今日でも依然として当てはまることを示す研究結果が相ついで発表されている (Payne 2001; Heaven et al. 2006)。

　病棟の環境によって作り出されるそのほかの影響要因として，時間不足という感覚があげられる。ただ，仕事量とコミュニケーション行動との関連を調べた初期の，また最近の研究によれば，仕事量の多寡は看護師のストレスの感覚に影響を及ぼしはするが，仕事量を減らしても患者とのコミュニケーションは増えないことが示されている (Huckaby and Neal 1979)。

患者の行動

　コミュニケーションがうまくいかなくなることに関して患者はどのような役割を演じているのだろうか，それを調べた研究はきわめて少ない。患者自身によって作成された気掛かりのリストと，患者と看護師の面接の録音記録から作成された気掛かりのリストとの比較から，患者は抱えている気掛かりのうち60％近くを看護師に知らせずにいることが示された。「一般患者用不安・抑うつ尺度（Hospital Anxiety and Depression Scale）」にて強い憂苦を経験していることが示された患者でも気掛かりをほとんど伝えていなかった（Heaven and Maguire 1997）。さらなる研究で，患者は，ある種の気掛かり，つまり身体的な気掛かりのみを看護師に示し，ほかの種類の気掛かり，つまり精神的な気掛かりや生活上ないしは人生上の問題と関連する気掛かりは知らせずにいることが明らかにされた。このことは，看護師が自分ではあらゆる側面からケアを提供していると考え，またコミュニケーション技術の基礎訓練を受けているにもかかわらず生じていた。患者が重要な情報を隠すということは，患者が看護師や医師に痛みを伝えるか否かの研究（Glajchen et al. 1995）や，最近行われた臨床専門看護師による患者評価についての研究（Heaven et al. 2006）によっても見い出されており，初期の研究以来ほとんど何も変わっていないことが分かる。ただしアンダーソンら（Anderson et al. 2001）は，重大な気掛かりの90％以上が医療スタッフに明かされているが，どの程度明かされるかは，気掛かりがどの領域——身体的領域，心理的領域，社会的領域——のものかによって異なることを報告している。

患者の不安

　患者は，ある種の不安を持っている場合，自分の気掛かりについてあまり明かさない傾向がある。癌を烙印(スティグマ)として受け止め，自分はその烙印を押されたのではないかと不安になるのである。たとえば，癌を死と等しいものと考える高齢者（Maguire 1985）や，喫煙のように癌と関係の深い

ライフスタイルをとっている患者（Heaven and Maguire 1997），あるいは癌であることはあまりおおっぴらにすべきではないとされる文化を背景とする患者（Parker and Hopwood 2000）の場合がそうである。そのほかに，気掛かりを抱えて悩んでいると，スタッフから嫌われてしまうのではないか，ないしは問題視されてしまうのではないかといった不安や，自分が病気にうまく対応していないとスタッフに思われてしまうのではないかといった不安，あるいは副作用の問題について話すと治療に不満を持っているように思われてしまうのではないか，ないしは治療が中止されてしまうのではないかといった不安を持っている場合も，患者は気掛かりを明かさなくなる。

　ヘヴンとマグワイア（Heaven and Maguire 1997）の研究から興味深い知見が得られている。患者は，自分をケアしているスタッフが自分のことを重荷に感じているのではないかと不安を抱くというのである。患者は，家族を困らせまいとして自分の気掛かりを家族に話さないことが指摘されている（Pistrang and Barker 1992）。しかし，この困らせまいとする態度だが，自分をケアする医療スタッフに対してはあまり論じられていない。この現象に光を当てたのがヘヴンとマグワイア（Heaven and Maguire 1997）の研究である。ある女性患者が同じ日に二人の看護師にまったく異なった気掛かりを語ったが，その理由について次のように述べたのであった。「最初の看護師さんはとても優しくて親切でした。私は彼女に本当のことを言って困らせたくありませんでした。もう一人の看護師さんは，心がタフで，ちょっとしたことではビクともしないように見えました。それで彼女には，困っていることをすべて話せるように思ったのです」（あるホスピス入院患者，Heaven and Maguire 1997）。

　こうした患者の心情は，緩和ケアに重大な問題を引き起こす。患者が医療スタッフを困らせまいと思い始めることのないように，医療スタッフから支えや援助を受け取れなくなることのないように，個人的に親しいということと仕事上親しいということとは，つねに明確に分けておかねばなら

ない。

患者の態度と思い込み

　患者は，自由なコミュニケーションを妨げる誤った思い込みや推測を持っている。たとえば，多くの患者は，ある問題は癌に伴って必ず生じる事柄だと思い込み，したがって，当然そうした問題があることを医療スタッフは認識しており，自分に援助を提供してくれるだろうと考える。そうすると彼らの推測では，援助が提供されない場合，その問題の軽減が不可能だということになる。そこで不可能なことを要求して，看護師や医師を不快にさせたくないので，気掛かりを口にしないのである (Rosser and Maguire 1982; Maguire 1985; Heaven and Maguire 1997)。

　患者はまた，話し合う時間が限られており自分の心配事をすべて話すことはできないという先入観を持っている。そこで彼らは，あるタイプの医療スタッフはある種類の問題や気掛かりにのみ関心を持っていると誤って思い込み，医療スタッフがどの程度知りたいと思っているかという自分の思い込みに基づいて，気掛かりに優先順位を付けるのである (Glajchen et al. 1995; Heaven and Maguire 1997)。こうして緩和ケアの医師に対しては身体症状や治療などについての話をするかもしれない。一方，看護師に対しては自己管理（セルフケア）の不首尾や家族状況などについて話をするかもしれない。

そのほかの患者の要因

　自由なコミュニケーションを妨げるそのほかの要因として，環境要因ないしは状況要因というものがある。たとえば，とりわけ病室という場で，プライバシーがなく，自分たちの話をほかの人に聞かれてしまうといった場合である。あるいは患者やその家族のすぐ近くに，ある問題に関する自分たちの話を聞かせたくないと思っている人——たとえば配偶者や子ども——がいるといった場合である。多くの医療スタッフは，家族が同席する

ことで面接が影響を受けることについてあまり考えない。実際，緩和ケアの場で，医療スタッフは，患者と面接しているとき，患者の世話をしている人に同席するよう積極的に勧める (Heaven et al. 2006)。しかしこうすると患者は家族を気づかい，多くの気掛かりを明かさなくなってしまうかもしれない (Pistrang and Barker 1992)。

うまく言い表す言葉を見い出せず，気掛かりを明かせないという患者も多いだろう (Maguire 1985)。心のうちを描くのに，多様で，陰影に富む言葉を持っている人もいれば，胸中について決して語らない人もいる。後者のなかには，自分がどのような気持ちでいるか，何を経験しているか，それを描写する言葉を持っていないという人もいる。このことは，とりわけ次のような人たちに当てはまる。たとえば，第一の言語，すなわち幼いときから用いてきた言語とは異なる言語で面接が行われる人たち (Firth 2001; Chatto et al. 2002)，病気 (Morita et al. 2001) あるいは学習障害で知的な問題を抱えている人たち，非常に幼少の人たちなどである。医療スタッフはあまりにも多くの不明な部分を埋めようとして，あるいは話し合う時間や空間を十分提供しないために，一気に誤った結論を導き出してしまうことがある。

❖ステップ1の要約

コミュニケーションを妨げる要因として数多くのものが見い出されている。現在までのところ，見い出された要因が持つ影響力の相対的強弱については調べられていない。したがって，コミュニケーションに最も強い影響を与えているのはどの要因か，それを知る術はない。また，人によって影響を与えている要因が異なるという可能性も確かにあろう。なぜ医療スタッフは患者と包み隠さずまた自由に話す際に，落ちつかなさを感じるのか，なぜ患者やその家族は自分たちの不安や気掛かりに関する情報をあまり明かさないのか，なるほどと思わせる研究結果が多く示されている。

ステップ2：効果的な面接の技術を伸ばす

◈効果的な面接行動とは何か

何年にもわたり，効果的な面接行動の要素を明らかにしようと，研究が続けられてきている。ここでそれを概観したいと思うが，その際，医学生や家庭医や看護師の行う面接や，精神療法や精神科面接の効果を調べた諸研究を利用することにする。効果的な面接は，面接を促進させる基本的小技術(マイクロ)の使用と，また患者が自分のことを十分明かせるようになる患者中心の面接スタイルの採用と関連する。

効果的な面接の基本的小技術

1970年代終わりから1980年代はじめにかけて，家庭医を対象として数々の研究が行われ，より成果の得られる面接と関連する重要な技術が数多く見い出されてきた (Marks et al. 1979; Goldberg et al. 1980)。それには以下のものがある。

・面接開始時に視線をよく合わせること
・患者が述べる訴えを明確にすること
・憂苦の存在を示唆する言語的な手掛かりとなるものが示された場合，それに的確に応答すること
・患者の気持ちについて率直に尋ねること
・家庭の様子について尋ねること
・話が途切れた場合，それにうまく対処すること
・支持的な意見(コメント)を述べること
・全体としては自由に答えられる質問を用いる一方で，特定の問題については的を絞った質問を用いること
・饒舌にうまく対処すること
・手掛かりとなるものが言語的また非言語的に示された場合，それに的

確に応答すること
・共感（empathy[1]）を示すこと

　さらに，患者が話をしているときに診療記録を読むとコミュニケーションが妨げられることも見い出されている。一方，たとえば特定の問題に関する特定の情報を求める場合や，何が問題なのか，あるいはどのような体験をしたのか確認する場合は，質問のスタイルを変えると良いことも示唆されている。こうして明らかになったことを癌ケアや緩和ケアの領域に導入しようとして，マグワイアら（Maguire et al. 1980）は，自由に答えられる質問を用いて患者の気持ちを尋ね，患者の胸中を知る手掛かりとなるものが示された場合はそれに思いやりをもって応ずるよう教育された看護師は，患者の精神的な気掛かりや，副作用に関する不安をうまく見定めることができることを示した。

　1996年に，どのような面接行動が，癌患者が自分の胸中を明かすのに効果的か，それを検討した論文が世に出た（Maguire et al. 1996 a, b）。それは，さまざまな職種の医療スタッフ計206名が行った評価面接を分析したもので，重要な情報，感情，そして気掛かりは，ある重要な技術を用いた場合に著明に明かされるようになり，またある技術を用いた場合に著しく明かさなくなることが浮かび上がった。表2.1にこれらの重要な技術を示し，併せて説明を添える。この論文で興味深いのは，訓練の前後で，抑制する行動と促進する行動がどのくらいの割合で用いられるか調べられているということである。ただし面接者の年齢や経験や職種別には検討されていない。

　最近の，面接評価法また会話分析法の進歩のお陰で，研究者は，面接における個々の行動がどのような働きをしているか，それをより詳細に知ることができるようになった。そして初期の研究で見い出されたことが確認されている。たとえば，開かれた質問，すなわち患者が自由に答えられるような質問を用いると，閉じられた質問を用いた場合よりも，患者を理解する上で手掛かりとなるものを引き出しうること（Zimmerman et al.

表 2.1 患者が自分のことを明かすのを促進する行動と抑制する行動

患者が自分のことを明かすのを促進する行動	
・話の方向を示した上で自由に話せるような質問を用いる。	的を絞りすぎず自由に答えられるような質問。たとえば「前回お会いしたときから、具合はどうですか」。
・心理面に的を絞った質問を用いる。	患者から、その気持ちや心配事、気掛かりや不安に関して情報を引き出すこと。
・心理面を明確にする。	患者の気持ちをもっと理解したいとする何らかの行動。
・思いやり。	患者の経験を理解していることを示す短い叙述。
・話し合ったことを要約する。	それまでに話し合った2つ以上の事柄を要約すること。
・知識や経験に基づいて推測する。	知識や経験に基づく推測は試験的な行動で、面接者が、患者に関して抱いた感情や直感に基づき、患者の状況について推測ないしは仮説を話し、それに対して患者は、それを承認したり、あるいは反論したりできるようにすること。
患者が自分のことを明かすのを抑制する行動	
・誘導する質問を用いる。	回答をそれとなく示した、ないしは見越した質問。
・身体面に的を絞った質問を用いる。	患者の身体的体験に話題を限定した質問。
・身体面を明確にする。	患者の身体的体験をもっと理解したいとする行動。
・助言を与える。	患者の気掛かりを探る前に、あるいはその直後に患者に情報を与えること。
	(Maguire et al. 1996 a)

2003)、面接中に情報を与えると患者はそれ以上自分のことを明かさなくなること (Langowitz et al. 2006[2])、間をおくと、つまり少し沈黙すると、たいていその直後に患者は自分のことを明かすようになること (Eide et al. 2004) などである。言語学の領域からも新たなる研究成果が示されている。ある種の語は、プラスもしくはマイナスの極性 (polarity) ないしは、ほのめかしの性質 (inference) を帯びているというのである。つま

り，人にある期待を抱かせ，どのように反応するかに影響を及ぼす，そのような語があるというのである。この仮説を検証するなかで，ヘリテージら（Heritage et al. 2006）は次のようなことを見い出した。すなわち，家庭医が診察中の患者に，「ほかにも（something else）」お話しになりたいことはありますねと尋ねた場合と，「ほかにはもう（anything else）」お話しになりたいことはありませんねと尋ねた場合を比べると，前者の方が後者よりも2倍以上，患者は新たな気掛かりを打ち明けるようになったというのである。

　この領域で行われたつい最近の研究で，技術が用いられる文脈が検討され，どのような技術が用いられるかばかりでなく，どのような文脈で用いられるかも重要であることが示されている（Fletcher et al. 2006，私信）。たとえば，自由に答えられるような質問は患者が重要なことを明かすよう働くが，一方で，もし的外れの質問であったり，話の流れを変えるような質問であったりすると，会話を妨げるよう働きもするのである（Heaven et al. 2006）。これについては次節で詳述しよう。

　効果的な面接スタイル　面接を効果的なものとするためには，効果的な基本的小技術(マイクロ)を用いるだけでは不十分である。有能な面接者となるには，患者が自分の抱えた問題を明かすのを促し，自分の話を聞いてもらえた，理解してもらえたと患者が感じられる，そのようなスタイルの面接を行うことが必要である。

　初期の研究（Marks et al. 1979; Goldberg et al. 1980）では，患者の問題を探り出し，徹底的に調べるスタイルの面接が推奨され，そのスタイルで医師は質問を行うよう勧められた。しかし精神腫瘍学の領域では，あまり探り出さない面接法が推奨されることが多い（Mead and Bower 2000）。オランダの研究チーム（Bensing and Sluijs 1985）は，医師がもっと受動的な面接法を行った場合，どのような成果が得られるか，それを調べようと，もっと思いやりを持ち，もっと時間をとり，もっと患者に主

導権を与えるような面接を行うよう家庭医を教育した。得られた結果は次のように興味深いものであった。すなわち，この受動的な面接法を用いると，患者は，自分の経験を，順序だてて整理して述べられなくなってしまった。また患者が話す内容は，概して重要な問題とほとんど関連のないことであった。こうした結果は米国の研究（Putnam et al. 1988）でも確認されている。研修医にもっと受動的な面接スタイルをとるよう教えると，臨床上良好な成果が得られないのである。

このことから，問題を探り出すには構造化されたスタイルの面接を行うことが必要だと結論することができるが，一方で，疾患中心あるいは医学的視点の面接法よりも，患者中心の面接法のほうが有益であることも数多くの研究から見い出されている。患者中心の面接法は，患者やその家族に多くの利点をもたらすと同時に，彼らが嫌がらない方法であることが示されている（Bensing 2000; Mead and Bower 2000）。後者の面接法を用いると，患者の満足度が高まり，不安が減少し，患者は情報をより正確に思い出し，治療をよく守るようになり，その結果，症状管理がうまくいき，回復が進むことが認められている（Laine and Davidoff 1996; Bensing 2000; Mead and Bower 2000）。

先を見越した積極的な面接技術と，患者中心の面接法とを組み合わせる一つの方法は，「手掛かりとなるものに注目する（cue focused）」（Heaven et al. 2006）というものである。手掛かりとなるもの（cue）とは，「奥底に不快な感情があることを示唆し，医療スタッフによる明確化が必要と考えられる言語的また非言語的なヒント」（Butow et al. 2002）のことである。ヨーロッパの研究グループは，良好な面接を検討し，患者を理解する上で手掛かりとなるものを7種見い出した（Del Piccolo et al. 2006）。

◆言語的なもの
・すっきりしない気持ちを示唆するフレーズ（たとえば「変な感じ

だ」）
- 気掛かりを隠す言語的なヒント（たとえば「うまくやれている」）
- 心理的問題の関与や不快な感情状態（たとえば，睡眠障害，焦燥感，パニック，イライラ感）を表す語やフレーズ
- ただならない，ないしは感情の込もった強調や，深刻な恐れのある問題を繰り返し口に出すこと（たとえば，「悪夢だ」「地獄のようだ」，あるいは強調のため冒瀆的な言葉[3]を用いる）
- 命が脅かされていることを示す内容（たとえば「医者から癌だと言われた」「私は死ぬことを知っている」）

◆非言語的なもの
- 感情の非言語的表出（たとえば泣く）
- 感情の非言語的なヒント（たとえば，歌を歌う，眉をひそめる，沈黙する，あらぬ方を見る，不快な様子を見せる）

　1回の面接で示される手掛かりとなるものの数はさまざまであることが示されている。面接15分間当たりわずか1～2という研究もあれば，おおよそ10～11という研究もある（Heaven et al. 2006）。こうした違いは，その定義が異なっているためと考えられる。明白なのは，精神的憂苦があると，また面接で手掛かりとなるものに対して面接者が応答すると，その出現が増えるということである（Davenport et al. 1987; Del Piccolo et al. 2000; Fletcher et al. 2006，私信）。手掛かりとなるものに気づき，それを取り上げることの重要性は多くの研究者によって示されている。つい最近，面接で最初に現れる手掛かりとなるものの重要性に光が当てられた。フレッチャーら（Fletcher et al. 2006，私信）は，癌ケアの専門臨床看護師が行った面接記録を調べ，もし面接で最初の手掛かりとなるものが見逃された場合，2番目に現れたものが取り上げられようと，あるいは見逃されようと，面接全体で患者が示す手掛かりとなるものの数は20％減少することを描き出した。患者が示す手掛かりとなるものと効果的な面接技術

とを結び付けるのは，この領域における近年の研究の焦点となっている。フレッチャーら（Fletcher et al. 2006，私信）は，面接で自由に答えられるような質問を用いても，患者が心のうちを明かす可能性はわずか半分しかないが，もし患者が手掛かりとなるものを示したときに，そうした質問を用いると，患者が明かす情報量は4.5倍になることを示した。

　患者の示す手掛かりとなるものに基づいて面接を進めるやり方を支持する研究は数多い（Butow et al. 2002; Fletcher et al. 2006，私信）が，面接者の行動の研究からは，患者の手掛かりとなるものに注意を向け，それに気づくことの困難さが報告され続けている（Ford et al. 1996; Levinson et al. 2000; Butow et al. 2002; Heaven et al. 2006）。なぜ困難なのか。その背景としてよく指摘されるのが，患者あるいはその家族に面接の流れを任せると，面接が長くなるのではないかと面接者が不安を抱くというものである。しかし実際はその反対だということが示されている。家庭医を対象に調べたレヴィンソンら（Levinson et al. 2000）は，手掛かりとなるものに基づいて診察を進めるやり方を用いると，それを見逃したまま診察を進める場合よりも，時間が平均15％短縮されることを示した。またビュトゥら（Butow et al. 2002）は，癌の診察で手掛かりとなるものを取り上げると診察時間が10～12％短くなることを示した。

　要　約　面接を効果的なものとするためには，先を見越し，話の方向を定めた上で話が自由にできるような質問（open and directive question）を用い，患者の経験と関係する手掛かりとなるものを引き出すことが肝要である（たとえば「化学療法の調子はどうですか」）。そして，示された手掛かりとなるものに気づき，それを明確にして，そのような経験をしたために身体面また心理面にどのような影響が生じたか，さらに話してもらうことが大切である。思いやりを持ち，知識や経験に基づき患者の胸中を推測して質問すると，患者は心のうちを明かそうという気になるだろう。聞き取ったことを要約し，それを告げるということを何回か行うと，患者は，自分のことが間違いなく理解されていると思うようになるだろう。あるい

はもし面接者が誤って理解していたならば，それを正すこともできよう。患者と視線を合わせ，それを維持することも重要である。身体症状に加え，心理面，社会面，そしてスピリチュアルな側面も盛り込んで質問することがとりわけ重要である。

◈効果的な情報提供技術は何か

これまで効果的な面接について，患者を評価するという観点から考察を進めてきた。今度は，情報，とりわけ悪い知らせを提供するという観点から考察を加えよう。悪い知らせを伝える面接が患者の適応に重要な働きをすることが示されている（Butow et al. 1996）が，面接のどのような要素が患者の適応に影響を及ぼすのか，それを明らかにした研究は少ない。

メーガーとアンドリコフスキー（Mager and Andrykowski 2002）は，長期的な憂苦の程度は，医師の「気遣う技術（caring skill）」，つまり思いやりや，責任ある対応と関連し，医学的能力とは関連しないことを見い出している。またファローフィールドら（Fallowfield et al. 1990）は，患者の適応は，ほしい情報を的確に受け取っているか否かと関連することを見い出している。そして情報が過度に多いあるいは過度に少ない場合，患者の動揺が募る可能性が示されている（Fallowfield et al. 1990）。つまり，患者の希望に合わせて情報を提供すること，また提供の緩急(ペース)は患者に任すことが大切なのである（Maguire 1998）。複雑な情報を患者に理解してもらうためには，話を録音することが有益だということも示されている（Hogbin et al. 1992）。しかし受け取る知らせが悪い予後に関する場合，そうしたやり方は患者の心をさらに苦しめることがある（McHugh et al. 1995）。患者の文化的背景が異なると，診断について知りたいという思いも異なってくるかもしれないが，それについては確かなことは分かっていない（Fielding and Hunt 1996; Seo et al. 2000）。見い出されているのは，家族の影響力は文化によって大きく異なるということである（Mosoiu et al. 2000; Di Mola and Crisci 2001）。

包括的に諸文献を概観するとともに，医師および癌患者の助言に基づき，1995年に「悪い知らせを伝える」ことに関する指針(ガイドライン)が作成された（Girghis and Sanson-Fisher 1995）。同指針で取り上げられているのは次のことである。すなわち，どのような場で伝えるかといった伝える上での問題，プライバシー確保と適切な時間，面接の進め方，患者の現在の理解度の評価，誠実また平易な情報の提供，病状の推移と予後に関しての現実的な姿勢，婉曲な言い回しの回避，患者に対する感情表出の勧め，そして思いやりのある面接である。ミラーとマグワイア（Miller and Maguire 2000, 私信）も系統的文献レビューから同様の結論を引き出している。ただし，診断をまったく知らない患者に悪い知らせを伝えるには，はじめ婉曲な言い回しを用い，段階を踏んで進めていくやり方が有益だする研究結果もある。

　パーリーら（Parle et al. 1996）は長期的な研究を行い，次のような見解を述べている。すなわち，診察で悪い知らせを伝える際に重要なことは，悪い知らせを聞いたことで生じた憂苦をありのまま認め，患者に胸中について，またその憂苦の原因となっている気掛かりについて話をするよう積極的に誘うことである。ついで各気掛かりに優先順位を付けてもらい，優先度の高いものから順次気掛かりを取り上げていき，そのあとではじめて，その時点で患者が知りたく思っている事柄について，さらなる情報を提供する――このようなやり方が良いとしている。

　このやり方は無作為化試験によって調べられており，このやり方を用いると，患者は気掛かりを明かすようになるばかりではなく，憂苦が軽減されることも示されている。さらに，医師は，悪い知らせを伝えるやり方についてあまり不安を抱かずに済み，患者を動揺させずに，うまく援助できることも示されている（Green et al. 2007, 私信）。

❖ステップ2の要約

　言うまでもなく，悪い知らせの伝え方如何によって患者の長期的な適応

は大きく影響を受けるが,どのような要素があると効果的な告知となるか,判明していることはほとんどない。人が求める情報はその人の文化的背景によって異なるかもしれないが,言うまでもなくその人が知りたいと思っている内容に合わせて情報を提供することが必要で,消化できるだけの量を伝え,伝える緩急は患者に任せるのが良い。思いやりを持ち,その知らせが患者に衝撃を与える可能性について理解することが必要不可欠である。

ステップ3:技術を習得し,それを職場に移し,維持する

❖効果的な面接技術を習得する

　コミュニケーション技術の訓練に関して数多くの研究が発表されており,驚くべき成果を示しているものもある。しかし期待したことが本当に生じたのか,訓練の効果を客観的に (formally) 調べた研究はほとんどない。効果が科学的に確かめられている訓練が最も望ましいことは言うまでもなかろう。英国では,癌ケアに関してある程度経験を積んだ医療スタッフ向けに,そうした訓練課程が,今や「英国コミュニケーション技術上級訓練課程 (the National Advanced Communication Skills Training Programme)」(Cancer Action Team Advanced Communication Skills Training Programme 2007) を通して,提供されている。しかしそうした訓練課程は緩和ケアに関してはまだ設けられていない。そこで本節では,もし緩和ケア・スタッフ向けにそのような課程が設けられた場合,それを的確に評価できるように,効果的なコミュニケーション技術訓練の重要な要素について考察する。

　医学生を対象として行われた初期の研究で,面接行動の変化,そして診断や問題を見い出す能力という点での成果が測定されている (Rutter and Maguire 1976; Maguire et al. 1977)。こうした実験的な研究は,模範とすべき面接行動のモデルを紹介するとともに,そうしたモデルが臨床の場で適用可能なことを示したという点で価値があった。その後の研究で,面

接に対してフィードバックを行うことの重要性が認識され，面接の様子を録画再生して行っても，録音再生して行っても，同等の有益性があることが示された（Maguire et al. 1978）。一方，米国で別の種類の訓練法が開発され，看護師や医師の訓練に効果があることが示された。それはマイクロ・カウンセリング訓練（Daniels et al. 1988; Crute et al. 1989）というもので，上述してきた研究で説明したものと同じ要素を訓練の中核に置くものであるが，ただし，一つのやり方ないしは課題に焦点を合わせるのではなく，各セッションにおける基本的小技術(マイクロ)に焦点を合わせるという点が異なっている。

　包み隠さない誠実なコミュニケーションをテーマとする多くの研究によって，態度や思い込みが重要な役割を果たしていることが浮かび上がった（Wilkinson 1991; Booth et al. 1996）。こうして，態度に焦点を合わせた訓練が行われるようになったが，比較研究の結果，態度訓練を行っただけではコミュニケーション行動を変えるのに十分とは言えず，もし技術を変えようとするならば，技術にも焦点を合わせた訓練でなければならないことが指摘された（Rickert 1982）。しかし態度の役割は，ラザヴィらの研究（Razavi et al. 1988）に示されるように，またワークショップ訓練課程に関するマグワイアらの研究（Maguire et al. 1996 a, b）に示されるように，見落としてならないものである。この1996年の英国の研究で明らかになったことは，コミュニケーション技術はその多くの部分が訓練によって向上するが，思いやりや，知識・経験を踏まえた推測といった重要な技術は変化しないということである。さらに，技術だけに焦点を合わせた訓練を受けると，確かに患者は心のうちにある重要な問題を今まで以上に明かすようになるが，一方で医療スタッフはコミュニケーションに対して著しく消極的になることも見い出された。

　こうした問題を乗り越えるために訓練に変更が加えられた。技術の実地訓練とともに受講者へのフィードバックにより多くの時間を充てるワークショップに，また態度や思い込み，そしてコミュニケーションに伴って生

じる否定的問題への対処を取り上げるワークショップに変更された (Parle et al. 1997)。同時に，面接をどのように組み立てるか，たとえば，一つの話題にどのくらいの時間をかけ，いつどのようにして次の話題に移るか，面接で身体面と精神面とをどのように盛り込んで扱うか，といったことが取り上げられた。実験的な評価研究から，技術のみならず，面接の組み立て方，そして医療スタッフの態度や感情をも取り上げるような訓練法が最適であることが示された。こんにち，さまざまな側面に焦点を合わせた訓練が，さまざまな場でたいへん効果的であることが示されている (Wilkinson et al. 1998; Razavi et al. 2000; Fallowfield et al. 2002; Heaven et al. 2006)。

　要　約　コミュニケーション技術の訓練が効果的なものとなるためには，いくつかの重要な要素が備わっていなければならないだろう。その要素としては以下のものがある。科学的根拠に基づいた明確なコミュニケーション・モデルが示されていること，同モデルが臨床の場で使用可能なこと，受講者が安心感を持てる環境で技術を実際に使ってみる機会があること，実地訓練において明確で建設的なフィードバックがあること，である。さらに，訓練が効果的なものとなるためには，技術に注意を払うばかりではなく，受講者自身の思い込みを点検し不安に打ち勝つことが必要であり，また，身体面，心理面，社会面，スピリチュアルな側面，そして患者の抱える現実的な問題，これらすべてに目を向けることを教えることも重要である。

◈技術を訓練の場から臨床の場に移す

　コミュニケーション行動を変える最後の段階は，訓練で身に付けたことを確実に職場に移し，それ以降も絶えず技術の向上を目指し続けるというものである。訓練で技術を身に付けても，その習得した技術と，実際の患者を相手に用いる技術との間に乖離があることが認められている (Mumford et al. 1987; Pieters et al. 1994; Heaven et al. 2006)。模擬患者を相

手にできたことがそのまま，実際の患者あるいはその家族を相手にできるとは限らないようである。パーリーら（Parle et al. 1997）は，この違いはバンデューラ（Bandura）の学習理論によって説明できるのではないかと考え，自己効力感，つまりコミュニケーション課題をうまく行えるという自信と，結果期待，つまりある技術や手順を用いることで自身にも患者にも利益がもたらされるだろうという信念の両方を考慮に入れることが重要だとしている。

コミュニケーション技術の訓練に関する文献にて，技術の「沈下（drop-off）」が指摘されている（Maguire et al. 1996 a, b; Wilkinson et al. 1998）。訓練の場ではうまくできたにもかかわらず，臨床の場では実を結ばないのである（Putman et al. 1988; Razavi et al. 1993; Heaven and Maguire 1996）。訓練を実際の場に移すことの困難さについては，この現象を深く調べたほかの応用心理学の研究（Gist et al. 1990）から多くのことが分かっている。文献を広く概観したボードウィンとフォード（Baldwin and Ford 1988）は，難なく移行させるに当たって，以下のような要因が重要であることを指摘している。第一に，そもそも訓練を受ける前に知識の習得のみならず行動の向上を真剣に目指していること，第二に，訓練は効果的なものでなければならないこと，そして最後に，訓練を受けた者が帰っていく場が支持的な環境でなければならないこと，この3つである。職場への技術の移行がうまくいくためには，全般的に支持的な環境であると同時に，微視的には学んだ技術を日々の仕事にうまく組み込める環境でなければならないらしい，ということが研究から明らかになっている（Gist et al. 1990; Bandura 1992）。

こうした要因は筆者らの近年の研究の焦点であり，ワークショップから職場(ワークプレイス)へのコミュニケーション技術の移行に当たって，臨床スーパービジョンが果たす重要な役割について検討されている。緩和ケア看護師42名を含む専門臨床看護師61名を，無作為に，ワークショップ訓練のみを受講する群と，同訓練に加え臨床スーパービジョンを4週間受ける統合訓

練課程を受講する群とに分け，比較試験を行った（Heaven et al. 2006）。その結果，スーパービジョンを受けた看護師は受けなかった看護師よりも，患者やその家族との間でコミュニケーションを促進させる技術を有意に多く用い，手掛かりとなるものにうまく対応し，心理的な事柄の気掛かりをより多く見い出していた。

訓練で身に付けた技術をうまく臨床の場に移すことが重要だとするならば，論理的には，訓練期間が終わっても訓練課程が続いているようであればもっと効果的だと推測できよう。ウィルキンソンら（Wilkinson et al. 1998）は，緩和ケア講習の一部としてコミュニケーション技術訓練課程を受講した看護師を調べ，同課程終了後，実際の患者を相手にしての面接行動が著しく良くなっていることを示し，このような訓練法だと移行の困難は乗り越えられるとした。しかしウィルキンソンら（Wilkinson et al. 2001）は，訓練だけを行うやり方と，訓練とほかの課程を組み合わせるやり方とを比較し，両者とも同程度の技術の習得と移行をもたらすことを見い出し，移行の成否は，そのほかの要因によって左右されるのではないかと考えている。上級医師を対象としても調べられており，上と同じく密度の濃いワークショップ訓練を経験すると，臨床の場での面接が著しく向上しており，習得した技術の職場への移行がうまくいっていると言えた（Fallowfield et al. 2002）。同訓練は，ファシリテーター1名につき参加者4名と，非常に密度の濃いもので，参加者を無作為に，その実技に関して文書で感想（フィードバック）を伝える群と伝えない群とに割り付けた。比較した結果，文書で感想を伝えても，技術の習得や使用は向上しないことが見い出された。

多くの研究から得られた結論は，訓練で技術を身に付けても，職場で使われるとは限らないということである。身に付けた技術が職場で宙に浮くことのないようにし，時を経ても維持されるようにするためには，職場での支援と，職場に技術を組み入れる過程での力添えとが重要である。たとえば臨床でのスーパービジョンが得られるといった職場の組織もそうであ

るが，大規模あるいは密度の濃い訓練を行えば，こうした問題の幾つかは乗り越えられるかもしれない（Heaven et al. 2006）。

　身に付けた技術を難なく移行させるには，自己効力感の向上と，否定的な結果期待の改善とを進めるとともに，精神的また実際的な支援が受け取れるような話し合いの場を設けるよう力添えすることが重要である（Gist et al. 1990; Bandura 1992; Heaven et al. 2006）。そのほかの方法としては，2～3人が一緒に集まって特定の厄介な問題を形式ばらずに検討し合うというピア・スーパービジョンというものがある。あるいは，ひとりで体験を振り返り，それを整理するというやり方（Newell 1992），あるいはデブリーフィングないし危機的体験分析（critical event analysis）を行うというやり方もある。こうしたやり方を通して，各自の仮定や，問題に対する原因づけ，あるいは面接の目的や成果について見直し，自分の能力や成果に自信を持てるようになる。

　もっと形式ばらないやり方としては，習得した技術を，患者からのコメントを通して日々臨床の場で保ち続けるというのもある。そのコメントは肯定的に働くこともあれば否定的に働くこともあろう。同僚とのおしゃべりや，チーム・ミーティングで，ある体験に関する自分の見方や考え方が支持されることによっても技術は保たれるかもしれない。多くの人が，習得した技術を臨床の場で用いようと強い意思をもって課程を終えていくが，それほどは実地で用いられないことが示されている。目標を設定すること，また時を経て課程を振り返り，身に付けた技術を自分がどれほど用いているか，それを振り返ることによって，技術がホコリをかぶったままになることは避けられよう（Baile et al. 1997; Fallowfield et al. 1998）。そのほかの自己評価法としては，患者の同意を十分得た上でだが，患者との面接を録音し，自分の面接を点検するというやり方もある。自己効力感を高めるには正の強化がたいへん重要だということを覚えておくと良い。したがってバランスのとれた評価が決定的に重要である。習得した技術を維持するのに役立つ最後の方法は，技術を学ぶ必要性を繰り返し意識し，自分の

技術を振り返ったり新しい技術を習得したりできる訓練課程に今後も参加する意欲を定期的に意識に上らせることである（Razavi et al. 1993）。北欧での先駆的な取り組みから，初めて訓練を受ける前に，その効果を強める短期のワークショップを経験しておくと，主観的な評価であるが，行動を変えるのにたいへん効果的であることが示されている（Aspegren et al. 1996）。

移行に際して重要なことは，意図と行動は同じではないということ，そして訓練で技量を向上させても，さらなる何らかの行動や，支えや助けがなければ，必ずしも臨床現場での行動の改善につながるわけではないということを認識することであろう。

＊訳注

1）第8章訳注5参照。
2）本文献は原書の文献欄に記載されていない。Langowitz は Langewitz の誤りと推察されるが，論文名は定かでない。
3）damned, damn, go to blaze, bloody hell, shit などを指すと考えられる。

◆文献

Anderson H, Ward C, Eardley A, Gomm S, Connolly M, Coppinger T, Corgie D, Williams J, Makin W (2001). The concerns of patients' under palliative care and a heart failure clinic are not being met. *Palliat Med* 15: 279-86.

Ashcroft JJ, Leinster SJ, Slade PD (1985). Breast cancer: patient choice of treatment: preliminary communication. *J R Soc Med* 78: 43-6.

Aspegren K, Birgegard G, Ekeberg O, Hietanen P, Holm U, Jensen AB, Lindfors O (1996). Improving awareness of the psychosocial needs of the patient: a training course for experienced cancer doctors. *Acta Oncol* 35: 246-8.

Baider L, Porath S (1981). Uncovering fear: group experience of nurses in a cancer ward. *Int J Nurs Stud* 18: 47-52.

Baile W, Lenzi R, Kudelka A, Maguire P, Novack D, Goldstein M, Myers E, Bast R (1997). Improving physician-patient communication in cancer care: outcome of a workshop for oncologists. *J Cancer Educ* 12: 166-73.

Baldwin TT, Ford JK (1988). Transfer of training: a review and directions for future research. *Personnel Psychol* 41: 63-105.

Bandura A (1977). Self-efficacy: toward a unifying theory of behavioral change. *Psychol Rev* 84: 191-215.

Bandura A (1992). Psychological aspects of prognostic judgements. In: Evans RW, Baskin DS, Yatsu FM (ed.). *Prognosis of neurological disorders.* Oxford University Press, pp.13-28.

Barraclough J (1994). *Cancer and emotion.* Oxford: Radcliffe Medical Press.

Bensing JM (2000). Bridging the gap. the separate worlds of evidence-based medicine and patient-centrered medicine. *Patient Educ Couns* 39: 17-25.

Bensing JM, Sluijs EM (1985). Evaluation of an interview training course for general practitioners. *Soc Sci Med* 20: 737-44.

Booth K, Maguire P, Butterworth T, Hillier VF (1996). Perceived professional support and the use of blocking behaviours by hospice nurses. *J Adv Nurs* 24: 522-7.

Bornstein B, Emler C (2001). Rationality in medical decision making: a review of the literature on doctors decision-making biases. *J Eval Clin Pract* 7: 97-107.

Bredin M, Corner J, Krishnasamy M, Plant H, Bailey C, A'Hearn R (1999). Multicentre randomised controlled trial of nursing intervention for breathlessness in patients with lung cancer. *BMJ* 318: 901-4.

Butow PN, Dowsett S, Hagerty R, Tattersall MH (2002). Communicating prognosis to patients with metastatic disease: what do they really want to know? *Support Care Cancer* 10: 161-8.

Butow PN, Kazemi J, Beeney L, Griffiiin A, Dunn S, Tattersall M (1996). When the diagnosis is cancer: patient communication experiences and preferences. *Cancer* 77: 2630-7.

Cancer Action Team Advanced Communication Skills Training Programme (2007). Department of Health of United Kindom 2007.

Chattoo S, Ahmed W, Haworth M, Lennard R (2002). *South Asian and White patients with advanced cancer : patients' and families experiences of the illness and perceived needs for care.* Final report to Cancer Research UK. Centre for Primary Care, University of Leeds (unpublished).

Cheturvedi S, Shenoy A, Prasad K, Senthilnathan S, Premlatha B (1996). Concerns, coping and quality of life in head and neck cancer patients. *Support Care Cancer* 4: 186-90.

Coulter A (1999). Paternalism or partnership? patients have grow-up and there's no going back. *BMJ* 319: 719-20.

Cox K (2002). Informed consent and decision-making: patients' experiences of the process of recruitment to phase I and II anti-cancer drug trials. *Patient Educ*

Couns 46: 31-8.

Crow R, Chase J, Lamond D (1995). The cognitive component of nursing assessment: an analysis. *J Adv Nurs* 22: 206-12.

Crute VC, Hargie ODW, Ellis RAF (1989). An evaluation of a communication skills course for health visitor students. *J Adv Nurs* 14: 546-52.

Daniels TG, Denny A, Andrews D (1988). Using microcounselling to teach RN students skills of therapeutic communication. *J Nurs Educ* 27: 246-52.

Davenport S, Goldberg D, Miller T (1987). How psychiatric disorders are missed during medical consultations. *Lancet* ii (8556): 439-41.

De Valch C, Bensing J, Bruynooghe R (2001).Medical student's attitudes towards breaking bad news: an emperical test of the World Health Organization model. *Psycho-oncolgy* 10: 398-409.

Del Piccolo L, Saltini A, Zimmerman C, Dunn G (2000). Differences in verbal behaviours of patients with and without emotional distress during primary care consultations. *Psychol Med* 30: 629-43.

Del Piccolo L, Goss C, Bergvik S (2006). The fourth meeting of the Verona Network on Sequence Analysis 'Consensus finding on the appropriateness of provider responses to patient cues and concerns'. *Patient Educ Couns* 61: 473-5.

Delvaux N, Razavi D, Farvacques C (1988). Cancer care: a stress for health professionals. *Soc Sci Med* 27: 159-66.

Derogatis LR, Morrow GR, Fetting J, Penman D, Piasetsky S, Schmale AM, Henrichs M, Carnicke CLM (1983). The prevalence of psychiatric disorders among cancer patients. *JAMA* 249: 751-7.

Di Mola G, Crisci M (2001). Attitudes towards death and dying in a representative sample of the Italian population. *Palliat Med* 15: 372-8.

Dowding D (2001). Examining the effects that manipulating information given in the change of shift report has on nurses' care planning ability. *J Adv Nurs* 33: 836-46.

Dowsett SM, Saul JL, Butow PN, Dunn SM, Boyer MJ, Findlow R, Dunsmore J (2000). Communication style in the cancer consultation: preferences for a patient-centred approach. *Psycho-oncology* 9: 147-56.

Duldt BW (1982). Helping nurses to cope with the anger-dismay syndrome. *Nurs Outlook* 30: 168-74.

Eide E, Quera V, Graugaard P, Finset A (2001). Physician-patient dialogue surrounding patients' expression of concerns: applying sequence analysis to RIAS. *Soc Sci Med* 59: 145-55.

Fallowfield LJ, Hall A, Maguire P, Baum M (1990). Psychological outcomes of different treatment policies in women with early breast cancer outside a clinical trial. *BMJ* 301: 575-80.

Fallowfield L, Jenkins V, Saul J, Dufly A, Eves R (2002). Efficacy of a Cancer Research UK communication skills training model for oncologists: a randomised controlled trial. *Lancet* 359 (9307): 650-6.

Fallowfield L, Lipkin M, Hall A (1998). Teaching senior oncologists communication skill: results from phase I of a comprehensive longitudinal program in the United Kingdom. *J Clin Oncol* 16: 1961-8.

Fallowfield L, Ratcliffe D, Jenkins V, Saul J (2001). Psychiatric morbidity and its recognition by doctors in patients with cancer. *Br J Cancer* 84: 1011-5.

Farrell C, Heaven C, Beaver K, Maguire P (2005). Identifying the concerns of women undergoing chemotherapy. *Patient Educ Couns* 56: 72-7.

Fazil Q, Kai J (2004). *Quality and equity of care: learning from study of the CAPACITY advocacy service for people with cancer.* Nottingham: University of Nottingham.

Field D, Kitson C (1986). Formal teaching about death and dying in UK nursing schools. *Nurs Educ Today* 6: 270-6.

Fielding R, Hunt J (1996). Preferences for information and involvement in decisions during cancer care among a Hong Kong Chinese population. *Psycho-oncology* 5: 321-9.

Fielding RG, Llewelyn SP (1987). Communication training in nursing may damage your health and enthusiasm: some warnings. *J Adv Nurs* 12: 281-90.

Firth S (2001). *Wider horizons : care of the dying in a multicultural society.* London: The National Council for Hospice and Specialist Palliative Care Services.

Ford S, Fallowfield L, Lewis S (1996). Doctor-patient interactions in oncology. *Soc Sci Med* 42: 1511-9.

Fulton C (1998). The prevalence and detection of psychiatric morbidity in patients with metastatic breast cancer. *Eur J Cancer* Care 7: 232-9.

Girghis A, Sanson-Fisher R (1995). Breaking bad news consensus guidelines for medcal practitioners. *J Clin Oncol* 13: 2449-56.

Gist ME, Bavettw AG, Stevens CK (1990). Transfer training method: its influence on skill generalization, skill repetition, and skill performance level. *Personnel Psychol* 43: 501-23.

Glajchen M, Blum D, Calder K (1995). Cancer pain management and the role of social work: barriers and interventions. *Health Social Work* 20: 200-6.

Goldberg DP, Steele JJ, Smith C, Spivey L (1980). Training family doctors to recognise psychiatric illness with increased accuracy. *Lancet* ii (8193): 521-3.

Hardman A, Maguire P, Crowther D (1989). The recognition of psychiatric morbidity on a medical oncology ward. *J Psychosom Res* 33: 235-9.

Healthcare Commission (2007). *Spotlight on complains*. London: Commission for Healthcare Audit and Inspection.

Heaven C, Clegg J, Maguire P (2006). Transfer of communication skills training from workshop to workplace: the impact of clinical supervision. *Patient Educ Couns* 60: 313-25.

Heaven CM, Maguire P (1996). Training hospice nurse to elicit patient concerns. *J Adv Nurs* 23: 280-6.

Heaven CM, Maguire P (1997). Disclosure of concerns by hospice patients and their identification by nurses. *Palliat Med* 11: 283-90.

Heaven CM, Maguire P (1998). The relationship between patients' concerns and psychological distress in hospice setting. *Psycho-oncology* 7: 502-7.

*Heritage J, Robinson J, Elliott M, Beckett M, Wilkens M (2006). Reducing patients' unmet concerns in primary care. *European Association for Communication in Healthcare. Conference Proceedings July 2006.*

Hinds C, Streter A, Mood D (1995). Functions and preferred methods of receiving information related to radiotherapy. perceptions of patients with cancer. *Cancer Nurs* 18: 374-84.

Hitch PJ, Murgatroyd JD (1983). Professional communications in cancer care: a Delphi survey of hospital nurses. *J Adv Nurs* 8: 413-22.

Hobgin B, Jenkins VA, Parkin AJ (1992). Remembering 'bad news' cosultations: an evaluation of tape-recorded consultations. *Psycho-oncology* 1: 147-54.

Huckaby L, Neal M (1979). The nursing care plan problem. *J Nurs Admin* 9: 36-42.

Ibbotson T, Maguire P, Selby P, Priestman T, Wallace L (1994). Screening for anxiety and depressn in cancer patients: the effects of disease and treatment. *Eur J Cancer* 30A: 37-40.

Kai J (ed.) (2005). *PROCEED. professionals responding to ethnic diversity and cancer. a resource book*. University of Notingham and Cancer Research UK.

Kai-Hoi Sze F, Wong E, Lo R, Woo J (2000). Do pain and disability differ in depressed cancer patients. *Palliat Med* 14: 11-7.

Kissane D, Bloch S, Burns WI, McKenzie DP, Posterino M (1994). Psychological morbidity in the families of patients with cancer. *Psycho-oncology* 3: 47-56.

Laine C, Davidoff F (1996). Patient-centred medicine: a professional evolution. *JAMA* 275: 152-6.

Levinson W, Gorawara-Bhat R, Lamb J (2000). A study of patient clues and

physician responses in primary care and surgical settings. *JAMA* 284: 1021-7.
Levinson W, Kao A, Kuby A, Thisted RA (2005). Not all patients want to participate in decision making: a national study of public preferences. *J Gen Int Med* 20: 531-5.
Lipkin M Jr, Putnam SM, Lazare A (1995). *The medical interview. clinical care, education and reaearch.* New York: Springer-Verlag.
Lo R, Woo J, Zhoc K, Li C, Yeo W, Johnson P, Mak Y, Lee J (2001). Cross-cultural validation of the McGill Quality of Life questionnaire in Hong Kong Chinese. *Palliat Med* 15: 387-97.
Madge M, Khair K (2000). Multidisciplinary teams in the United Kingdom: problems and solutions. *J Paediatr Nurs* 15: 131-4.
Mager W, Andrykowski M (2002). Communication in the cancer 'bad news' consultation: patient perceptions and psychological adjustment. *Psycho-oncology* 11: 11-46.
Maguire GP, Clarke D, Jolley B (1977). An experimental comparison of three courses in history-taking skills for medical students. *Med Educ* 11: 175-82.
Maguire GP, Rutter DR (1976). History-taking for medical students. I—deficiencies in performance. *Lancet* ii (7985): 556-8.
Maguire P (1985). Improving the detection of psychiatric problems in cancer patients. *Soc Sci Med* 20: 819-23.
Maguire P (1998). Breaking bad news. *Eur J Surg Oncol* 24: 188-91.
Maguire P (1999). Improving communication with cancer patients. *Eur J Cancer* 35: 1415-22.
Maguire P, Booth K, Elliot C, Jones B (1996b). Helping health professionals involved in cancer care acquire key interviewing skills: the impact of workshops. *Eur J Cancer* 32A: 1486-9.
Maguire P, Faulkner A (1988). Improving the counselling skills of doctors and nurses in cancer care. *BMJ* 297: 847-9.
Maguire P, Faulkner A, Booth K, Elliot C, Hillier V (1996a). Helping cancer patients disclose their concerns. *Eur J Cancer* 32A: 78-81.
Maguire P, Roe P, Goldberg D, Jones S, Hyde C, O'Dowd T (1978). The value feedback in teaching interviewing skills to medical students. *Psychol Med* 8: 695-704.
Maguire P, Tait A, Brooke M, Thomas C, Sellwood R (1980). Effect of counselling on the psychiatric morbidity associated with mastectomy. *BMJ* 281: 1454-6.
Marks JN, Goldberg DP, Hillier VF (1979). Determinants of the ability of general practitioners to detect psychiatric illness. *Psychol Med* 9: 337-53.

McElroy AM (1982). Burnout: a review of the literature with application to cancer nursing. *Cancer Nurs* 5: 211-7.

McHugh P, Lewis S, Ford S, Newlands E, Rustin G, Coombes C, Snith D, O'Reilly S, Fallowfield L (1995). The efficacy of audiotapes in promoting psychological well-being in cancer patients: a randomised controlled trial. *Br J Cancer* 71: 388-92.

Mead N, Bower P (2000). Patient-centredness: a conceptual framework and review of the empirical literature. *Soc Sci Med* 51: 1087-110.

Morita T, Tsunoda J, Inoue S, Chihara S, Oka K (2001). Communication capacity scale and agitation distress scale to measure the severity of delirium in terminally ill cancer patients: a validation study. *Palliat Med* 15: 197-206.

Morris J, Royle GT (1987). Choice of surgery for early breast cancer: pre and post operative levels of clinical anxiety and depression in patients and their husbands. *Br J Surg* 74: 1017-9.

Mosoiu D, Andrews C, Perolls G (2000). Palliative care in Romania. *Palliat Med* 14: 65-7.

Mumford E, Schlesinger H, Cuerdon T, Scully J (1987). Rating of video simulated patient interview and four other methods of evaluating a psychiatric clerkship. *Am J Psychiatry* 144: 316-22.

Newell R (1992). Anxiety, accuracy and reflection: the limits of professional development. *J Adv Nurs* 17: 1326-33.

**National Institute for Clinical Excellence Guidelines (2004). *National Institute for Clinical Excellence. Clinical Guidelines.* London. available at http://www.nice.org.uk/pdf/

Parker R, Hopwood P (2000). *Literature review—quality of life (QOL) in black and ethnic minority groups (BEMGs) with cancer.* Report to the CRC.

Parle M, Jones B, Maguire P (1996). Maladaptive coping and affective disorders in cancer patients. *Psychol Med* 26: 735-44.

Parle M, Maguire P, Heaven CM (1997). The development of a training model to improve health profesionals' skills, self-efficacy and outcome expectancies when communicating with cancer patients. *Soc Sci Med* 44: 231-41.

Payne N (2001). Occupational stressors and coping as determinants of burnout in female hospice nurses. *J Adv Nurs* 33: 396-405.

Peterson M (1988). The norms and values held by three groups of nurses concerning psychosocial nursing practice. *Int J Nurs Stud* 25: 85-103.

Pieters HM, Touw-Otten FWWM, de Melker RA (1994). Simulated patients in assessing consultations skills of trainees in general practice vocational training: a validity study. *Med Educ* 28: 226-33.

Pistrang N, Barker C (1992). Disclosure of concerns in breast cancer. *Psycho-oncology* 1: 183-92.

Pitceathly P, Maguire P (2000). Preventing affective disorders in partners of cancer patients: an intervention study. In: Baider L, Cooper CL, De-Nour AK (ed.). *Cancer and the family.* Chichester: John Wiley and Sons, pp.137-54

Putnam SM, Stiles WB, Jacob MC, James SA (1988). Teaching the medical interview: an intervention study. *J Gen Intern Med* 3: 38-47.

Ramirez AJ, Graham J, Richards MA, Cull A, Gregory WM (1996). Mental health of hospital consultants: the effects of stress and satisfaction at work. *Lancet* 347 (9003): 724-8.

Razavi D, Delvaux N, Farvacques C, Robaye E (1988). Immediate effectiveness of brief psychological training for health professionals dealing with terminally ill cancer patients: a controlled study. *Soc Sci Med* 27: 369-75.

Razavi D, Delvaux N, Marchal S, Bredart A, Farvacques C, Paesmans M (1993). The effects of a 24-h psychological training program on attitudes, communication skills and occupational stress in oncology: a randomised study. *Eur J Cancer* 29A: 1858-63.

Razavi D, Delvaux N, Marchal S, De Cock M, Farvacques C, Slachmuylder J-L (2000). Testing health care professionals' communication skills: the usefulness of highly emotional standardized role-playing sessions with simulators. *Psycho-oncology* 9: 293-302.

Richards M, Ramirez A, Degner L, Maher E, Neuberger J (1995). Offering choice of treatment to patients with cancers. A review based on a synposium held at the 10th annual conference of the British Psychosocial Oncology Group, December 1993. *Eur J Cancer* 31A: 112-6.

Rickert ML (1982). Terminal illness, dying and death: training for caregivers. *Dissertation Abstr Int* 42: 3443A.

Rosser J, Maguire P (1982). Dilemmas in general practice: the care of the cancer patient. *Soc Sci Med* 16: 315-22.

Rothenbacher D, Lutz M, Porzsolt F (1997). Treatment decisions in palliative cancer care: patients' preferences for involvement and doctors' knowledge about it. *Eur J Cancer* 33: 1184-9.

Royal College of Physicians, London (1997). *Improving communication between doctors and patients.* A report of a working party. March 1997.

Rutter DR, Maguire GP (1976). History-taking for medical students. II—evaluation of a training programme. *Lancet* ii (7985): 558-60.

Schofield T, Elwyn G, Edwards A, Visser A (2003). Shared decision making. *Patient Educ Couns* 50: 229-30.

Sellick KJ (1991). Nurses' interpersonal behaviours and the development of helping skills. *Int Nurs Stud* 28: 3-11.

Seo M, Tamura K, Shijo H, Morioka E, Ikegame C, Hirasako K (2000). Telling the diagnosis to cancer patients in Japan: attitude and perception of patients, physicians and nurses. *Palliat Med* 14: 105-10.

Sharpe M, Strong V, Allen K, Rush R, Postma K, Tulloh A, Maguire P, House A, Ramirez A, Cull A (2004). Major depression in outpatients attending a regional cancer centre: screening and unmet needs. *Br J Cancer* 90: 314-20.

Taylor C, Graham J, Potts HW, Richards MA, Ramirez AJ (2005). Changes in mental health of hospital consultants since the mid-1990s. *Lancet* 366 (9487): 742-4.

Vincent C, Young M, Phillips A (1994). Why do people sue doctors? a study of patients and relatives taking legal action. *Lancet* 343 (8913): 1609-13.

Wilkinson S (1991). Factors which influence how nurses communicate with cancer patients. *J Adv Nurs* 16: 677-88.

Wilkinson S, Leliopoulou C, Gambles M, Joberts A (2001). *The long and short of it: a comparison of outcomes of two approaches to teaching communication skills.* Paper presented at the 17th annual scientific meeting of the British Psychosocial Oncology Society, London 2001.

Wilkinson S, Roberts A, Aldridge J (1998). Nurse-patient communication in palliative care: an evaluation of a communication skills programme. *Palliat Med* 12: 13-22.

Wiseman T (2002). *An ethnographic study of the use of empathy on an oncology ward.* Unpublished PhD thesis, Royal College of Nursing.

Worden JW, Weisman AD (1977). The fallacy of post-mastectomy depression. *Am J Med Sci* 273: 169-75.

Zimmerman C, Del Piccolo L, Mazzi MA (2003). Patient cues and medical interviewing in general practice: examples of the application of sequential analysis. *Epidemiol Psichiatria Soc* 12: 115-23.

〔訳者注〕

＊ *Journal of General Internal Medicine* 22: 1429-33. 2007 に所収。

＊＊次と考えられる。National Institute for Clinical Excellence (2004). *Guidance on cancer services: improving supportive and palliative care for adults with cancer. the manual*. London: National Institute for Clinical Excellence.

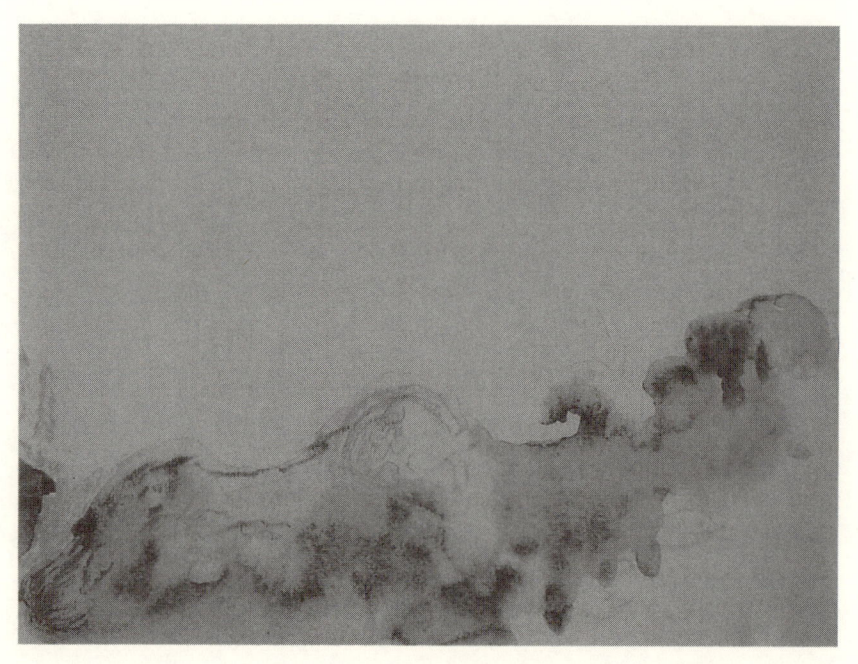

(カラーは星和書店の本書 Web ページでご覧いただけます)

第3章

転移を来した進行癌が人間関係や社会との関係に及ぼす影響

緒言：フランシス・シェルドンの論稿に入る前に

パム・フース

はじめに

　たいへん光栄なことに，私は，2005年に癌で亡くなったフランシス・シェルドン（Frances Sheldon）が執筆した論稿の補足を書くよう依頼された。フランシスは，私の同僚また友人であると同時に，高い評価を得ているソーシャルワーク研究者であり，癌を病むということが患者とその家族にどのような心理社会的影響を与えるか，それを理解する上で，大きな貢献を果たした。

　緩和ケアは飛躍的な発展を遂げている。新たな治療法が開発され，患者の医学的ケアまた看護ケアは日々進歩している。痛みや症状のコントロールは進展し，適切な終末期ケアを死の迫ったあらゆる人に提供することが目標となっている。終末期の医療サービスを計画し，それを提供するのに，サービス利用者自身が参加することによって，同サービスに何が求められているかが明らかになっている。英国政府が始めた，患者の看病や介護を行っている人を支援しようとする動きは，病人の世話を長期間続けることで彼らが健康面で問題を抱えていることを認めたものであった。

　新しい法律，とりわけ主たる条項が2007年に法制化された「2005年成年後見法（Mental Capacity Act 2005）」も，重病の床にある衰弱した人

のケアに影響を及ぼすだろう。こうしたさまざまな変化が，進行癌を抱えた人の社会生活にどのような影響を及ぼしたか，それについて，ここで少しく記述したいと思う。

ソーシャルワーカーは，私たちすべての人間の生活に社会的要素や社会的過程や社会的変化がどのような影響を及ぼしているかを十分理解した上で，心理社会的緩和ケアを提供するという秀でた経験を積み重ねてきている。ベレスフォードら（Beresford et al. 2006）は緩和ケア・サービスを利用している人たちに面接を行い，専門の緩和ケア・ソーシャルワーカーがどれほど貢献しているかを明らかにした。

人間関係や社会との関係（social）に関する問題は，患者とその家族に多大な憂苦をもたらす可能性があり，このことは，進行癌の患者が直面するストレスを探った最近の研究によって明らかにされている。彼らが経験する経済的問題（Mcllfatrick 2007）や社会的孤立は，家族の小規模化，家族関係の希薄化，社会の流動化，また英国社会で重視されることの多い経済力の格差によって増大している。

社会的孤立は，長期にわたり癌に苦しんでいる患者にとって深刻な問題となっている。転移を来した癌患者を取り上げた最近の数多くの研究が，この問題に光を当てている。たとえば，患者とその配偶者は，性行動，娯楽，そして会話や触れ合いのスタイルや内容といった点で縮減を余儀なくされている（Filek and Jennifer 2004）。進行前立腺癌の男性を夫に持つ女性は，その夫から認知的次元で距離をとり，自分だけで楽しむようになっており，癌が夫婦の触れ合いに影を落としていることが見い出されている（Navon and Morag 2003）。また癌患者は孤独感を経験し，自分は早く死んだほうが良いと思っていることが示されている（Craib 1999）。マルケイ（Mulkay 1993）は「社会的死（social death）」という用語を作り出したが，それは，深刻な病に罹った人が家族や友人との間で断絶を経験することで生じる煩悶に伴って起こるものだろう。

最近，癌患者の辛苦に，その身近にいる家族が適応していくのを助ける

家族療法モデルがいくつも考案されている。その一つが「家族焦点型悲嘆療法（Family-focused grief therapy）」で，キセインとブロック（Kissane and Bloch 2002）が開発したものである。

　フランシス・シェルドンは本章でデイケア・サービスの価値について考察を加えるとともに，退院に伴う問題について論じている。進行性の疾患を病む者が退院するとしたら，どのような形態の退院が良いのか，またどのような退院生活が良いのか。一つの回答としては，一連のサービスを提供し，わずかな援助資源をできるだけ活用し，病状が比較的安定しているときに短期間，家で生活するというものである。生き届いた社会的支援を今以上に提供しようと考えるならば，緩和ケア患者に対するデイケアの独創的な利用についてさらなる研究と開発が必要である。最近イサベル・ホスピスのデイ・ホスピスで患者満足度調査（2007）が行われ，デイケアに来た理由が調べられたが，精神的な支えは看護ケアなどよりも高く評価されていたのであった。

　患者自助グループの利用は有望な一つの方法である。著者はこれまで，患者同士また遺族同士が行うサービスの開発に携わってきた。こうした明確な目標を持ったグループに参加することで，患者は次のように感じていた。つまり，自分たちは，自分の死後，ほかの人たちに恩恵をもたらすサービスを作りあげるのに重要な役割を果たしている，というようにである。こんにち，患者に対する種々の集団療法の価値と利用について，多くのことが知られている（Firth 2000）。転移を来した女性乳癌患者を対象としたグッドウィンら（Goodwin et al. 2001）とクラッセンら（Classen et al. 2001）の研究から，癌患者の憂苦はそうした療法によって軽減されることが明らかになっている。

　ハーディング（Harding 2005）は，看病や介護を行っている人をどのように支援するか検討を加え，ここでもそうした人たちに対する心理教育的な集団療法が有意義な情報と社会的支援とを提供することを明らかにしている。患者の看病や介護を長期にわたって続けることによって種々の問

題が生じることが明らかになり，専門スタッフが印刷物や口頭で情報を提供することの重要性が指摘されている。このたいへん良い例が「リバプール・ケア・パスウェイ（Liverpool Care Pathway）」を母体とするチームの手による小冊子(リーフレット)で，それは死にゆく過程を説明するものである。

　進行癌患者を親に持つ子どもは，親の平坦ならざる癌治療に伴って大きな影響を受ける。多くの子どもは，病身の親とともにその子ども時代を過ごす。彼らは，子どもながらにして看病や介護の担い手となることが多く，そうした子どもたちに対して社会福祉サービスが提供されている。提供される情報や支援サービスは進展し，遺児にサービスを提供しているウィンストンズ・ウィッシュ（Winston's Wish）といった組織は，死別に直面した子どもたちにまで，その活動を広げている。彼らは，マクミラン癌救済財団（Macmillan Cancer Relief）と協力し，『秘密のC（*The secret C*）』（Stokes 2000）という子ども向けの優れた本を作成した。クリスト（Christ 2000）はその研究で，子どもは，親を亡くしたあとよりも，親がまだ存命中で重病の床にあるときのほうが，辛苦に満ちた思いをしていることを示すとともに，私たちが取り組んでいる多くの家族が話題にする，深刻な恐怖とローラーコースター状態[1]について説明を加えている。

まとめ

　重篤な病を患うという経験は，患者とその家族に深刻な心理社会的影響をもたらす。彼らに種々のサービスが提供されるようになってはいるが，非営利団体が運営するホスピスに大きく頼って専門の緩和ケアが提供されている人たちと，十分に提供されていない人たちとが入り混じった状態にある。援助資源が限られているとき，専門の緩和ケアは縮小され，心理-社会的ケアに的を絞ったものが提供されることがある。それでも，利用者の声に耳を傾けると，心理-社会的ケアは重要である。英国臨床英知機構（National Institute for Clinical Excellence 2004）の指針(ガイドライン)にあるように，

英国政府は社会的ケアの必要性を力説している。同指針の一つの弱点は，包括的なケア（total care）の諸要素がばらばらにされているということである。現実には，専門スタッフは，患者の問題に対して，各要素のケアが発揮されると同時に各要素が交差したケアを行うことが求められる。

「2005年成年後見法」は，英国社会の最も脆弱な人々，すなわち能力の乏しい人々が不利益を被ることのないようにとして作られた法律である。同法は，そうした人々に対する経済的対応とともに，ケアや治療に影響を及ぼすであろう。ケアや治療に関して決定を下す場合，専門の相異なるスタッフから成るチームは，その患者の精神能力（mental capacity）を調べることが必要になるかもしれない。同法が，進行癌を病む患者へのサービスにどのような影響を及ぼしていくか，見守りたいと思う。

＊訳注

1）我が国ではジェットコースター作用あるいは状態と呼ばれることが多い。明確な定義はなく，①「順調にいくとかえって悪いことが起こる」「期待が大きいとかえって失望も大きい」，②「浮き沈みを繰り返す」「急変を繰り返す」，③（②のため）「緊張が続く」「一喜一憂が続く」，といった意で使われているようである。

◆文献

Bresford P, Adshead L, Croft S (2006). *Palliative care, social work and service user. making life possible.* London: Jessica Kingsley.

Christ G (2000). *Healing children's grief, surviving a parent's death from cancer.* Oxford: Oxford University Press.

Classen C, Butler L, Koopman C, Miller E, DiMiceli S, Giese-Davis J, Fobair P, Carlson R, Kraemer H, Spiegel D (2001). Supportive-expressive group therapy and distress in patients with metastatic breast cancer: a randomised clinical intervention trial. *Arch Gen Psychiatry* 58: 494-501.

Craib I (1999). Reflections on mourning in a modern world. *Int J Palliat Nurs* 5: 87-9.

Filek V, Jennifer M (2004). Communication patterns and marital satisfaction of couples when wives are undergoing initial cycles of chemotherapy for metastatic breast cancer. *Dissertation Abstr Int B Sci Eng* 65 (5-B): 2623.

Firth PH (2000). Picking up the pieces: groupwork in palliative care. In: Manor O (ed.). *Ripples*. London: Whiting & Birch, pp.16-31.

Goodwin P, Leszcz M, Ennis M Koopman J, Uircent L, Guither H Drysdete E, Hundleby M, Chochuor H, Navaro M, Speca M, Hunter J (2001). The effect of group psychosocial support on survival in metastatic breast cancer. *N Engl J Med* 345 (24): 1719-26.

Harding R (2005). Carers: current research and development. In: Firth PH, Luff G, Oliviere D (ed.). *Loss change and bereavement in palliative care*. Buckingham: Open University Press. McGraw-Hill Education, pp.150-66

Kissane DW, Bloch B (2002). *Family focused grief therapy: a model of family-centered care during palliative care and bereavement*. Buckingham: Open University Press. 〔青木聡・新井信子訳『家族指向グリーフセラピー――がん患者の家族をサポートする緩和ケア』コスモス・ライブラリー〕

Mcllfatrick S (2007). Assessing palliative care needs: views of patients, informal carers and healthcare profesionals. *J Adv Nurs* 57: 77-86.

Mulkay M (1993). Social death in Britain. In: Clark D (ed.). *The sociology of death*. Oxford: Blackwell, pp.31-50.

National Institute for Clinical Excellence (2004). *Guidance on cancer services: improving supportive and palliative care for adults with cancer. the manual*. London: National Institute for Clinical Excellence.

Navon L, Morg A (2003). Advanced prostate cancer patients' ways of coping with the hormonal therapy's effect on body, sexuality, and spousal ties. *Qual Health Res* 13: 1378-92.

Stokes J (2000). *The secret C*. Gloucester: Winston's Wish.

第3章～続き～

転移を来した進行癌が人間関係や社会との関係に及ぼす影響

フランシス・シェルドン

はじめに

　癌が進行して転移を来し，もはやこれ以上の治癒的治療は存在しないということを知らされたときから，我が身をこれまでと異なったものとして見，また周りの人からもこれまでとは異なったものとして見られる。どのように異なるかは，その知らせにどのような意味を与えるか，そしてどのような対処をとるかによって決まる。ある人は，依然として癌に打ち勝つという決意を持ち続け，その知らせをそうした決意に対する挑戦として捉えるだろう。またある人は，死の宣告として受け止め，これから悲しみを抱え引きこもって過ごすしか為すことはないと思うだろう。死が間近に迫った人の周りにいる人も，その当人の態度を肯定的に受け止めるかもしれないし，あるいは状況をまったく別なように捉えるかもしれない。したがって，死の差し迫った人そしてその周りにいる人が，思いもよらないアイデンティティの変化に直面して，どのようなことを経験していくか，それを理解することが，進行癌を患ったことで人間関係や社会との関係に悪影響の生じている人を相手に仕事を進める上で必要不可欠である。もちろん，死の差し迫った人すべてが，あるいはその家族すべてが，病状をはっきりと告げられているわけではない。しかし遅かれ早かれ，身体面そしておそ

らくは精神面で衰弱が進み，必然的に人間関係や生活面での変容も出現する。こうした変容を，進行癌の早期の段階で深く自覚する人もいれば，あるいは数年に及ぶ再発，治療，寛解のあとで自覚する人もいる。

　緩和ケアの場で，身体的な苦痛，精神的な苦痛，そしてスピリチュアルな苦痛のほかに，社会的な苦痛があるということは古くから認められてきた。しかしこの人間関係あるいは社会との関係をめぐって経験される苦しみや痛みは「あらゆる苦痛（total pain）」のなかでは，おそらくは最も知られていないものであろう（Field 2000）。本稿は，そうした現状を改め，社会的な苦痛の構成要素のいくつかについてより詳しく探ることを目的としている（Plate 2, pp.98-99[1]）。まず，異なる環境また異なる文化圏における様相に光を当て，死を目前にした人が経験する，アイデンティティと依存・自立に係わる種々の問題のいくつかについて考察を加えよう。ついで，特に進行癌が，死を目前にした人の家族関係と社会的状況に及ぼす影響について考察し，最後に，彼らの周りにいる人を支え，そうした影響を改善するためには，専門スタッフの働きかけとサービスはどうあるべきか検討することにしよう。

死や死別とそれを取り巻く社会

　私たちのアイデンティティは一生を通し，社会的文脈のなかで発達する。一方，ロートン（Lawton 2000）が死にゆくことの身体的現実(リアリティ)の研究で示したように，死の訪れは私たちの内的存在感（inner sense of being）と断ち離しがたく結びついている。死や死別が，社会においてどのように取り扱われるかは変化している。ウォルター（Walter 1994）は，死の訪れに際してとられる流儀を3タイプに分けた。すなわち，①伝統的な流儀で，ある人の死が，その人の家族や友人も一員となっている共同体(コミュニティ)のなかで起こり，通常宗教が死に係わる意味と儀礼とを提供する枠組みを提供するというもの，②現代的な流儀で，医療の権威が至上で，病院が優位な位置を

占め，家族も，また死の差し迫った患者をケアする医療スタッフも，感情や情報を公にせず，また統制するというもの，③新現代的（neo-modern）な流儀で，死の差し迫った人がかつてと異なり積極的に自己決定を行うというもの，の3つである。この新現代的な流儀では，伝統的な社会においてと同様に，起こっていることは秘密にされない。死が間近に迫った人は，自らの胸中や経験を新聞や雑誌のコラムに書いたり，どこで死ぬか自分で決めようとしたり，葬儀の計画をたてたりすることがある。

ウォルター（Walter 1994）が指摘するように，英国のような国では，これら3つの流儀がすべて脈打っているだろう。伝統的な流儀は地方や移民の社会で見られるかもしれない。新現代的な流儀は，おそらく，医学をはじめさまざまな権威が非常に重視されていた20世紀半ばに育った高齢者よりも，若年層にて見られることが多いだろう（John Diamondや Ruth Picardie[2]は有名な例である）。家族もまた，各家族が持つ歴史と，暮らしている社会，そして各家族メンバーの意見を調和させるなかで，自分たち家族の文化を発展させる。そのため伝統的な社会で暮らしていても，新現代的な流儀で物事を進めることを望む家族もときにはいるだろう。

各社会の流儀そして各家庭の文化に加え，死が間近に迫った各人とその家族双方の，これまでの文化的背景，現在の文化に対する姿勢は，進行癌の社会的影響を形作る上で重要な役割を果たす。緩和ケアの文化的側面に関して，多くの論者が認めるように，「文化は変化するものであり，均一ではない」（Firth 2001）。そこで，仮にある人が40年前に，つまり若者のときにアイルランド西部から移住してきたということを知れば，確かにそこから有益な背景情報が得られるかもしれないが，しかしそうした幼少期のアイルランドでの文化的体験が現在の彼にどれほど作用を及ぼしているかは，現在の彼の姿勢や考え方を注意深くまた繊細に探らないと確定できないだろう（Donnelly 1999）。フース（Firth 1997）は，インドでは，死をめぐって一連の儀礼が準備され，そうした儀礼に取り囲まれて家で死ぬことを重視するヒンドゥー文化を背景として，死の迫った入院患者が多

くの病院から家に帰されていることを報告している。英国生まれの若いインド人は，インド生まれの親たちとはまったく異なった期待を抱いているかもしれない。ときには儀礼を行う資格をもつ導師（priest）が身近におらず，そのためインド人社会のふつうの人が代役を果たすことが必要になるかもしれない。

　文化は，本書の別の章でも扱われるが，生きるということのスピリチュアルな側面と関連し，そうした側面はさらに進行癌が人間関係に与える影響に作用するだろう。ユダヤ教の教義では希望を持ち続けることが重要である（Neuberger 1993）。そのため，ユダヤ人の家庭では，死の差し迫った患者と，もはや余命いくばくもないことについて包み隠さず話し合うのは，受け入れ難いことかもしれない。そこで，マクミラン看護師が関与して始めて，未解決の問題の解決や，援助の受け入れが可能になるかもしれない。文化はまた家庭内の意思決定や，依存・自立の見方にも影響を与える。他人の「重荷になること」や他人に頼った生活を送らざるを得なくなることに対する不安は，西洋社会ではたいへん著明であるが（Seale and Addington-Hall 1994），高齢者がより重んじられる社会，家族のなかで何かを決めるのは，たとえ老いていたとしても依然として親だという社会，また個人よりも家族が重視される社会では，それほど顕著ではない。

　最後に，死を目前にした人およびその人の身近にいる人が進行癌にどのように対処するか，それに影響を与える要因としてジェンダーが考えられる。死別に際しての反応は詳しく調べられており，ストレーブ（Stroeb 1998）は調査から，概して西洋社会では男性は問題に的を絞るやり方，女性は感情に的を絞るやり方をとることを見い出している。特に男性・女性という観点から，死が間近に迫った人の看病や介護をしている人について調べた研究はないが，広くケアに関する文献から，ケアする男性（少数者に属する）は女性よりも，課題指向的で「形式ばった（formal）」アプローチを採用しがちであること，そして女性に関しては，依然として，家庭での看病や介護は女性の務めであり，アイデンティティの一部であるとい

う考え方が続いていることが明らかになっている（Neale 1991）。ただし興味深いことに，ロートン（Lawton 2000）は，ホスピスに入院している重症患者を調べ，病気に対する反応はジェンダーによって著明な差異がないことを見い出している。重症患者の場合，男性も女性も，身体的な衰弱が進むとともに，自分を男性的（masculine）あるいは女性的（feminine）にさせていたものの多くを失ったと感じていたのであった。しかしそれでもなお，死が目前に迫った人を相手に仕事をしている専門スタッフは，いや彼らと係わっている人はすべて，もし適切なケアを提供しようとするならば，患者の社会的また文化的背景がどのように作用しているか，それをすべて明らかにしておくことが必要である。

社会的苦痛の内容

◈雇用と収入

　進行癌を患う人は人間関係や社会との関係に関して喪失を経験するが，それには，家庭内における役割や人間関係に関しての喪失と，家庭外の世界との関係に関しての喪失と，2つがある。勤労年齢にある人の多くは，癌が進行したときまでには，職業を通して社会と係わることを縮減させているか，あるいは完全に諦めざるを得なくなっているであろう。これが最大の喪失となり，それに抵抗する人もいる。

　45歳のビルは建築現場で足場を組むことを仕事にしていた。結婚生活は破綻しており，それに加えて，脳腫瘍を病んで頻繁に目まいを起こすようになり，働くことが困難になり，住む場所を失った。最近，女友だちができたが，彼女はまだ結婚生活を続けており，夫と一緒に暮らしていた。その夫は仕事で家を空けることが多く，自分たちの家の一室にビルが一時的に住むことを受け入れた。こうしてビルはそれまで持っていたアイデンティティの多くを失った。彼は，女友だちの夫の気まぐれに依存して生きている我が身に引け目を感じた。そこで彼は必死

になって，仕事を持っている人間として振る舞おうとした。電話で仕事の依頼があったとき，彼は，今週は無理だが来週ならば良いと答えた。そのため，女友だちとケア・チームはひどく心配することになった。彼らは，彼が梯子を登ったり屋根に上がったりするのは不可能だということを本人に分からせようとした。しかし彼は聞く耳を持たなかった。しかしこの直面化は不必要だということがしだいに明らかになった。というのは，ビルは依然として否認を続けていたが，約束した期日が来ると客に電話をかけ，期日をさらにその翌週に延ばそうとしたからである。彼はこうやって社会的苦痛を最小にして統 制感(コントロール)を維持したのであった。

　病状が深刻になるにつれて経済的な困難が進行していくことが多い。収入が増えないどころか今までより下がることもある一方で，光熱費や食費や衣類代としてさらなる出費が必要になるかもしれない。多くの人にとって，生まれてはじめて福祉給付金（welfare benefits）制度を利用したり，慈善基金に申請したりという体験をすることになるかもしれない。近年，英国では，給付金（benefit）申請に係わる言葉や書式を簡易化するよう努力が重ねられているが，それでも初めての人にとってはその手続きは大変困難なものである。たとえば寝たきりの夫の世話をしているジェニーが福祉手当（attendance allowance）を申請した際，「『どうして必要なのか』と尋ねられて，何から話して良いか分からなかった」と述懐していた。しかし手続き上の問題があるばかりではない。スティーヴンソン（Stevenson 1973）は，貧困は道徳的な次元での不名誉と結びつくことが多いこと，そして福祉手当を受けていると何らかの点で「落ちこぼれた」人間とされてしまうことを見い出している。特に本人がかつて，「給付金をもらっているような連中は納税者の負担で莫大な金額を受け取っている怠け者」で，自分はそうした連中とは違う，と考えていたならば，給付金受給者の一員になるのはきわめて不快なことである。同様に，これまでずっと慈善金を寄付する側であったのに，今や慈善金を受け取る側になったとすれば，それには象徴的意味がある。最初にこの問題について話し合っ

ておかないと，慈善金の申し込みは消極的になるだろう。興味深いことに，このことはスタッフがほとんど取り上げない領域であり（Sykes et al. 1992），おそらくは患者の気持ちを気づかってのことであるが，しかし排便習慣については必ず微に入り細に入り尋ねるのである！　このことが何か問題を生じさせる可能性を考慮に入れ，まず最も苦痛なことは何かを探り，いきなり病人はほかの給付金あるいは慈善金の申請者とは少し異なる（実際，そうは見えない）などと言って安心感を与えようとするのではなく，病気になったからといって人間の価値が低下したわけではないということを話し合うなかで，あまり苦痛を感じずに福祉手当の申請に取り組めるよう力添えすることができる。またそれに伴って，複雑な手続きをやり終えるのに実際的な援助も必要になるだろう。この援助を提供できるのは癌ケアまた緩和ケア・サービスであり，おそらく，ソーシャルワーカーや，この領域で経験を積んだボランティアが関与することで，あるいは市民相談所や地域の福祉給付金サービスと連携することでうまくいくだろう。

社会参加

　移動とエネルギーが低下するにつれて，各種の集まりに参加し，そうした活動や関心を共有することで成り立っていた交友関係を維持するのが困難になっていく。社会的孤立は，進行癌を患っている人にとっても，またその人を看病・介護している人にとっても，社会的な苦痛の源泉となることが多い。もし車の運転や公共交通の利用ができないということが問題ならば，各地の移動支援ボランティア・グループが，昔からの関心を維持するのに役立つかもしれない。障害者駐車証のようなものでさえも，それがあれば買い物をはじめ日々の活動が可能になるから，死が迫っているといえども社会の一員であるという感覚を持つのに有益かもしれない。遠出するというのはまた別の価値ある社会的活動であり，マクミラン癌救済財団のような慈善団体は，これを可能にする援助を提供している。「ホスピ

ス・インフォメーション」作成の小冊子『飛行機で故郷に帰る（*Flying home or on holiday*）』は，旅行を計画している重病の人々に助言を与えるもので，死期を前に生まれ故郷に帰ってみたいと願う人にとって有益な情報源となっている（Myers 2002）。

　なかには，衰弱したという思いと機能低下のために，かつては活発に社会参加ができたのに現在はそれができないという落差を経験している人がいるかもしれない。そういう人にとって解決法は，癌患者支援グループのような新たな僚友グループに参加することだろう。そうしたグループに参加することで，ほかの人たちが，病気に伴って変容した自分とどのように向き合っているかを学び，自身の状況と見比べ，さらに自分にも何か貢献できることがあるという思いを持ち続けることができる。そうしたグループのなかには，単に患者同士がその体験を共有するためだけに，定期的な集まりを開いているものがあり，多くの場合，癌センターや緩和ケア・サービスと繋がりのある専門スタッフがこれを手助けしている。あるいは，自助活動を重んじ，組織化されたボランティア団体を作り上げ，情報支援から自己主張支援（アドボカシー）まで幅広い活動を展開し，もし望むならば自分たちの声を挙げることができるよう患者を訓練しているところさえもある。ここで大切とされるのは，病に圧倒されたように感じ，いくらか統制（コントロール）感を取り戻したいと願っている患者に対する力（エンパワー）づけである。自助グループや支援グループの名簿は「キャンサーリンク（Cancerlink）」によって提供されている。ただし活動的な自助グループは，専門スタッフから批判的な団体と見なされることがある。彼らが提出する質問は，資源が限られたなかで苦闘しているスタッフのサービスに対する批判のように受け取られる可能性がある。このような場合，癌に対する怒りが癌サービスに投影されている可能性について明らかにしておくことが重要である。サービス提供者と癌患者支援グループとが定期的に意見交換をしていれば，何か問題が生じたとき解決の道筋が見い出され，うまくいくだろう。危機のときにのみ話し合いの場を設けるようなやり方では，激しい雰囲気のなかで話し合いが行

われることになり，冷静な議論はたいへん困難である。

　デイケア・サービスは，進行した病気を患っているという点では共通するが，それ以外の社会的背景は異なるという参加者からなる新たな僚友グループを提供するもう一つの方法である。デイケアを取り上げた2つの観察研究は，デイケアが，どのようにして参加者に「もう一つの現実(リアリティ)」(Lawton 2000) あるいは新たな「普通の生き方(ノーマリティ)」(Richardson 2001) を提供するか，それを描き出している。ロートン (Lawton) の研究の参加者は，将来についてほとんど話し合うことがなかったが，この将来の喪失こそが，彼らを，とりわけかつての友人や知り合いから引き離していたのであった。リチャードソン (Richardson) の研究の参加者は，「普通の生き方」は，脈絡のある外出の機会があること，新たな人間関係を築き，新たな知識に接しられること，そして病気のために生活は制約を受けているが，それに左右されずに物事を決められることと考えているようであった。デイケアの場では，参加者の病状悪化は，疾患の力を思い起こさせるが故に厄介なものとなる可能性がある。そのためスタッフは，緩和ケアの哲学では包み隠さないことが謳われているにもかかわらず，病状悪化のことを隠したり，取り繕ったりしようとするかもしれない。デイケア・サービスを始めるとき，そのような場合どうするかスタッフ同士が話し合い，そうして計画したやり方が参加者とスタッフの気持ちに適合しているか定期的に点検すると有益だろう。

　英国では，1980年から2000年にかけて緩和デイケア・サービスが急速に広まり，生活の質 (QOL) の向上や在宅生活期間の増大が求められた。それに伴ってケアのモデルは多様化したが，必ずしも利用者の思いとは関連せず，また厳密に評価されることもなかった。緩和デイケアの評価を行ったヒギンソンら (Higginson et al. 2000) は，評価の一環として，英国のある地域を取り上げ，デイケア・サービスが何を提供しているか調べている。そして医学的アプローチのケアと社会的アプローチのケアの間に明白な境目はなく，多様な活動が多様なやり方で提供されていることを明ら

かにした。どのデイケア・サービスも共通して身体的，社会的また，心理的支援を基本として行っており，それ以外に，たとえば，医療支援や症状コントロール，あるいは創作的活動や治療サービスといったサービスが追加で選べるようになっていた。調査した週にて，患者の4分の1は1年以上デイケアに通っており，サービスの目的は一体何なのか，利用者の問題は絶えず評価されているのか，疑問が投げかけられた。またリチャードソン（Richardson 2001）は，研究から，新たなデイケア仲間と深い人間関係を築いた患者にとって，デイケアを止めることがどれほど難しいかということを指摘している。

家庭の文化と役割

西洋諸国にあっては，生活環境が改善し健康状態が向上したお陰で，ほとんどの死は老年期にて起こる。老年期というのは，公的役割への関与が減り，さらには種々の機能低下に伴って個人的な役割や家庭内での役割への関与も減る時期である。このため，高齢者の死は若い人たちのそれよりも，社会や家庭に及ぼす影響は小さいかもしれない。しかし頭からそうだと決めてかかってはならない。重要なのは，人がその家庭で実際に果たしている役割であり，家族メンバーそれぞれにとってその人の死が持つ意味だからである。

81歳の女性アン・ジョーンズは今や誰の目にも衰弱が明らかであったが，毎月1回，日曜日に家族全員が自宅に集まって昼食をとるよう言い張った。ただしもはや自分では料理することができず，料理は娘たちと息子の嫁らが行っていた。年長の娘のジーネットは独身でまだ親元で暮らしていたが，この習慣を大切にし，できるだけ長く「ずっとそうであったように」物事を続けることにこだわった。真ん中の息子のポールは，その専制的な母親やほかの家族から馬鹿にされ，疎んじられているようにいつも感じていた。ポールの妻は，悪影響を生み出している

この家族から自由になることを期待し，夫の母親が死ぬことを待ち焦がれた。

　システムという視点を用いると，システム内のある部分の変化は，程度はともあれ，システム全体に影響を及ぼしていくと考えることができる。そこで，ある人が進行癌を病むに伴ってほかの家族メンバーがどのような役割をどのように担っていくか，それを評価すると，役割の変化によって生じた社会的苦痛や心理的苦痛を適切に取り扱っていけるだろう。進行癌を患った人は，家族の取りまとめ役を担ってきたのだろうか？　英国の大多数の白人家庭の文化では，アン・ジョーンズの家庭のように，母親や年長の娘がこの役割を果たすことが多い。彼女らはなだめ役となったり，あるいは皆を笑わせて緊張をほぐす役割を担ったりしてきたのだろうか？　ヴェスら (Vess et al. 1983-4) は遺族について調べ，人間指向型の家族と，地位 (position) 指向型の家族に分けたが，彼らの分析は，これから大切な人を亡くそうとしている家族についても言えるものである。役割が，関心や能力ではなく年齢や性別といったものによって割り当てられる地位指向型の家族では，危機やはじめて体験する難題にうまく適応するのは困難だろう。コミュニケーションが包み隠さず行われ，役割が，文化の定める規範によってではなく，これまでの実績によって決められる人間指向型の家族では，家族というシステムを構成する1メンバーが病気になっても，それにうまく対処することができよう。ただし人間指向型の家族は，適応力があるから心理的苦痛をそれほどは経験しないだろうと決めてかかってはならない。社会的苦痛について言えば，地位指向型の家族は人間指向型の家族より大きいかもしれない。というのは，前者の場合，変化に対して怒りが生じ，また重んじていた生活スタイルを維持できなくなったということで怒りが生じ，さらに社会的規範として続けてきた事柄を続けられなくなったという思いを抱くかもしれないからである。

病人の看病や介護をしている人

　病人の看病や介護をしている人もアイデンティティの変化を経験する。彼らは，病人を世話する以外にも，自分の仕事を続けようと，あるいはほかにも世話の必要な家族に対応し続けようと苦闘しているかもしれない。あるいは，死の差し迫った人の世話にかかりっきりになって，自身の生活を「棚上げ」状態にしているかもしれない。彼らは，専門スタッフに助けを求めることに関して相反した感情を抱いているかもしれない（Hull 1990）。

　陽気で活発な 60 代の女性メアリーは小柄で太っていた。彼女は，両足が麻痺した夫を愛情込めて介護してきたが，今やその夫はあまりにも体重が増え，彼女が世話するのは難しくなった。彼女は夫の介護をしてくれる人を 2 人雇い，毎晩夫をベッドに運んでいってもらうことにした。これで，毎晩，ひざまでへとへとになる労苦から解放されると思い，彼女はホッとした。2 人がやってきた最初の晩，彼女は 2 人を寝室に案内し，なかの様子を見せたあとで，ひとりキッチンに閉じこもって激しく泣いた。彼らがやって来たことで自分が大切にしてきた家庭のプライバシーが侵された，夫が進行する一方の病気になったせいで家庭が壊されたと思ったのであった。

　1995 年に「看病・介護者（認定・サービス）法〔Carers (Recognition and Services) Act〕」が通過して以来，英国で「日常的にかなりの看病や介護ケア」を行っている者は，その看病・介護する能力と，彼らに対する支援や援助が公的に評価されることとなった。しかしスミス（Smith 2001）が研究で見い出したように，「看病・介護者」という呼称を受け入れ，専門スタッフが自分たちに何を期待しているかを把握したのは，長年看病や介護を行ってきた人たちにほかならなかった。新たに病人の世話を

するようになった人は，病人への援助はもちろん，自分自身への援助を社会に求めることについて知識を持たず，遠慮しがちであろう．自分の都合を優先する人は，専門スタッフから批判される可能性がある．

リチャードとジェーンは2年前に結婚した夫婦で，27歳の夫に膵臓癌が見つかった．2人とも若く，専門的な仕事に就き，大きな望みを持っていた．2人ともパラグライダーに熱中していた．病状が進行し，妻の手を借りないと何もできなくなるにつれて，夫は口数が少なくなり，もの思いにふけるようになった．24時間休みなしの看病を数週間行ったのち，妻のジェーンは仕事に戻りたいと言った．リチャードの母親はまだ元気で，息子の面倒をみることができたので，まもなく彼は妻の了解を得て親元に帰り，そこで母親に世話してもらいながら亡くなった．ジェーンの行動は，看護職や介護職にある既婚女性スタッフの多くから見て，また彼女の友人や家族の何人から見て，非常に異質なものであった．彼らは，必ずしもジェーンが24時間夫の世話を行うことを期待していたわけではなかった．しかし，ジェーンがあまりにも易々とまた揚々と行った「妻の義務」の放棄は，女性の役割として期待されていることと相容れないものであった．夫を亡くしたあと，ジェーンは悲しみにくれ，また自責の念を抱き，そうやって償いをすることになるだろう——皆このように考えたが，彼女は自分の決定にまったく満足して暮らした．

性的側面

進行癌が病人と親密な人との人間関係に落とす影に関して，専門スタッフが依然として過小評価している一つの領域が，配偶者などとの性生活の変化である．手術や薬剤が性機能に影響を及ぼすことはよく知られている．たとえば，スタンフォードら（Stanford et al. 2000）の調査では，前立腺癌の手術を受けた男性における，術後24カ月間の中等度から重度の勃起障害の発生率は42％である．同じくよく知られていることは，患者は，

専門スタッフが適切に同問題を取り上げてくれることを望んでいる一方で，専門スタッフは，もし問題があるなら，患者のほうからこの問題を切り出してほしいと考えているということである。こうした事情があるため，この問題は狭間に陥ってしまうことが多い。専門スタッフにとって壁となるのは，言うまでもなくこの問題の微妙さや，お節介をやきたくないという思いや，患者の性生活についてあれこれ憶測したくないという思いである。ここで，カウンセリングの基準（standard）ルールの一つ，つまり一度にいろいろのことを尋ねて混乱を生じさせないようにするというルールを破るほうが有益かもしれない。モンロー（Monroe 1993）は，「病気になったせいで，家族関係や夫婦仲，あるいは配偶者や他の方との触れ合いに関して何か前と違うことはありませんか」といった質問をすると，こうした問題について自由に話し合っても良いのだということが伝えられる，と述べている。そのような質問があると，死を目前にした人やその配偶者は，家族関係全般について話し合っていくこともできるし，あるいは，身体的なことであれ精神的なことであれ，何か特定の問題について話し合っていくこともできる。

59歳の女性マーベルは乳癌から骨に転移を来していた。彼女とその夫は彼女の脆くなった骨に過度の負担をかけることを恐れてはいたが，今までどおり旺盛な性生活を楽しみたいと思っていた。適切な姿勢について簡単な助言を受け，それが可能になった。

この領域における有益な情報源としては，各地の性問題のクリニックやロンドンを拠点とした「障害者の性および人間関係支援協会（the Association to Aid the Sexual and Personal Relationships of People with a Disability; SPOD）」がある。同協会は数多くの小冊子を作成しており，専門スタッフや，患者の世話をしている家族等で，助言を求めている人からの電話相談に応じている。

患者が扶養したり面倒をみたりしている人

　転移を来した進行癌を抱えた人が必ず直面することになるだろう最大の心痛の一つは，今後病状が進み，自分が死んだら，自分が扶養したり面倒をみたりしている人はどうなるだろうかということである。同じ進行癌の患者の身近にいる人といっても，健康で自立している人と，自立する力が不足している人とでは異なるだろう。前者の人も困難な状況に置かれようが，後者の人が直面する問題はその比でなかろう。そうした人は，今や終焉に近づいた人がこれまで主に面倒をみてきた子どもであったり，学習障害を抱えた成人であったり，非力で気弱な配偶者であったりするかもしれない。それが誰であれ，こうした場合，患者が亡くなる前に何らかの準備をしておくことが必要だが，患者はそのことを否認したいと思っていたり，あるいは少なくともそのことについて話し合うのを避けようとしたりし，自分が逝ったあとのことを考えるのはとりわけ苦痛を覚えることである。もし自分が死んだあとも，たとえばもう片方の親といったように，誰かが同じ家に住み続け，自立の困難な人の面倒をみ続けられるならば，死が間近に迫った人の思い煩いをいくらかでも減らすことができよう。このようなとき最も重要なことは，その脆弱な人が，自分の面倒をみてくれる人が別の人に変わるということについて心の準備をするということである。引き続き同じ家で面倒をみ続けてもらうといったことが不可能ならば，生活の場が変わることに向けて準備と計画が不可欠である。たとえば学習障害の人は，自分の面倒をみてくれている人の死が間近いというとき，心細い思いをしていることに気づかれることもなく，あまりにも唐突に居住型施設に入所させられることがたいへん多かった（Oswin 1991）。今や，「英国学習障害者の緩和ケアネットワーク（National Network for the Palliative Care of People with Learning Disabilities）」と，この分野で次々に行われるようになった研究・実践プロジェクトによって，こうした人々の

問題がようやく取り上げられるようになった。彼らが何を理解しているか，あるいは理解していないか，それを勝手に憶測しないことが大切である。過保護はかえって良くないだろう。このことは，2001年11月に開催された「英国ネットワーク・ミーティング」における，学習障害を抱えた妹の面倒をみてきた人の発言に明確に示されている。「母が亡くなったとき，私は妹に，天使がやってきて母を連れていったのよと言いました。妹は激しく泣きました。私がどうして泣くのと尋ねると，妹は『ほかの人と同じように，お母さんも立派な柩に入れてあげて』と言いました」。自ら死別を経験し，同じく死別を経験したほかの子どもたちのために小冊子を作成した「リバプール死別プロジェクト」の子どもたちの意見はほんとうに明快だった。「その場に参加するか，どのようにお別れをするか選択肢を与えてくれるのが最も良い」(Barnard et al. 1999) のである。

親の死に直面している子どもたちに援助の手を差し伸べる上で有益な実践的ガイドとなる原則が数多くあるが，そのいくつかはほかの脆弱な人々に対しても十分適用できるものである。

1) **子どもがその状況について何を知っているか，あるいは何を信じているか把握する** 子どもは，頭上で交わされる会話から，あるいは雰囲気から，あるいは，親からいろいろ知らされた友だちを通して，大人が考える以上に多くのことを知っている。ただし彼らは，聞き取ったことあるいは感じ取ったことを正確に解釈するとは限らないだろう。これがゆえに，たとえば自分のせいでその人が病気になったと考え自分を責める，というように，不適切に苦しんではいないか，調べることが大切である。

2) **親が子どもと話し合えるよう力添えする** 親は自分の子どものことを一番よく知っており，話し合いを持つのに最適な人物である。ときには，親に対して，子どもに知識を与え，自分の力では物事を変えられない状況であっても子どもが強い統制感を持てるようにすることは，親として良い態度だということを保証してあげる必要があるだろう。また，子どもと話し合いたいと思っているが，どのようにすれば良いか確信を持て

ないでいることがある。そういう場合，専門スタッフが果たすと良い重要な役割は，親と話し合って，親は，子どもがどのようなことを知っていると考えているか，それを把握し，親に力添えしてどのようにして子どもとの話し合いを始めるか検討し，そしてどのような話し合いになったか尋ねることである。言うまでもなく，進める速さや，子どもの年齢に応じた言葉づかいを考慮しなければならない。骨転移が見つかったばかりであり，まだしばらくは生きていられそうだというときに，子どもに「母親はもうすぐ死ぬ」などと言う必要はない。重要なのは，病気が深刻なことを示すサインが前より見つかったので，親は気が動転して，取り乱しているということを子どもが理解することである。

3）**親自身が対処すべき多くの問題を抱えているときに，家庭やコミュニティのなかに我が子を支え，助けてくれる組織や人がいないか，親が検討できるよう力添えする**　子どもを大いに支え助けてくれる組織として学校がある。学校の先生たちがこれまでにこうした状況を経験したことがないならば，緩和ケア・スタッフの助言が役立つだろう。ここで重要な倫理的な原則が一つある。それは，学校の人と話し合う前に，まず子どもと相談するということである。それをせず，自分の個人的な悲しみが皆に知られているということを突然知った場合，もっと困難な事態が招かれてしまうかもしれない。

4）**遊びを用いる**　子どもの理解を進め，心のうちを，絵を描いたり遊びを行ったりして表現できるよう手助けする子ども向けの絵本やワークブックが現在たくさんある。子どもたちが作った『親しい人が亡くなったときどうするか (*Finding a way through when someone close has died*)』(Mood and Whittaker 2001) は，死別後の期間に焦点を当てたものではあるが，役に立つ参考図書や各種情報が掲げられており，それらの多くは死別を経験する前においても有益である。

誰が親の責任を果たすか

　21世紀に入り，家族の人間関係は以前にも増して複雑なものになっている。夫婦の中にはそれぞれ前妻あるいは前夫との間の子どもを連れて一緒になり，のちに自分たち二人の子ができたという人たちもいよう。結婚はしだいに標準的なものではなくなり，今や未婚のまま子どもを持つというのも珍しくなくなりつつある。それはそれで何ら問題とすべきことではなかろう。しかし，もし二人が別れることを決意したとき，あるいは重病のため二人の関係が脅かされたとき，問題が生ずる。このようなとき，誰が親の責任を担うのか，誰が担わないのかということである。本稿を執筆している現在，効力のある法律が「1989年児童法（Children Act 1989）」で，もともとは人権法の影響を受けたものである。同法において考え方は親の権利（right）から「親の責任（parental responsibility）」[3)]へと変更された。母親はどんな場合でも「親の責任」を有している。父親は，子どもが生まれたとき，その子どもの母親と結婚していた場合に限って「親の責任」を有する。子どもが生まれてから結婚したという場合，父親は自動的に「親の責任」を得るわけではない。結婚していない父親は，2つの方法によって「親の責任」を得ることができる。その一つは，そうした父親と母親が大法官（Lord Chancellor）から受け取った用紙で「親の責任」同意書を作成し，高等法院（High Court）にて登録するというものである。もう一つは，高等法院に「親の責任に関する裁判所命令（parental responsibility order）」の作成を申請するというものである。ここでもし母親が，父親が「親の責任」を持つことを望まないならば，「1989年児童法」に基づき，ほかの人——たとえば祖父や祖母——が，子どもと一緒に暮らすことを可とする「居住に関する裁判所命令（residence order）」を申請することができる。そしてその人は，子どもと一緒に暮らす限りにおいて「親の責任」を有する。あるいは，母親が，存命中に，相応しいと考

え，自分が持つ「親の責任」を渡しても良いと考える人を指名し，その人が後見人となることに同意する証書を作成するという方法をとることもできる。もしこの問題に関して両親が意見を異にする場合，父親は母親を伴って裁判所に行き，手続きを経て裁判所が父親に「親の責任」を持たせたり，あるいは父子が一緒に暮らすことを可とする「居住に関する裁判所命令」を出したりすることもある。「親の責任」が単純ではない家族では，こうした問題について検討しておかなければならない。継子継親からなる家族の場合，事務弁護士（solicitor）の早めの助言が不可欠である。

イボンヌには，夫ピーターとの間に5歳のポールと3歳のヴッキーの2人の子どもが，また前夫との間にも10歳の子マーチンがあった。マーチンは実父とときどき会い，継父ピーターとの関係はうまくいっていなかった。マーチンはイボンヌの母親のところで過ごすことが多く，ピーターと多くの時間を過ごそうとしなかった。イボンヌが膵臓癌を患い余命数週間ということが明白になったとき，ピーターは彼女に結婚を申し込んだ。しかし彼女は拒否した。イボンヌの母親は55歳で現役ばりばりであったが，一人娘を失いつつあることで取り乱し，娘が亡くなったら孫と会えなくなるのではないかと恐れ，孫全員の面倒をみることを申し出た。イボンヌは自分が逝ったら，ピーターが別の相手を見つけ，その女性が自分の子どもの面倒を十分みないのではないかと心配した。そこで彼女は自分の母親が子どもたちの面倒をみることを希望し，その希望に沿った遺言書を作成すると言った。彼女が昏睡に陥ったとき，ピーターと同家族，そしてイボンヌの母と同家族との間に激しい争いが起こった。子どもたちの行動――ヴッキーは幼いときのようにまたおねしょをするようになり，マーチンは学校で問題を起こすようになり，ポールは悪夢を見るようになった――から，子どもたちがみな不安を抱いていると察せられた。大人たちがもう少し早く話し合いを持ち，それぞれ抱えている不安を理解し合い，時間をとって歩み寄ることができたならば，これほどまでにイボンヌの死が不安や対立を生みだすことはなかったろう。

父親にせよ母親にせよ，一方の親の死が間近いということを認めると，病に立ち向かうのを諦めたかような雰囲気に包まれるため，親がこの問題と取り組むのに消極的な場合は，「もし……したらどうなるだろうか」とか「最善を期待しつつも，最悪に備える」といったやり方が有益であろう。専門スタッフが忘れてはならないことは次のことを親に示唆することである。すなわち，最善の結果が得られるよう希望を持ち続け，ときには病と闘うことさえもが大切な一方で，どのような結果になろうとも子どもを守るために，最悪の結果に備えることも親として必要である，ということを。

私は何者なのか？　私は何に役立ったのか？

前節で，癌の進行に伴って種々のものを失い，その結果アイデンティティが脅かされることについて述べてきた。多くの場合，こうしたことはスピリチュアルな次元の問題として探られるだろうが，アイデンティティが脅かされることには社会的側面もある。過去を振り返り，時間軸の中で現在を位置づけることで，死が目前に迫った人は自分の存在を確認することができる。これにはいろいろなやり方がある。人によっては，家族や友人と気取らない話し合いをするなかで，過去の栄光と悲劇とを振り返り，自分の人生には意味があったということを彼らから認めてもらえる，そのような経験をするだろう。また人によっては，もっと形式ばった人生回想法（ライフ・レビュー）が不安や苦悩を鎮めるのに役立つであろう。人生回想法は，バトラー（Butler 1963）の画期的な論文以来，世界各地で進められているものである。リヒター（Lichter 1993）はニュージーランドのホスピスで，ボランティアを訓練し，患者が自分の人生を，思い残すことはないというほどまで口頭あるいは文書で整理できるよう手伝っている。レスター（Lester 1997）は，米国の高齢者を対象としたヘイトら（Haight et al. 1995）の研究をもとに，進行するばかりの疾患に冒された人を相手に活動するために，幼少期から成人期を経て現在に至るまで，これまでの一生を取り上げ

る構造化された質問票を作成している。こうした一生を振り返る回想を行うと，人生の満足度が向上しストレスが低下することが認められている。デイケアにおいては，たとえば第二次世界大戦といったある歴史的時代に関連の深い物品，あるいはたとえばファッションといった参加者の多くが生涯を通して関心を持っている事柄に焦点が当たる物品を持ち寄って回想(レミニッセンス)を行うというやり方が行われている。こうしたやり方からも，ほかの人と経験を共にすることの重要性が示されている。

私は何を残していくか？

　これまでの一生を振り返ることと関連するであろう事柄として，何かを後代に残したいという願いや，愛する人の将来に係わりたいという願いがある。多くの患者は，デイケアで何らかの創作活動に打ち込むことを重んじる。というのは，そうした活動に参加することで，自分が打ち込んだことの具体的な証となる絵画や詩歌が出来上がるからである。また幼い子どもを残して逝かなければならないという親は，手紙を書き残したり，自分の声や姿を録音や録画によって残したりし，それを子どもが保存していてくれ，成長するにつれて見たり読んだりしてくれることを願う。児童福祉団体「バーナードズ（Barnardo's）」は，親，そして親と活動するスタッフを支援するために，「思い出の本（memory book）」にも「思い出の箱[4]（memory box）」にもなる型紙を提供している。そうした活動を始めるとき，専門スタッフはそこにいくつか落とし穴があることに気づいておくべきである。死を目前に控えた人はそうした記念物がどのように保存されるか，どのような用途で用いられるか，決定できないだろう。のみならず，将来子どもにとって重荷になるかもしれない。我が子に「イエス様をしっかり信ずるのよ」とか，「あなたなら家庭のことはうまくやっていけると信じているわよ」と言うのは，将来，子どもに罪悪感を抱かせる種となるかもしれない。親にとって子どもはかけがえのない存在だということを強

く示す物品や，親子が一緒に過ごした日々を思い起こさせるものは，絶対的な価値を持ってしまうかもしれない。

　遺書を作るというのは，死後もその人の意思が影響力を持ち続けることを確実にするもう一つの方法である。「親の責任」について最終的な取り決めを行っていくなかで，遺書の作成に取り組むと，まもなく死ぬと諦めたかのように，あるいは不本意にも死ななければならないというような雰囲気を生じさせてしまうかもしれない。こうした場合，先にお勧めしたやり方——最善を期待しつつも，最悪に備えるというやり方——がここでも有益だろう。そうすれば，あわてて問題に取り組まなくても済む。不必要な心痛が遺族にさらに加わることのないように，どのようなことに関しても弁護士などに助言を求めると良い。というのは相続に関する法律は複雑だからである。財団からの資金援助を得て，2つのホスピスで，職員やボランティアが葬儀アドバイザーとなり，その日が来たときどうするか訓練を受けるという興味深いプロジェクトが行われたが，歓迎されざる将来に向けた計画づくりがどれほど厄介な問題を孕むか，それを改めて感じさせるものであった。誤ったことを教えられ，自分の権利についてよく知らない者もほんとうに多かった。死が迫った本人からもその家族からも問い合わせがあったが，それは間際になってからであった。同プロジェクトはスタッフに大きな関心を生み出したが，また複雑な感情も生み出した（Heatley 2001）。

支援サービス

　大多数の人は晩年の時間の90％を自宅で過ごしており，そして間違いなく自宅で死を迎えることを望んでいる。グランデら（Grande et al. 1998）は在宅での死を可能にする要因を概観し，以下のものを挙げている。
　◆家族のなかに，病人の世話をする人——特に女性の配偶者——がおり，その人に適切にうまく支えられ，助けられていること。

◆男性であること。
◆社会‒経済的に高い階層に属していること。
◆まだ若いこと。
◆症状がうまくコントロールされていること。

　ヒントン（Hinton 1994）は長期的な研究を行い，ソーシャルワーク・サービスと良好なデイケアが提供されていると，在宅死の割合が高くなることを見い出した。

　グランデら（Grande et al. 1998）は，社会‒経済的に低い階層に属する人がもっとサービスを利用できるようにし，また男性が家庭で看病や介護の役割を担えるようになれば，自宅で死を迎える人の数は増えるだろうと結論した。興味深いことに，彼らは，イタリア出身者の家族の場合，女性や高齢者は自宅で死を迎えることが多いことを示すある研究を見い出した。つまり文化や家族といった背景要因は，実際問題，年齢や性別よりもずっと大きな役割を果たすかもしれないのである。英国臨床英知機構による支持的・緩和ケアに関する指針は，種々の社会的支援サービス──その多くはすでに本章で言及してきたが──を「キャンサー・ネットワーク」から入手することを勧めている。それらは，24時間のレスパイト・ケアあるいは個人的支援や各家庭での在宅支援の提供から，洗濯や食事のサービス，住宅の改修，看病や介護を行っている人に対する病人の移動や扱い方に関する訓練にまでわたっている。願わくば，こうしたサービスを通して，小児癌患者や，家庭で病人の看病や介護をしている子どもが教育を受け続けられるように支援することの重要性について多くの人に知ってほしいと思う。癌患者の子どもを支え，助ける訓練を受けたスタッフを，各病棟に少なくとも1人配置すべきだということを提案したいと思う。

　進行癌を患った人のなかには，支援や援助があっても，もはや自宅で暮らすことができず，居住型ホームや養護ホームへの入所が避けられないという辛い社会的現実に直面している人がいるだろう。このことは将来取り上げたいと思っているが，おそらく，我が子が生まれ育ち，家の隅々にま

で思い出が詰まった家に居続けられないことで，強い喪失感（sense of bereavement）を経験することになろう。国によって入院ケアに対する経済的施策は異なるが，現在英国で行われている議論は，この問題が実際的また象徴的に危機的な状態にあることをよく示す例となっている。20世紀の最後の15年間，多くの人がそうせよと決めたわけではないが，長期入院型病床（long-stay bed）は，NHS（英国保健サービス）による提供から，社会福祉団体や地方当局，あるいは非営利団体や個人が運営するホームによる提供へと大きく移行している。医療は無料で利用できるが，社会福祉(ソーシャル・ケア)は資産調査に基づいてなされるから，「揺りかごから墓場まで」無料でサービスを受け取れると思っていた世代が，思いもよらず社会福祉を利用することになった場合，料金を支払わなければならないという事態に直面するのである。このため各家族で相互扶助の義務をめぐって，また公平や公正をめぐって問題が生じている。体が不自由になったら，成人した我が子に看病や介護をしてもらえることを親は期待し，また当てにしているだろう。親は，愛する我が子に財産を残したいと思うかもしれない。一方の子どもは親の資産から経済的利益を得ることを期待するかもしれない。家族がお互い，世話をしたり，あるいは精神的また経済的に助け合ったりすることが求められているのだろうか。成功したビジネスマンが母親を養護ホームに預け，母親の家を売却してさらに利益を得る一方で，その入所費用をほかの納税者——その多くは成功した彼よりずっと貧しいかもしれない——が負担することにはなりはしないか。進行癌を病み，自宅に住み続けることを諦めざるを得なくなっている患者のケアを行う専門スタッフは，こうした議論，そしてそれに伴って生じた怒りや対立の渦中にいることに気づくだろう。こうした，渦中に放り出されたとも言うべき状態は，英国の4つの地域[5]でそれぞれ異なるアプローチがとられていることによって強まっている。

結 論

　転移を来した進行癌を患う人に包括的なケアを提供するためには，本章で取り上げた諸問題を考慮して，全体的（ホリスティック）なアプローチをとることが必要である。ケア・チームはこうした領域の専門スタッフ——ほとんどの場合ソーシャルワーカーであろう——と連携することが必要である。

　チーム・メンバーは，患者が人間関係や社会との係わりに関する問題に直面してどれほど苦しんでいるか，その衝撃を和らげるにはどうすれば良いか把握することが大切である。この領域で活動するには，良い交渉技術と幅広い理解，スタミナと感受性までもが求められる。しかし患者やその周りにいる人に良い社会的ケアを提供することで得られる利益は大きいのである。

＊訳注

1）原書第1版（本訳書付録2参照）の第6章の98ページと99ページの間には，2ページにわたりカラー図版（計4枚）が綴じ込まれている。タイトルはそれぞれ，図版1 "So afraid"，図版2 "The threat of losing home"，図版3 "A hole so deep"，図版4 "Alone"である。第2版ではこれらの図版がすべて取り替えられ，新図版は48ページと49ページの間に4ページ（計5枚）にわたって綴じ込まれた。一方，第2版の第3章は第1版の第3章がそのまま用いられた。結果的に，第2版の第3章で，該当する図版はないにもかかわらず "Plate 2, pp.98-99" という記述のみが残ることとなった。

2）John Diamond も Ruth Picardie も癌を抱えて生きるという自身の経験について著述し，多くの人に読まれた。

3）「親の責任」は，1989年児童法により新たに導入された概念で，「法により子の親が子及び子の財産に関して有するすべての権利，義務，権能，責任及び権威を意味する」（第3条1項）と規定される。

4）故人にまつわる写真や手紙など思い出の品々を詰めた箱のこと。遺族が作ることが多いが，死を目前にした当人（たとえば親）が，あとに遺す家族（たとえば我が子）のために作ることもある。

5）イングランド，ウェールズ，北アイルランド，スコットランドの4つをいう。この4地域で行政上の制度その他は若干異なっている。なお，このため英国の各種統計は，

「イングランド及びウェールズについて」「北アイルランドを除く（グレート・ブリテンについて）」といった但し書きのあるものが少なくない。

◆文献

Barnard P, Morland I, Nagy J (1999). *Children, bereavement and trauma: nurturing resilience.* London: Jessica Kingsley.

Butler RN (1963). The life review: an interpretation of reminiscence in the aged. *Psychiatry* 26: 65-73.

Donnelly S (1999). Folklore associated with dying in the west of Ireland. *Palliat Med* 13: 57-62.

Field D (2000). *What do we mean by 'psychosocial'?* Briefing paper 4. London: National Council for Hospice and Specialist Palliative Care Services.

Firth S (1997). *Death, dying and bereavement in a British Hindu community.* Leuven: Peeters.

Firth S (2001). *Wider horizons: care of the dying in a multicultural society.* London: National Council for Hospice and Specialist Palliative Care Services.

Grande G, Addington-Hall J, Todd C (1998). Place of death and access to home care: are certain patient groups at a disadvantage? *Soc Sci Med* 47: 565-79.

Haight B, Coleman P, Lord K (1995). The linchpins of successful life review: structure, evaluation and individuality. In: Haight B, Webster J (ed.). *The art and science of reminiscing: theory, research, methods and application.* Washington DC: Taylor and Francis, pp.179-92.

Heatley R (2001). *Funeral advisor: is there a need? A pilot study.* Bristol: National Funerals College.

Higginson I, Hearn J, Myers K, Naysmith A (2000). Palliative day care: what do services do? *Palliat Med* 14: 277-86.

Hinton J (1994). Which patients with terminal cancer are admitted from home care? *Palliat Med* 8: 183-96.

Hull M (1990). Sources of stress for hospice-based care-giving families. In: Kirschling JM (ed.). *Family-based palliative care.* New York: Haworth Press Inc, pp.29-54.

Lawton J (2000). *The dying process: patients' experiences of palliative care.* London: Routledge.

Lester J (1997). Life review with the terminally ill. Proceedings of the 4th Congress of the European Association for Palliative Care, 6-9 December 1995, Barcelona. Milan: European Association for Palliative Care.

Lichter I (1993). Biography as therapy. *Palliat Med* 7: 113-7.

Mood R, Whittaker L (2001). *Finding a way through when someone close has died. A workbook by young people for young people*. London: Jessica Kingsley.
Monroe B (1993). Psychosocial dimension of palliation. In: Saunders C, Sykes N (ed.). *The management of terminal malignant disease*. London: Edward Arnold, pp.174-201.
Myers K (2002). *Flying home or on holiday*. London: Hospice Informational. available at http://www.hospiceinformation.info.
*National Institute for Clinical Excellence (準備中). *Guidance on cancer services: improving supportive and palliative care for adults with cancer. The manual*. London: National Institute for Clinical Excellence.
Neale B (1991). *Informal palliative care: a review of research on needs, standards and service evaluation*. Occasional paper 3. Sheffield: Trent Palliative Care Centre.
Neuberger J (1993). Cultural issues in palliative care. In: Doyle D, Hanks G, MacDonald N. (ed.). *Oxford textbook of palliative medicine*. Oxford: Oxford University Press, pp.507-13.
Oswin M (1991). *Am I allowed to cry? A study of bereavement among people who have learning difficulties*. London: Souvenir Press.
Richardson H (2001). A study of palliative day care using multiple case studies. Presented at the Annual Scientific Meeting of Palliative Care Research Forum for Britain and Ireland, Royal College of Physicians, 7 June 2001, London.
Seale C, Addington-Hall J (1994). Euthanasia: why people want to die earlier. *Soc Sci Med* 39: 647-54.
Smith P (2001). Who is a carer? Experiences of family caregivers in palliative care. In: Payne S, Ellis-Hill C (ed.). *Chronic and terminal illness: new perspectives on caring and carers*. Oxford: Oxford University Press, pp.83-99.
Stanford J, Feng Z, Hamilton AS, Gilliland FD, Stephenson RA, Eley JW (2000). Urinary and sexual function after radical prostatectomy for clinically localised cancer. The prostate cancer outcomes study. *J Am Med Assoc* 283: 354-60.
Stevenson O (1973). *Claimant or client?* London: Allen and Unwin.
Stroebe M (1998). New directions in bereavement research: exploration of gender differences. *Palliat Med* 12: 5-12.
Sykes N, Pearson S, Chell S (1992). Quality of care: the carer's perspective. *Palliat Med* 6: 227-36.
Vess J, Morland J, Schwebel A (1983-4). Understanding family role reallocation following a death. *Omega* 16: 115-28.
Walter T (1994). *The revival of death*. London: Routledge.

〔訳者注〕
* 2004年刊

第4章

周辺に置かれた人に対する心理社会的ケア：「家族」を基盤としたケア

フィリップ・J・ラーキン

はじめに

　誰しも，おそらくは，生きているさまざまな局面で，またさまざまなことが原因で自分は排除されていると感じたことがあるだろう。通常，こうした経験は一過性のもので，人はふたたび自分の居場所を自らの社会的コミュニティのなかに見い出す。しかし，人によっては，排除され周辺に追いやられた結果，圏外に置かれた状態が経験のすべてとなることもある。コフマンとキャンプス（Koffman and Camps 2004）はこれを「中に入れないこと（no way in）」（p.354）と表現している。さまざまな研究が社会的排除の特質を明らかにしようとしている。言うまでもなく，不平等の解消は医療を提供する上での基本原則だと考えられており，とりわけ終末期のケアに関してそのことが言える（Higginson 1993; Grande et al. 1998; Addington-Hall 2000; O'Neill and Marconi 2001）。社会的排除は，たとえば，失業，低収入，劣悪な住環境，高犯罪率，不健康，あるいは家庭崩壊など数多くの問題と関係している。こうした問題のいくつかは緩和ケア・サービスを受ける際に姿を現す。最も重要なテーマは貧困である。もちろん金銭的に貧困ということもあれば精神的に貧困ということもあるのだが，それらは偏見や無視を通して体験されるであろう。ティクル

(Tickle 2007)は,「ほかの人たちから忌避される人々」(p.69)と表現した患者に対する英国の地域医療サービスを論ずるなかで,クライアントが種々の原因で,嗜癖や精神衛生上の問題のことが多いのだが,当局と対立したなかどのように暮らしているかに光を当てている。意思疎通がうまくいかず,医療サービスが提供されない,ないしはなかなか進まない場合,彼らと当局双方の価値観や意欲を調べることが,破壊的な行動を変えようとする試みと同じように,重要である。

　排除されている人々は広範に存在するが,次々に著されるようになった研究によって,彼らに対する緩和ケアが重要な課題だということが明らかになっている。本章で,彼らに対してケア・グループがどのような試行錯誤を行っているか,それを探ることにする。取り上げるのは以下である。

◆精神衛生上の問題を抱えている人
◆知的障害者
◆認知症高齢者
◆受刑者
◆薬物依存症者
◆民族という点で少数派に属する人

アイルランドでの一連の事例研究をもとに,こうしたさまざまな人たちが置かれている心理社会的窮境について叙述する。アイルランド西部の地方社会での様相を映し出したものであるが,そこで浮かび上がった問題は,アイルランドにとどまらず,世界じゅうの国々で,医療と福祉の範囲(スペクトラム)を超えて経験されているものである。本章は,そうした問題を提示し,考察を加え,そして各節の終わりに要点を示す。しかしまず検討しておかなければならないことが2つある。「『家族』を基盤としたケア[1] (family-centred care)」とは何か,「周辺に置かれた人 (the marginalized)」という言葉で何を意味しようとしているのか,ということである。

「家族」を基盤としたケアとは何か

　「家族」を基盤としたケアは小児科ないしは小児保健に淵源を持つものである。しかしそれは親子関係のみと関連していると言うべきではない。実際，現在の定義は次のようなものである。「『家族』を基盤としたケアとは，医療提供者と患者そしてその家族との間の，相互に有益な協力関係(パートナーシップ)によって決定される医療の計画，提供，評価に対する一つのアプローチである。同ケアはあらゆる年齢の患者を対象とし，いかなる医療の場であっても実践されよう」(Institute for Family Centered Care 2005, ウェブサイト)。
　この定義は，さまざまな人々に幅広い視点から行う公平で適切な終末期ケア・アプローチを支持する，世界保健機関 (World Health Organization 2002) が作成した緩和ケアの定義に相通じるところがある。こうしたケアにおいて最も重要な技術の一つは，家族が共有している病気の話(ストーリー)を，共感して聞く能力である (Svavarsdottir 2006)。近年，研究の中心になっているのは，家族，とりわけ慢性疾患患者がいる家族の生活 (lives) に臨床医が介入した場合，彼らはどのように反応するか，ということである (Bohn et al. 2003; Limacher and Wright 2003; Duhamel and Talbot 2004)。こうした研究は，種々の家族の問題に取り組もうとするならば，彼らの話を聞いたり尋ねたりする技術，人間性 (personhood) に対する信頼，そして，病気を患うという体験を異質のものとしてではなく普通に生じるものとして探る能力などが必要であることを示している。チェスラ (Chesla 2005) は，慢性病患者の家族と協力し合う場合，臨床医が進んでその家族の生活世界に入り，家族の日々の生活の語り(ナラティブ)を受け入れ，彼らの問題をよりよく理解しようとすると，それが最もうまく達成されることを見い出している。家族との治療的関係は，彼らと長々と会話したからといって成立するわけではない。彼らを肯定しあり

のまま認めることが,プラスの結果を生み出すのである (Wright and Leahey 2005)。

　上述したことは緩和ケアにおいても当てはまり,緩和ケアの創始者シシリー・ソンダースの初期の哲学的な著作の根底に流れているものである。ここで疑問が生じる。緩和ケア患者にとって理想的な「家族」とは何であろうか？ それは私たちの捉え方とどのように異なっているのであろうか？ もしそれが健全な養育的環境としてではなく,生活において自分を排除しようとする破壊的な要素として見られるとすればどうなるだろうか？ ホームレス,とりわけ女性がホームレスになる理由として指摘されていることの中で,上位に位置するのが家庭崩壊なのである (Rowe and Wolch 1990; Geissler et al. 1995; Pollio 1997; Kang et al. 2000; Anderson and Imle 2001; Lee et al. 2003; Anderson and Rayens 2004; Muir-Chochrane et al. 2006)。「家族」を基盤としたケアを行う場合,スタッフがケアされる人との間で互恵的関係を築かなければならないとすれば,緩和ケア・スタッフは,自分たちが社会的に公正と考えられるケアをどのようにして提供しようとするのか,それを明確に述べなければならない。緩和ケアを,とりわけ周辺に追いやられたと自ら考えている人に提供する場合,「画一的に物事を進める」という精神は明らかに不適切である。

「周辺に置かれた人」という言葉で何を意味しようとするのか

　モレル (Morrell 2001[2]) は,「周辺に置かれた」という語は,自分たちは孤立しており,また無力で,自分たちを排除しようとする社会(システム)に歯向かうことができないという感覚を作り上げる無意識的な社会的過程を言い表すと述べている。緩和ケア・スタッフは,自分たちの臨床の根底に流れている考え方が,市民を分け隔てる社会を無意識のうちに維持させているのではないか,と問うてみることが大切である。最近まで,死を目前にし

た癌患者に対するケアが周辺の事柄と位置付けられてきたのはその一例かもしれない。テレーズ・ヴァニエ（Thérèse Vanier）は，ラルシュ[3]（L'Arche；信仰に根ざした知的障害者とのコミュニティ）の考え方と，シシリー・ソンダースのホスピス運動との間には類似点があり，それは「ある人が，非常に弱い立場にある人に心をくばり，その人の言うことに耳を傾けること」だと述べている。

緩和ケアは，当初の目的をいくらか薄めてきたのではないかという懸念がある（Praill 2000; Egan and Labyak 2001; McNamara 2001; Skilbeck and Payne 2005; Seymour 2005; Van Kleffens et al. 2004）が，緩和ケアを行う人とは一体どういう人のことを言うのか，良質のサービスを決定する要因について私たちはどのように考えているのか，といった単純な問いを設けて，緩和ケアについて考えると，進むべき道が見えてくるかもしれない。本章で提示する，種々の脆弱性を抱えた人々へのアプローチこそが，良い緩和ケアの原点を示している。

精神衛生上の問題を抱えている人への緩和ケア

マーチンは45歳の独身男性で，農場で年老いた母親と暮らしていた。マーチンには長期にわたる双極性障害の病歴があり，地元の精神衛生サービスの支援を受けていた。ただし彼の面倒を長年にわたりみてきたのは母親であった。

彼は直腸癌を病み，手術を受けた。術後，彼は，症状管理の指導ができる在宅ケア・チームに紹介された。マーチンはしだいに自分の殻に閉じこもるようになり，ケア・チームと係わることに消極的になっていった。彼の母親はそれを精神障害の症状がいくらか出たのだと解釈した。彼の母親と地元の精神衛生チームは，彼をホスピスに入院させたほうが良いと考えた。しかしホスピスは，彼の精神的な問題にうまく対処できるか不安を抱いた。

成人において精神障害を抱えている人の割合は，2020年には48％に達

すると見込まれている (World Health Organization 2000)。精神衛生上の問題は，代謝障害に伴う生理学的不均衡や緩和されない症状，あるいは感染や病状の進行によって一層のものになるかもしれない (Tuma and DeAngelis 2000; Garssen 2004; Thewes et al. 2004)。精神衛生上の問題を抱えた患者は種々の挑発的行動や要求行動をとることがあるが，それを緩和ケア・スタッフがうまく取り扱えないために，患者は彼らスタッフと良い関係を築けないかもしれない (McCormack and Sharp 2006)。抑うつは終末期の患者にてよく見られる症状として知られている (Lloyd-Williams and Payne 2003; Meyer et al. 2003; Lawrie et al. 2004; Lloyd-Williams et al. 2004; Robinson and Crawford 2005)。緩和ケアを受けている患者におけるうつ病の有病率は，報告によって大きなばらつきがある。それはかなり衰弱した人にうつ病の検査を行うことが容易でないためである (Stiefel et al. 2001; Hoptof et al. 2002)。また身体症状と抑うつの間に関連があること (Lloyd-Williams et al. 2004)，臨床評価を行う際，精神症状より身体症状のほうに目が行くこと (Lloyd-Williams and Payne 2003) も，その原因であろう。

　緩和ケアのスタッフと精神衛生のスタッフは，患者ないしクライアントと治療的に係わる共通の技術を持っている (Cutcliffe et al. 2001 a, b)。重度の精神衛生上の問題を抱えた人も，見逃されることなく，公平にケアを受け取れるようにするためには，精神衛生サービスと緩和ケア・サービスとが対等な協力関係を築き，相互の技術と知識を向上させることが大切だとされている (Addington-Hall 2000)。それが築かれていれば，双方のスタッフの不安は低減し，専門の異なるスタッフ間の関係が強固なものになっていくだろう (McCormack and Sharp 2006)。ここで示した事例で，マーチンの双極性障害に関して緩和ケア・チームが抱いた不安は根拠が乏しいもので，それは彼らが同障害の治療と管理に関してほとんど知識を持っていないことに起因していた。一方の精神衛生のスタッフも，マーチンが受けた癌治療や，治療に伴う副作用への対処法や，オピオイド鎮痛

薬の使用に関して母親が抱いた恐怖をうまく取り扱う方法に関してほとんど知識を持っていなかった。マーチンが緩和ケア・サービスを受けることに消極的だったのは，そうすると死期が早まると思い込んでいたからであった。明らかに，もし可能ならマーチンとその母も加わり，精神衛生スタッフと緩和ケア・スタッフの両者が話し合って，合同でケア計画を立てることが最重要課題であった。マーチンが週１回緩和デイケアのためにホスピスに通院し，同日に訪問精神科看護師がホスピスを訪れ，マーチンの様子を見るようにする——このような方法をとることで，マーチンは安心感を覚え，緩和ケアと精神衛生の両面でマーチンの様子を見守ることができるようになった。ホスピスに入院してケアを受けなくてはならなくなったが，マーチンはすでにホスピスのスタッフとの間で確固とした人間関係を築き上げており，入院に際しての緊張は抑えられた。また母親に対しても，精神衛生サービスが，自宅に赴いての支援サービスを，マーチンの死が迫りつつある時期，さらにはマーチンが亡くなったあとも，提供することができた。マーチンが精神衛生サービスを受けているあいだに，母親は同スタッフとの間で確固とした人間関係を築き上げていたからであった。

精神衛生上の問題を抱えた終末期患者のケアで重要なこと
- ふだんから，異なる視点を持っている緩和ケア・サービスと精神衛生サービスとが連携(リエゾン)し，お互いをより深く理解するようにしておくことが必要である。
- 家族と精神衛生チーム，双方から信頼を得るために，家族について豊富な知識を持っている地元の精神衛生スタッフとの緊密な連携が不可欠である。
- たとえば，患者が亡くなったあと，誰が遺族をサポートするかといったように，役割を明確にしておくことが大切である。

知的障害者への緩和ケア

　キャサリンはダウン症の48歳の女性で，19歳のときからずっと同じ一つの居住型グループ・ホームで世話を受けながら生活し，知的障害の若年成人を対象とした地元のデイ・センターに付設された作業所で仕事をしてきた。キャサリンは乳癌と診断され治療が試みられたが，奏功に至らず，今や病状の進行を示唆する臨床症状が出現し，緩和ケアが必要と考えられた。両親は既に他界しており，唯一の肉親である妹シオバンがときおり見舞いに来ていた。キャサリンは陽気な性格の持ち主であったが，会話と理解力に著明な障害があった。彼女は自分の身の回りの世話をしてくれる人に強い愛着を持っていたが，この依存関係がホームのスタッフに数々の問題を引き起こすこととなった。彼女を支え，助けているホームのケア・チームは，現在，これからの終末期ケアをどうするかいろいろ議論しているところである。

　英国では1000人におおよそ25人が知的障害を抱え，そのうち3～4人は障害の程度が重度ないしは深刻な者である（Department of Health 2001; Tuffrey-Wijne 2003）。一口に知的障害といっても，その内容および程度はさまざまである。柔軟な世界的定義（Luckasson et al. 1992）によれば，知的障害は，18歳以前に知的機能に問題があり，とりわけ，コミュニケーションと社会性の技術，学習技術，コミュニティ資源の利用，そして自己管理（セルフケア）のうち，少なくとも2つ以上の領域で支障が生じているもの，とされている。良好な医学的治療を受けることができるようになり，寿命が延びたために，この知的障害者における心臓血管疾患やアルツハイマー病や癌といった進行性疾患の発生増が認められている（Jancar 1993）。知的障害者の死亡記録（recorded death）によれば，癌によって死する者が16％足らずを占め，とりわけダウン症者の癌による死亡が指摘されている（Cooke 1997; Hollins et al. 1998; Mertens et al. 1998;

第4章 周辺に置かれた人に対する心理社会的ケア:「家族」を基盤としたケア　119

Patja et al. 2001; Tuffrey-Wijne 2003)。

　知的障害者は社会で最も周辺に置かれた人々に属すると考えられている (Tyffrey-Wijne 2003)。彼らの死は,同じ知的障害者の間で「知らないうちにどこかに行った (hidden transition)」と表現されてきた (Todd and Read 2006)。知的障害を抱えた患者に対する終末期ケアは近年関心の高まっているテーマである。マーストリヒトで開かれた国際知的障害研究学会欧州会議 (ISSAID-Europe Conference) で発表され,2006 年の知的障害応用研究誌 (*Journal of Applied Research in Intellectual Disabilities*) に「短報」の連載として発表された一連の論文では,たとえば,コミュニケーションの困難な人々において不快や苦痛を見い出す方法 (Tuffrey-Wijne et al. 2006),サービスの計画と提供 (Tuffrey-Wijne et al. 2006),死別 (Blackman 2006),利用者が参加する重要性 (Tuffrey-Wijne et al. 2006) といったように,知的障害者の緩和ケアに関して幅広い問題が取り上げられている。しかし知的障害者に緩和ケアを行う場合どのような問題が生ずるか,経験的に明らかになっていることは依然として少ないというのが現状である。知的障害があると癌の治療が十分行われない,あるいは症状が誤って解釈されるといった報告もある (Tuffrey-Wijne 1997, 2003; Miki et al. 1999)。知的障害者は,治療に関してほかの人たちと同じような幅の選択肢を与えられているわけではない。またケアに関する意思決定に必ずしも参加できるわけではない。その結果,的外れのケアが提供されることになる (Kastner et al. 1993; Beange et al. 1995; Keywood et al. 1999; Keenan and McIntosh 2000; Northfield and Turnbull 2001)。こうした状況は,緩和ケア・スタッフが知的障害のある患者に関して抱く不安,つまり,自分は彼らをうまく管理する技術を持っていないのではないかという不安によって一層のものになる (Tuffrey-Wijne 1998)。一方で,医療スタッフは,知的障害者に十分説明して同意を得ることも可能だと推測しているという報告もある (Department of Health 2001; Tuffrey-Wijne 2002)。また軽度の知的障害の場合,スタ

ッフはそれを十分に認識できないかもしれない (Howells 1997; Cumella and Martin 2000)。

このように，ケアや情報が十分提供されない，あるいはふさわしいケアが提供されないといった問題ははっきりと指摘されている (Department of Health 2000[4], 2001; National Institute for Clinical Excellence 2004)。知的障害者に対しケアを行う場合の重要な倫理的前提は，すべての人の命は等しい価値を持っているという信念である (Tuffrey-Wijne 2003)。事例研究から，家族という言葉は何を意味しているのか議論することの必要性が浮かび上がっている。ブラックマン (Blackman 2005) は，学習障害を抱えた人は，長らく施設に入っていることが多いためもあって，子ども時代に愛着（アタッチメント）が築き上げられず，安心感をほとんど経験していないことが多いと述べている。このような状況で，もし親を亡くしたり，あるいは自宅で世話を受けられなくなったりして，たとえば居住型施設に入所せざるを得なくなると，安心感はさらに希薄なものになってしまう。キャサリンの場合，家族的な結びつきは，妹のシオバンではなく，ケア・スタッフに向けて築かれた。そこで緩和ケア・チームは，誰をキャサリンの「家族」として話し合いを持てば良いのか考えなおす必要があった。グループ・ホーム側は，キャサリンのケアは妹のシオバンが決めるべきだと考えたが，一方のシオバンは，ケア・スタッフの方がキャサリンのことをよく理解しており，うまく対応できると考えた。知的障害者施設では，あるケア提供者とある入所者との間に非常に強い結びつきが築かれていることが少なくなく，それで，ほかのケア・スタッフも加わってケア・チームを作ることが必要になった場合，ケアが順調にいかないことがある。ジャックマン (Jacquemin 2005) はこれに関して，積極的に入り込むこと (active presence) と相手を尊重して距離を保つこと (respectful distance) の両立が求められるとしている。知的障害者への緩和ケアを検討する場合，必ず，本人，家族，そしてケア・スタッフの心のうちを理解することが大切である。生物学的な家族は，自分たちの殻に閉じこもろうと

するかもしれない。そのことは尊重されるべきである。ケア・スタッフは過保護になり，たとえ知的障害者が情報を求めているような場合であっても，どのように情報を与えれば良いか教育や訓練を受けていないことが多いだろう。終末期ケアを行う場合患者やその家族と包み隠さずコミュニケーションをとることが重要だが，それならば，知的障害者にも彼らが理解できるようにして情報を提供することが大切だろう (Tuffrey-Wijne et al. 2006)。このことは，とりわけ死別に関して重要なことである。研究結果が示すところによれば，身近な人に死期が迫っていても，そのことが知的障害者に知らされることは少ない (Raji and Hollins 2001; Dowling et al. 2003; Todd 2004; Blackman 2005)。キャサリンが重い病気にかかり，死を目前に控えていることについて，ほかの入所者に心の準備をさせることが重要であった。どのような生活環境でケアを行うかを考える上で，クライアントの希望を優先することが不可欠である。キャサリンは今までどおりグループ・ホームで最後の日々を送ることを選んだ。彼女の身の回りの世話をしているスタッフは，さらなる知識と技術を身に付けるために，キャサリンが比較的まだ元気なうちに1週間の短期緩和ケア講習を受けた。地元の家庭医とグループ・ホームのケア・チームに支えられ，キャサリンは，妹とグループ・ホームの親しい友人たちに見守られながら安らかに息を引き取った。

知的障害者に関して重要なこと

❗知的障害者は自分の病気や予後に関して情報を提供されないことが多いだろうが，理解できる範囲で十分な情報を受け取る権利がある。
❗知的障害には内容や程度という点でさまざまなものがあり，終末期ケアはその人の理解力またケアへの参加能力に応じて行うことが必要である。
❗知的障害者にとって家族という概念は，生物学的家族を意味してい

るのか，それとも「心のなかに作り上げられた，意味ある家族」を意味しているのか，検討してみることが必要だろう。

❗ほとんどの場合，知的障害者と，長期にわたりその人の世話を続けてきた人との間に強固な人間関係が築き上げられている。そのため，その知的障害者が亡くなった場合，世話をしてきた人も深い悲しみを経験することが多い。そこで彼らにも死別をテーマとして援助の手を差し伸べるのが良い。

認知症高齢者への緩和ケア

ジョンはすでに妻を亡くした83歳の男性で，過去3年のあいだ居住型養護ホームで暮らしてきた。昨年一年間で衰弱が強まり，認知面でも生活面でも深刻な問題が生じてきた。最初はまごまごしているだけであったが，しだいに会話が支離滅裂になり，コミュニケーションがとれず，精神錯乱を来すようになった。食欲がなくなり，失禁が始まり，ついには寝たきりの状態となった。そのため，肺炎と褥瘡性潰瘍の発生が危ぶまれた。家庭医と地元の訪問看護師は手厚いケアをしていたが，ジョンの痛みと症状の管理に関して知識不足だと感じた。そこでジョンを地元のホスピスに紹介した。話し合いの結果，緩和ケアは養護ホームで行うこと，そしてそれをホスピスが支え，助けることが取り決められた。最後まで，ジョンはホスピスに入院してケアを受けることはなかった。

高齢者が抱える問題は若年成人のそれと同じだと推測してはならない（Teunissen et al. 2006; Duggleby and Raudonis 2006）。高齢者の場合，たとえば，本当は病気の悪化を示す症状であっても，老化に関連したものと見誤られ，十分な評価・治療がなされないこともあるようである（Seale and Cartwright 1994; Davies and Higginson 2004）。認知症で亡

くなる人は年間およそ10万人にのぼること (Bayer 2006) を背景に，近年，末期の認知症者のケアに臨床的関心が高まっている。彼らが抱えている問題は，一般の悪性疾患の患者のそれと大して異なっていないかもしれないにもかかわらず，専門の緩和ケア・スタッフによるサービスを受けている者はほとんどいないだろう (Luddington et al. 2001)。緩和ケアの原則は，明らかに，末期の認知症の患者，つまり認知機能と運動機能とがしだいに失われ，人に頼った生活を送ることが多くなった患者に対しても通用する (Lloyd-Williams and Payne 2002; Abbey 2003; Chang et al. 2005)。近年，緩和ケアに関する政策において，癌以外の人々をも対象とすることが強調されている (Commonwealth Department of Health and Ageing 2004; World Health Organization 2002)。認知症者に対する緩和ケアという問題は，緩和ケアは実際誰に対するケアなのかという疑問を浮かび上がらせている。認知症者に対するサービスは整備されておらず，不十分なままである (Brodaty et al. 2003; Shega et al. 2003; Bayer 2006)。認知症者が緩和ケアの対象とされない理由として，たとえば癌患者と反対に，認知症患者の場合，ケアを必要とする問題の把握が困難なことに加え，死に向かう過程が明確でないこと，そしてすでに逼迫している緩和ケアの財源を必然的にさらに逼迫させてしまうことがよく挙げられる (Ahronheim et al. 2000; Schuster 2000; Connolly 2001; Kirchhoff 2002)。しかし，認知症者の世話をしている家族らが体験している負担は，彼らの健康や交友関係や経済状態に重大な影響を及ぼすことが知られている (Ory et al. 1999; Albinsson and Strang 2003)。そこで認知症者の緩和ケアを推進する取り組みが一歩一歩行われるに至っている。末期認知症 (end-stage dementia; ESD) という概念は，そうした患者にも緩和ケアは症状の管理やケアといった点で何か具体的に貢献できるのではないか，その可能性を示すものとなっている (Chang et al. 2005; McQuillan 2006; Formiga et al. 2007)。数々の研究から，緩和ケアをどのように行うかを考える上で，認知症が提起する問題を理解することが臨床的にも社

会的にも重要だということが示されている (Evans 2002; Froggatt 2006; Mitchell et al. 2007)。そのなかで重要な課題が，認知機能が衰えたために，患者から通常の手掛かりとなるものを得られず，また介入の効果を判断できないという場合，患者の問題をどのように正しく把握するかということである。さらに末期認知症者の緩和ケアに関して問題が2つある。その一つは，養護ホームや居住型ホームの入所者における認知症の有病率の高さである。彼らは緩和ケア・サービスの圏外に置かれ，緩和ケアを受けるために入院することを自ら求めたり，あるいは周りの人から入院を勧められてもそれを受け入れたりすることはなかろう。もう一つは，一般の福祉施設のケア・スタッフは終末期ケアの技術について適切な教育や訓練を受けていないということである。養護ホームの介護スタッフは，末期認知症者の痛みについても，死が差し迫った場合の対応についても基礎的な知識を欠いている (Moss et al. 2002)。ケア提供者に教育を行うことで，彼らは一貫した包括的なケア計画を立てられるようになり，また家族は複雑なケア状況のなかで対処できるようになる (Evans 2002; Froggatt and Hoult 2002; Albinsson and Strang 2003)。上述したジョンの例は，教育がどれほど認知症者に良い結果をもたらしうるかを如実に示すものである。ジョンをホスピスに紹介した背景には，自分たちスタッフの知識を高め，より良いケアを提供したいという内発的な欲求というよりは，ジョンを転院させて重荷から解放されたいという欲求があった。しかし，ホスピスの訪問ケア・チームに支援されるとともに，養護ホーム(ホーム)を訪れた同チームから週1回短期教育プログラムを受けることで，養護ホームのスタッフは，しだいに，積極的にジョンのマネージメントに参加できるようになった。養護ホームとホスピスの訪問ケア・チームとの間で連携関係が築かれていたお陰で，養護ホームのスタッフは，後者と電話で相談するだけで，ジョンの問題は何か，どのようなことをすれば良いか，的確に決定できるようになった。経皮胃瘻造設術を行うか否かといった複雑な問題に直面したときも，養護ホームのチームは，彼を病院に移すのではなく，ホーム内でケ

アを続けることを強く望んだ。ジョンは，ホスピスの訪問ケア・チームと家庭医，そして地元の訪問看護サービスに支えられ，養護ホームで息を引き取った。

> **認知症者のケアにおいて重要なこと**
> ❗高齢者はその年齢のゆえに標準的な緩和ケアを受けられない可能性がある。
> ❗認知症は終末期において重要な問題であるが，認知症者は緩和ケア・サービスの恩恵にあずかれないことが多い。
> ❗認知症者の世話をしている家族の負担を過小評価してはならない。
> ❗末期の認知症にうまく対処し，それをうまく管理するのに，教育が重要な役割を果たす。

終末期にある受刑者への緩和ケア

58歳の男性マークは，強盗傷害の罪で懲役25年の刑を受け，現在服役中である。1年前に肺癌と脳転移が見つかり，化学療法を2単位受けたが予後はきわめて悪かった。現在，息切れと腰痛が悪化し刑務所内診療所（prison infirmary）に入院している。緩和ケア・チームが呼ばれ，意見が求められた。マークの妻は，最後の日々を自宅で過ごせるよう釈放を求めて嘆願書を提出した。

受刑者に対する緩和ケアの必要性について書かれたものはほとんどない。マドックス（Maddocks 2004）は，進行した疾患を抱えた受刑者のことをまったく圏外に置かれた人たちと表現している。英国の人口当たりの受刑者数は，ヨーロッパで2番目に高いと推計されている（Elkins and Olugundoye 2001）。ロールド（Rold 2002）は，終末期にある受刑者に

提供されるケアや治療は，社会が道徳という点でどのような立場をとっているか，それを映し出すものであり，死を目前にした受刑者は，その受刑理由が何であれ，人間的なケアを受ける資格があると考えている。一方で，刑務所に収監する目的は，誤った行動を隔離と刑罰によって矯正することだとする反対意見もあろう (Dubler 1998; Byock 2002)。受刑者は，病気等の問題を抱えている可能性が指摘されている。たとえば，薬物依存したがって HIV 感染ないしは AIDS 発症の受刑者の数は増加の一途をたどっている (Carvell and Hart 1990; Jeanmonod et al. 1991; Turnbull et al. 1993)。受刑者の75％近くは慢性アルコール依存の病歴があり，一般の人々よりも身体面での老化が早く，慢性疾患を病むことが多く健康上の問題を抱えやすいようである (Bick 2002)。刑務所に収監されて暮らすということで，家族との結びつきが分断される。そのため受刑者は，人間関係が崩壊し，孤立する。それで，刑務所外から社会的支援を得られないかもしれない。

コレランとオシオアイン (Colleran and O'Síoáin 2006) は，刑務所という施設のなかで緩和ケアを提供しようとする場合に生ずる複雑で重要な問題として，以下のものに光を当てている。

- ◆多くの刑務所が，死の差し迫った受刑者をケアする基盤設備を欠いていること。
- ◆受刑者の死は刑務所の治安を脅かす可能性があり，そのため受刑者をできるだけ長く生かすことに重きが置かれること (Dubler 1998)。
- ◆受刑者の「温情釈放 (compassionate release)」を願い出ても，お役所的な長々とした手続きが行われる可能性があること (Lum 2004)。
- ◆刑務所では監禁(ロックダウン)といった強硬な治安策がとられたり，身体拘束が行われたりしており，尊厳ある死という理想が弱められていること。
- ◆緩和ケアを行おうとしても，ケア・スタッフが刑務所内診療所に赴くことは困難で，治療目的であっても薬物の使用が制限されること。また刑務官が患者の近くでたえず監視を行っているため，患者との係わ

りが制約される可能性があること (Finlay 1998; Lum 2004; Maddocks 2004)。

終末期にある受刑者の身体拘束について関心が高まっている。バイアック (Byock 2002) は米国で手錠をはめられたまま死を迎えた受刑者が2500人以上いることを明らかにしている。フィンレー (Finlay 1998) は受刑者の終末期ケアについて報告しているが，拘束はメディアの議論の的となっている。身体拘束は犯罪の内容と受刑者の危険度によって決まる。英国では，受刑者はA（危険性大）からD（危険性小）まで段階に分けられている。患者に，尊厳と適切な治療とを最も適切なやり方で確実に提供するためには，緩和ケア・チームと刑務職員（サービス）とが絶えず連携関係を築いていることが必要である。緩和ケア・チームにも刑務職員にも受刑者をケアする義務があり，後者にはさらに安全な保護監督の義務もある。保護監督の一環として，死の差し迫った受刑者をどのように監督指導するかは刑務職員の裁量に委ねられている。

ヤンポルスカイヤとウインストン (Yampolskya and Winston 2003) は，米国の刑務所内のホスピス・サービスについて，どのようなものが有益で，どのような効果があるか検討を加えている。大多数の刑務所では，死の差し迫った受刑者にスピリチュアルないし心理的なカウンセリングを行う，家族の面会規則を緩和する，信頼できる受刑者にボランティアになってもらい死の迫る受刑者に寄り添ってもらう，といったことが行われていた。受刑者の家族に対する支援は，とりわけ受刑者が死亡したあとはまちまちであった。収監ということに付随して諸問題が起こること，また受刑者もその家族も生き別れや孤立を経験することを考えれば，死を目前にした受刑者の家族については，検討すべきことが多く残されていると言えよう。

終末期にある受刑者の管理は多面的なものであり，患者の問題に，緩和チームの技術をどう合わせれば最も良いか，注意深く考察するに値する事柄である。モール (Maul 1991) は，刑務所の環境を不信や絶望が渦巻い

ているところと述べているが，それは，終末期にあるすべての人に対する信頼に満ちた支持的ネットワークという緩和ケアの本質と合致しない。緩和ケア・スタッフは，最良のケアを決める明確な倫理的枠組みによって，自分の仕事を行うことが必要である。それは，医療領域以外の人たちのそれと異なっている。たとえば，情報の秘密保持と共有は，緩和ケア医と刑務所管理者とで，持つ意味が大きく異なるだろう。マークの場合，二重のアプローチが必要であった。一つは刑務所でマークの病状を管理することであり，もう一つはマークの温情釈放を訴えている家族を支えることであった。彼が行った犯罪のことを考えれば，彼が釈放されて家に帰れる見通しは低く，刑務所に代わるケアの場所としてホスピスが，ホスピスの管理チームが同意すればの話だが，提案された。しかしアイルランドではこうした問題に関して定まった方針はない。釈放の可否を決める手続きはひどく手間取り，そうしているうちにマークは刑務所で死を迎えた。

終末期にある受刑者をケアする上で重要なこと
- 受刑者が抱える問題は多面的で複雑である。
- 受刑者とその家族を相手に緩和チームが取り上げるべき問題は，絶望，喪失，そして孤立である。
- お役所的手続きを必要とするため緩和ケア・サービスの提供に影響が生じることがある。
- 緩和ケア・チームと刑務職員が話し合いを持つことが不可欠である。
- ケアを提供しなければならないという臨床医の義務は，受刑者を収監・隔離するという刑務所の役割より上位に位置する事柄かもしれず，緩和ケアを始める際に，守備範囲を明確にしておくと良い。

薬物依存症者への終末期ケア

　35歳の女性メアリーはⅣ度星状細胞腫を患い，左麻痺を来していた。彼女には長年にわたるヘロインとアルコールの嗜癖歴があり，地元の薬物依存症サービスと精神衛生チームによる公的な援助を受けてきた。彼女はひとりで暮らしていたが，きょうだいたちから私的な援助を受けることもあった。しかしそのきょうだいのなかには，自身が薬物依存からのリハビリテーション中の者や，依然として薬物を常用している者がいた。ホスピスへの入院が急がれた。彼女には子どもが2人いたが，現在里子に出されており，社会福祉サービスの保護下にあって，面会する機会は大きく制限されていた。

　化学物質や薬物の依存や乱用は，法律上も，健康上も，また社会的にも悪い結果が引き起こされるにもかかわらず，自分ではその使用を抑えられない状態として定義される (Diagnostic and Statistical Manual for Mental Disorders; DSM-IV)。本事例は，ヘロインとアルコールの嗜癖歴のある癌患者に対する緩和ケアを取り上げたものである。ブルエーラら (Bruera et al. 1995) は，緩和ケア病棟(ユニット)に入院する患者の25％以上がアルコール嗜癖の問題を抱えていると推計している。嗜癖において著しいことは，自分の殻に引きこもり，家族，広くは社会から拒絶されているにもかかわらず死に物狂いで薬物を求める原動力となっている孤立感や孤独感や抑うつと，薬物を使用して得られる高揚気分と，この裏腹な両者を内部で抱えるということである (Kirsh and Passik 2006)。

　メアリーの例は数多くの問題を提起している。彼女の終末期ケアに子どもをどのように加わらせば良いだろうか，またそのようなことは可能だろうか。緩和ケア・チームはどのようにすれば家族全体を視野に入れて薬物依存者をケアできるだろうか。また緩和ケアとほかのサービスの境目はどこにあるのだろうか。緩和ケアでの言葉づかいも変える必要があるかもし

れない。身体的依存や耐性といった概念は，緩和ケアの専門用語として明確な意味を持っているが，嗜癖を抱えて暮らしている患者やその家族にとっては別の意味を持つかもしれない (Kirsch and Passik 2006)。終末期ケア目的で嗜癖患者を入院させようと思っても，施設側から尻込みされることが多いが，それは，そうした患者の管理はあまりにも複雑で対処が困難だという思い込みのせいである (Passik and Theobald 2000)。

事例に基づいて，嗜癖が緩和ケアの介入にどのくらい影響を与えるか叙述されている (Passik and Theobald 2000)。たとえば，嗜癖は家族やケア提供者に困った問題を引き起こすこと，薬物使用の欲求が絶えず起こり患者が苦しむこと，症状が強まるにつれて家族の心痛が増大すること，などである。そして以下のような難題に整理されている。

◆患者の苦しみが増大すること。
◆家族のストレスが増大すること。
◆症状がどの程度苦しいか評価が困難なこと。
◆患者が医療指示を守らないこと，そして緩和医が処方に不安を持つこと。

加えて，癌という診断を受けることで，すでに経験していた，たとえば自尊心喪失や絶望感といった否定的な感情面が一層のものになる。精神障害の高い併存率が指摘されている。嗜癖者のなんと85％近くが，薬物依存症以外の精神疾患の診断を受けているのである (Khantzian and Treece 1985)。絶えず湧き上がる，薬物を手に入れたいという欲求は，癌を病みすでに弱った患者を一層衰弱させ，不眠や倦怠感といった嗜癖に付きものの症状を悪化させる。このため，緩和ケア・スタッフは患者の症状を，癌によるもので嗜癖とは関連がないというように——あるいはその逆に——誤って解釈してしまうかもしれない。

薬物使用を抑えられない患者を緩和ケア治療にうまく移行するには，薬物使用をいくらか抑えられるような態勢作りが最重要である (Passik and Portenoy 1998)。どう抑えるかは嗜癖のタイプや程度によって異なるだ

ろう。専門分野の相異なるスタッフからなるチームが，嗜癖カウンセリングや嗜癖ケアの専門家の応援を得て，支え，助けることによって，患者とその家族の問題に適した，一貫性のあるケア計画を作り上げることができよう。家族と取り組む際には，ケア計画を示す前に，現在の家族のダイナミックスを十分理解しておくことが不可欠である。また，たとえば，依存関係にあるとか，共依存関係にあるといったように家族間の関係を明らかにしておくことも必要である。なかには，怨みや罪悪感，怒りや恐怖心を心に抱き，そのため援助を受けたり，患者のケアに参加したりできないという家族もいる。彼らはケア・チームとの協力を望まず，自分の置かれた状況から逃れるのは困難だと考えているかもしれない。家族はある種の薬剤の使用に不安を抱いているかもしれず，特定の予防措置を設けて，薬剤がホスピス以外では安易に用いられないようにすることが必要になるかもしれない。緩和ケア・スタッフは，依存と嗜癖とを区別して理解できるよう家族を教育することが必要になるかもしれない。さらに緩和ケア・スタッフは，身体的または精神的な問題を抱え，支援が必要な家族に正しく対応することが必要である。薬物乱用者と一緒に暮らしてきたことで「燃え尽き」を体験している家族には，その状況から逃れることができること，それでも終末期にあるその人に会いに来ても構わないということを告げることが必要である。

　緩和ケア・スタッフが直面する重要な哲学的問題を取り上げよう。たとえば，嗜癖からの「回復」という目標は緩和ケアのモデルとどのように交差するのだろうか。終末期にある患者は，個人的な資源を見い出して嗜癖から回復しようとはしないことが多く，達成しうる最良のことは，嗜癖薬物の使用を減らし，治療とケアの手順(プロトコール)を納得できる範囲で順守してもらうことである。患者とその家族に，この苦しみは和らげられること，そして痛みは生きていく上で必然的なものではないということを信じてもらえるようにしなければならない。ホスピスやそれに類似した安全な環境は，家族と患者の眼に，自分たちを保護してくれる場として映るかもしれない。

しかし，薬物の使用が制限されるから，対照的に自分を拘束する場として映るかもしれない。言うまでもなく嗜癖の問題を抱えた患者を入院させるという決定は，病棟チームと地域のチームとの協議を要する事柄である。嗜癖患者のケア・プログラムがどの程度成功するか，それを決める重要な鍵は信頼である。したがって，目標を安定と再方向づけに絞る必要がある。そして，これ以上自己が脆くならないように，また安定が失われないようにしなければならない。

　メアリーの最初の欲求は，治療を受け，症状を完全に和らげてもらい，そして痛みから解放され，たとえば自分の死後子どもを誰に委ねるかといった人生上の心理社会的問題に取り組みたいというものであった。ほかの家族メンバーも薬物乱用者であるという複雑な問題があるため，厳格な薬剤の使用法が整えられ，十分に管理して使用することが可能になった。薬物の作用下にある家族がホスピスに来ても施設内に入れないといったことをはじめ，基本原則がいくつか設けられた。スタッフは当初薬剤の盗難が起こるのではないかと心配したが，与薬室が一般の人々の近づけない場所にあったため現実のものとならなかった。メアリーは，将来誰が自分の子どもの面倒をみるか，それをめぐる社会福祉スタッフとの話し合いに加わることができた。子どもたちは予定通りに見舞いにくることはなかったが，入院から6週間後，彼女は安らかに息を引き取った。

薬物依存症者において重要なこと

❗チーム・メンバーは嗜癖に対してどのような考えを持っているか，それを明確に理解しておくことが重要である。
❗症状のコントロールは困難であるが，柔軟に対応するならば可能になるだろう。
❗家族は，家族として患者と係わることを嫌がったり，あるいは係わ

ることができなかったりするだろう。
! 嗜癖は苦しみの周りに存在し，緩和ケアを行うに当たって，患者が何かに依存することによって苦しみに耐えてきたという背景を考慮することが大切である。

少数民族出身者への終末期ケア

　ジャン＝ポールは最近シエラレオネ[5]から英国にやって来た38歳の亡命希望者である。彼は難民申請を行い，その決定が下るのを待っていた。到着したとき，ジャン＝ポールは健康状態が悪く，大腸に浸潤癌が見つかった。彼はまたHIV陽性でもあった。手術が行われたが，さらなる治療の選択肢は乏しいことが明らかになった。ジャン＝ポールが話せるのはフランス語のみで，そのほかにポルトガル語をいくらか話せるだけであった。彼の妻と娘はシエラレオネに留まっており，彼はこの3カ月間妻子と連絡を取り合っていなかった。彼は難民や亡命希望者専用のホステルで暮らしていたが，病状悪化のため入院が必要となった。今や終末期の病状管理のため，どこでケアを受けるか決めなければならなかった。

　人種や民族や文化といった概念は定義を欠き，数値で表すことができず，問題を孕み，矛盾している (Coker 2004; Koffman and Higginson 2001; Koffman 2006)。英国の資料によれば，黒人および少数民族出身者は，白人よりも緩和ケア・サービスを受けることが少ないようである (Haroon-Iqbal et al. 1995; Smaje and Field 1997; Spruyt 1999; Karim et al. 2000; Koffman and Higginson 2001)。その原因として，黒人および少数民族の人々の間では癌の発生率が低いこと，そして彼らは社会-人口学的に比較的若い年齢層に属することが挙げられてきた (Balarajan and Raleigh 1993)。つい最近，黒人と少数民族の人々の受療の意思決定

に，不信感が関与していることが報告されている（Cort 2004）。緩和ケアがどの程度受け入れられるかは文化によって異なる可能性についても検討しなければならない（Bonifant 2000）。どのような医療を提供するかに人種の偏見も指摘されている（Gerrish et al. 1996; Koffman and Higginson 2001）。医療従事者の視点から，少数民族の者へのケア体験について記述されたものは非常に乏しい。ある研究（Richardson et al. 2006）によれば，言葉の壁があってコミュニケーションがうまくいかないということが大きな問題だとされている。したがって患者の信念や行動について誤った思い込みをしてはならない。

　難民と亡命希望者という2つの用語は定義上大きな違いがあり，そのことが医療サービスの利用の可否に影響を及ぼす可能性がある。1951年ジュネーブ会議は，諸国が亡命者として受け入れる場合の条件を示した。次に上記2概念の定義を述べるが，それは，英国の認定条件に拠ったものであり，ほかの国々では異なっているかもしれない。難民とは，故国を逃れ出で，とりあえず故国以外の国に滞在している人で，永続的な居住を望んでいることもあればそうでないこともある。亡命希望者とは，故国以外のある国に留まることを望み，その申請を行い，当局から決定が下されるのを待っている人である（Burnett and Peel 2001; Burnett and Fassil 2002）。英国では，難民あるいは亡命希望者のカテゴリーに合致する人は25万人いると推定されている。ただしこれは控えめの数字である。というのは，難民はさらに別の国に移っていくことも多く，正確な人数を数えることは困難だからである。これが一因で彼らが利用できる持続的な医療サービス——緩和ケアを含む——を整備することが困難になっている（Bardsley and Storkey 2000; Koffman and Camps 2004）。

　先に示した事例はいささか特殊なものである。アイルランドの文化に同化していく過程，つまり時間をかけて現在暮らしている社会に溶け込んでいくという過程にほとんど晒されていないからである。こうした人々に緩和ケアを行う場合，同ケアを，依然として生まれ育った文化に包まれてお

り，現在暮らしている社会についてはほとんど知識を持たないという患者に合わせなければならない。移民は立法府にとって大きな問題であり，市民権や居住許可に関して法的な制限が設けられるが，そうすると難民／亡命希望者として孤立して生きる人は故国を追われたという感を一層募らせることになる (Fanning and Mutwarasibo 2007)。

難民や亡命希望者は，社会的剥奪と関連する種々の健康問題を呈する (Jones and Gill 1998)。明らかに懸念されていることは，HIV／AIDSの広域的流行と，AIDS関連疾患の，多くは進行した段階での発症である。HIV感染者は社会的に不利な立場に置かれていることが多く，症状が現れて始めて感染が分かることが多い (Brogan and George 1999)。ジャン＝ポールの例で言えば，HIV／AIDS患者は特定の専門病院で治療を受けているために，地元のホスピスはHIV患者をケアする知識と対処資源をあまり持ち合わせていなかった。

最近のオランダでの研究から，難民は，家庭医が偏見を持っており，どのような場合でも，自分の病気を難民であることと結びつけて考える，と感じていることが示されている。難民や亡命希望者の直面した外傷的体験が，とりわけ受け入れ国に到着し，施設内に留め置かれることになったとき，その精神衛生に影響を及ぼすことを示す研究結果も増えている (Maffia 2006; Peate and Richens 2006; Australian Human Rights and Equal Opportunity Commission 2007)。

スタッフの知識や技術が不足しているため，難民に対するケアは十分行われていない (Richardson et al. 2006)。誰かを通訳として介在させて仕事をしなければならないこと，文化による緩和ケアに対する実際上また考え方の違い，人種的偏見，そして訓練の必要性は，緩和ケア・スタッフが直面する重大な問題である (Richardson et al. 2006)。通訳の問題は文献でよく報告されている (Robinson 2002; Randhawa et al. 2003)。患者は，自分の病気の深刻性を理解しなかったり，間違って受け止めたりするかもしれない。読み書きが困難な人たちもおり，とりわけ子どもが病気の場合，

家族が子どもの訴えを正確に伝えてくれるとは限らない (Cox et al. 2002)。通訳職の人も，人びとの憂苦と接しなければならないことからくる精神的な労苦を経験する。したがって，それを整理して解消して，彼らを支え，助けることが必要となるが，それは十分行われているとは言い難い。重要な決定は，患者本人ではなく，年長の家族が行うという文化もあろう。文化が異なるとケアに対する考え方も異なる。また文化の違いに伴ってスタッフの偏った見方や無意識的な判断も生じ，たとえば，少数民族の背景をもつ人をケアすると厄介なことに巻き込まれやすいといった先入観が生まれることにつながりやすい。教育と訓練の機会は不十分なままであり (Gatrad et al. 2003)，手に入るのは全般的な情報で，各患者に即してどのようにコミュニケーションを行えば良いか，それについては示されていない。

　温情のある (compassionate) 柔軟なアプローチが求められる (Molassiotis 2004; Richardson 2004)。文化の多様性に関しては，経験に基づき幅広い学習を行うことが必要である。それは異文化の人々の態度や信念にとどまらず，スタッフ自身のそれについても理解を深めることに焦点を合わせたものでなければならない。文化の違いを視野に入れた知識があれば，患者とスタッフとの間で対話が始められよう。一般的な理解で十分とする誤った推測があると，たいてい対話は深まらない (Kemp 2005)。緩和ケア・スタッフにとって重要な問題がいくつも浮かび上がってくる。家族，ないしは生活を共にする人をどの程度ケアに関与させれば良いか／させることができるか？　家族は皆病状の進行を十分理解しているか？　死について話し合うことをその文化は認めているか？　死とは，また死が訪れるとはどういうことか？　死後どのようにすれば遺体が最も尊重されたことになるか？　文化の異なる人にうまく対処する能力は，知識，経験，そしてもっと探りたいという意欲の3次元から成り立っている (Davidhizar and Giger 2004; Doorenbos and Schim 2004; Lyke and Colón 2004)。ジャン＝ポールの場合，どこでケアを行うかという問題は，彼の病状が急変し

たこと，そして身寄りがいなかったことから，ホスピスが残された唯一の選択肢となった。地元の地方病院でフランス語の話せる看護師が2人見つかり，必要なとき——たいていは重要な決定を下す必要が生じたとき——快く通訳を務めた。この経験は大きな意味を持っており，この2人のうち1人はのちにホスピスに移ってきた。ソーシャルワーカーはほかのシエラレオネ出身者と連絡を取ったほうが良いかケア・チームに助言を求めた。しかしジャン＝ポール本人がシエラレオネ出身者と会いたく思っているのか確かめてからのほうが良いという助言が返ってきた。というのも，つねに危険が伴っていたからである。ジャン＝ポールはシエラレオネ出身者とは会いたくないと思っていた。彼の望みは尊重されたが，亡命者の場合，また異なる問題があることを示すものであった。ジャン＝ポールはホスピスに入院してケアを受け，3週間後に息を引き取ったが，存命中に難民の身分が決定されることはなかった。

結　論

　本章で，いくつかの事例を基に，周辺に置かれていると自ら考える，あるいはそのように考えられる患者に緩和ケアを行う際に生じる複雑な問題について論じた。市民権のない人に緩和ケア・サービスを提供する先駆的な取り組みもあるが，その多くは慈善基金の資金に頼ったものである（Gibson 2001）。緩和ケア・スタッフは，末期の床にある，ここで述べたような患者をどのように支え，助けていけば良いのだろうか？　それには「取り巻く状況を鋭敏につかみ取る」ことが必要である。それは，教科書は知識源として有益なだけであって，実践に当たっては決定的なものではないということを意味している。どのような患者も重要であり，それぞれ異なっている。したがって多様な機関がケアに関与するのが良いだろう。その際，複雑な背景を持った患者に対しても緩和ケアは貢献できることを示し，緩和ケアへの移行が見込みのない患者の最後の手段として見られ

ことのないようにしなければならない。かくも多様でまったく異なった人々の問題に，緩和ケア・サービスだけで対処することはできないと考えられる。患者とその家族をはじめ，あらゆる人々が，自分はどのようなケアを受けられるか，それを理解できるよう，ケア開始時に，ケアできる守備範囲を明確にしておくことが必要である。

＊訳注

1）family には，「家族」のほか，「一族」や（たとえばマフィアの）「一家」あるいは「生活共同体」（したがって本章に即して言えば，同じケアホームで暮らすほかの入居者やスタッフ）といった幅広い意味があり，したがって family-centred care は単に「家族中心のケア」や「家族主体のケア」にとどまらない意味を持っている。「住み慣れ，居場所が感じられる場所での，『家族』とも言えるケア・スタッフやほかの入所者に囲まれての緩和ケア」といった意味合いがあると言えようか。なお著者は，hospital-centred, hospice-centred, community-centred, home-centred といった言葉が念頭にあって，family-centred という語を用いているのかもしれない。
2）本文献は原書の文献欄に示されていない。次と考えられる。Morrell P (2001). On Deviance, Marginality, and Social Exclusion.
　（http://www.homeoint.org/morrell/otherarticles/marginality.htm.）
3）ジャン・ヴァニエ（Jean Vanier）が 1964 年に始めた，知的障害を抱えた人たちとの生活共同体ないしは家のこと。「箱舟」の意。現在では世界各地にある。テレーズはジャンの姉で，英国でラルシュを創立するとともに，聖クリストファー・ホスピスで非常勤医師を務めた。
4）本文献は原書の文献欄に示されていない。
5）シエラレオネは，西アフリカ南西部，大西洋に面する共和国。もと英国植民地・保護領。1991 年より約 11 年間にわたり内戦が続き，一説に，死者 7 万 5 千人余り，難民・国内難民になった者 2 百万人以上とされる。数千から数万人の者が手や足を切り落とされるなど，残虐な行為が行われた。故郷を追われた者は周辺国ギニアやリベリアやガンビアのほか，ヨーロッパにまでも逃れ出た。

◆文献

Abbey J (2003). Ageing, dementia and palliative care. In: O'Connor M, Aranda S (ed.). *Palliative care nursing, a guide to practice*. Australia: Ausmed Publications, pp.329-40.

Addington-Hall J (2000). *Positive partnerships: palliative care for adults with severe mental health problem*. London: National Council for Hospice and Specialist Palliative Care Services.

Ahronheim J, Morrison R, Morris J, Baskin S, Meter D (2000). Palliative care in advanced dementia: a randomized controlled trial and descriptive analysis. *J Palliat Med* 3: 265-73.

Albinsson L, Strang P (2003). Diffrences in supporting families of dementia patients and cancer patients: a palliative perspective. *Palliat Med* 17: 359-67.

American Society of Clinical Oncology (1998). Cancer care during the last phase of life. *J Clin Oncol* 16: 1986-96.

Anderson DG, Imle MA (2001). Families of origin of homeless and never-homeless women. *West J Nurs Res* 23: 394-413.

Anderson DG, Rayens MK (2004). Factors influencing homelessness in women. *Public Health Nurs* 21: 12-23.

Australian Human Rights and Equal Opportunity Commission [HREOC] (2007). Detention worsens mental health. *Aust Nurs J* 14: 7.

Balarajan R, Raleigh V (1993). *Ethnicity and health: a guide for the NHS*. London: Department of Health.

Bardsley M, Storkey M (2000). Estimating the numbers of refugees in London. *J Public Health Med* 22: 406-12.

Bayer A (2006). Death with dementia: the need for better care. *Age Ageing* 35: 101-2.

Beange H, McElduff A, Baker W (1995). Medical disorders of adults with mental retardation: a population study. *Am J Ment Retard* 99: 595-604.

Bick JA (2002). Managing pain and end-of-life care for inmate patients: the California Medical Facility experience. *J Correctional Health Care* 9: 131-47.

Blackman N (2005). Supporting bereaved people with intellectual disabilities. *Eur J Palliat Care* 12: 247-8.

Bohn U, Wright LM, Moules NJ (2003). A family systems nursing interview following a myocardial infarction. The power of commendations. *J Fam Nurs* 9: 151-65.

Bonifant J (2000). Palliative care: a universal discipline? *Prog Palliat Care* 8: 351-3.

Brodaty H, Draper B, Low L (2003). Behavioural and psychological symptoms of dementia: a seven tiered model of service delivery. *Med J Aust* 179 (Suppl. 6): 526-8.

Brogan G, George R (1999). HIV/AIDS: symptoms and the impact of new treatments. *Palliat Med* 1: 104-10.

Bruera E, Moyano J, Seifert L, Fainsinger RL, Hanson J, Suarez-Almazor M (1995).

The frequency of alcoholism among patients with pain due to terminal cancer. *J Pain Symptom Manage* 10: 599-603.

Burnett A, Fassil Y (2002). *Meeting the health needs of refugees and asylum seekers in the UK: an informational and resource pack for health worker.* London: Department of Health.

Burnett A, Peel M (2001). What brings asylum seekers to the United Kingdom? *BMJ* 322: 485-8.

Byock I (2002). Dying well in corrections: why should we care? *J Correctional Health Care* 9: 107-17.

Carvell AL, Hart GI (1990). Risk behaviours for HIV infection among drug users in prison. *BMJ* 300: 1383-4.

Chang E, Hancock K, Harrison K, Daly J, Johnson A, Easterbrook S, Noel M, Luhr-Taylor M, Davidson PM (2005). Palliative care for end-stage dementia: a discussion of the implications for education of health care professionals. *Nurs Educ Today* 25: 326-32.

Chesla CA (2005). Nursing science and chronic illness: articulating suffering and possibility in family life. *J Fam Nurs* 11: 371-87.

Coker EM (2004). 'Traveling pains': embodied metaphors of suffering among Southern Sudanese refugee in Cairo. *Culture Med Psychiatry* 28: 15-39.

Colleran M, O'Sīoāin L (2006). Providing palliative care for prisoners. *Eur J Palliat Care* 13: 257-9.

Commonwealth Department of Health and Ageing (2004). *Guidelines for a palliative approach to residential aged care.* Canberra: Commonwealth Department of Health and Ageing.

Connolly M (2001). The disadvantaged dying: care of people with non-malignant conditions. In: Kinghorn S, Gamlin R (ed.). *Palliative nursing, bringing comfort and hope.* Edinburgh: Baillière Tindanll, pp.231-43.

Cooke L (1997). Cancer and learning disiability. *J Intellect Disabil Res* 41: 312-6.

Cort MA (2004). Cultural mistrust and use of hospice care: challenges and remedies. *J Palliat Med* 7: 63-71.

Cox CL, Leahey G, Malik F (2002). *Counting the cost of cultural diversity.* Final report of the bilingual and interpretation research project. London: Health Care Research Unit, City University.

Cumella S, Martin D (2000). *Secondary healthcare for people with a learning disability: a report completed for the Department of Health.*

Cutcliffe JR, Black C, Hanson E, Goward P (2001a). The commonality and synchronicity of mental health nurses and palliative care nurses: closer than you

think? Part one. *Psychiatric Ment Health Nurs* 8: 53-9.
Cutcliffe JR, Black C, Hanson E, Goward P (2001b). The commonality and synchronicity of mental health nurses and palliative care nurses: closer than you think? Part two. *Psychiatric Ment Health Nurs* 8: 61-6.
Davidhizar R, Giger JN (2004). A review of the literature on care of clients in pain who are culturaly diverse. *Int Nurs Rev* 51: 47-55.
Davies E, Higginson I (ed.) (2004). *Better palliative care for older people.* Geneva: World Health Organization.
Department of Health (2001). *Seeking consent: working with people with learning disabilities.* London: Department of Health.
Department of Health (2001). *Valuing people: a new strategy for learning disabilities for the 21th century.* A White Paper. London: Department of Health.
Doorenbos AZ, Schim SM (2004). Cultural competence in hospice. *Am J Hospice Palliat Care* 21: 28-32.
Dowling S, Hubert J, Hollins S (2003). Bereavement interventions for people with learning disabilities. *Bereavement Care* 9: 8-15.
Dubler NN (1998). The collusion of confinement and care: end-of-life care in prisons and jails. *J Law Med Ethics* 26: 149-56.
Duggleby W, Raudonis BM (2006). Dispelling myths about palliative care and older adults. *Semin Oncol Nurs* 22: 58-64.
Duhamel F, Talbot LR (2004). A constructivist evaluation of family systems nursing interventions with families experiencing cardiovascular and cerebrovascular illness. *J Fam Nurs* 10: 12-32.
Egan KA, Labyak MJ (2001). Hospice care model for quality end-of-life stage. In: Ferrell BR, Coyle N (ed.). *Textbook of palliative nursing.* Oxford: Oxford University Press, pp.7-26.
Elkins M, Olugundoye D (2001). *The prison population in 2000: a statistical review.* London: The Home Office.
Evans B (2002). Improving palliative care in the nursing home: from a dementia perspective. *J Hospice Palliat Nurs* 4: 91-9.
Fanning B, Mutwarasibo F (2007). Nationals/non-nationals: immigration, citizenship and politics in the Republic of Ireland. *Ethnic Racial Stud* 30: 439-60.
Feldmann CT, Bensing JM, de Ruijter A (2007). Worries are the mother of many diseases: general practitioners and refugees in the Netherlands on stress, being ill and prejudice. *Patient Educ Couns* 65: 369-80.
Finlay I (1998). Managing terminally ill prisoners: reflection and action. *Palliat Med* 12: 457-61.

Formiga F, Olmedo C, López-Soto A, Navarro M, Culla A, Pujol R (2007). Dying in hospital of terminal heart failure or severe dementia: the circumstances associated with death and the opinions of caregivers. *Palliat Med* 21: 35-40.

Froggatt K (2006). A survey of end of life care in care homes: issues of definition and practice. *Health Soc Care Community* 14: 341-8.

Froggatt K, Hoult L (2002). Developing palliative care practice in nursing and residential care homes: the role of the clinical nurse specialist. *J Clin Nurs* 11: 802-8.

Garssen B (2004). Psychological factors and cancer development: evidence after 30 years of research. *Clin Psychol Rev* 24: 315-38.

Gatrad A, Brown E, Sheikh A (2003). Palliative care needs of minorities. understanding their needs is key. *BMJ* 327: 176-7.

Geissler L, Bormann CA, Kwiatkowski CF, Braucht GN, Reichardt CS (1995). Woman, homelessness and substance abuse: moving beyond the stereotypes. *Psychol Women Q* 19: 65-83.

Gerrish K, Husband C, Mackenzie J (1996). *Nursing for a multi-ethnic society*. Buckingham: Open University Press.

Gerritsen AAM, Bramsen I, Devillé W, van Willigen LHM, Hovens JE, van der Ploeg HM (2006). Use of health care services by Afghan, Iranian, and Somali refugees and asylum seekers living in the Netherlands. *Eur J Public Health* 16: 394-9.

Gibson R (2001). Palliative care for the poor and disenfranchised: a view from the Robert Wood Johnson Foundation. *J R Soc Med* 94: 486-9.

Grande GE, Addington-Hall JM, Todd CJ (1998). Place of death and access to home care services are certain patient groups at a disadvantage? *Soc Sci Med* 47: 565-79.

Haroon-Iqbal H, Field D, Parker H, Iqbal Z (1995). Palliative care for ethnic groups in Leicester. *Int J Palliat Nurs* 1: 114-6.

Higginson I (1993). Palliative care: a review of past changes and future trends. *J Public Health Med* 15: 3-8.

Hollins S, Attard MT, von Fraunhofer N, McGuigan S, Sedgwick P (1998). Mortality in people with learning disability: risks, causes, and death certification findings in London. *Dev Med Child Neurol* 40: 50-6.

Hoptof M, Chidgey J, Addiongton-Hall J, Ly KL (2002). Depression in advanced disease: a systematic review, Part 1: prevalence and case finding. *Palliat Med* 16: 81-97.

Howells G (1997). A general practice perspective. In: O'Hara J, Sperlinger A (ed.)

. *Adults with learning disabilities: a practical approach for health professionals*. Chichester: John Wiley and Sons, pp.61-79.

Institute for Family Centered Care (2005). *Family Centered Care, questions and answers*. Institute for Family Centered Care. Bethesda, MD. available at http://www.familycentered-care.org/pdf/fcc_qa.pdf

Jacquemin D (2005). Caring for people with learning difficulties. *Eur J Palliat Care* 12: 249-50.

Jancar J (1990). Cancer and mental handicap: a further study. *Br J Psychiatry* 156: 531-3.

Jancar J (1993). Consequences of a longer life for the mentally handicapped. *Am J Ment Retard* 98: 285-92.

Jeanmonod R, Harding T, Staub C (1991). Treatment of opiate withdrawal on entry to prison. *Br J Addict* 86: 457-63.

Jones D, Gill PS (1998). Refugees and primary care: tackling the inequalities. *BMJ* 317: 1444-6.

Kang M, Alperstein G, Dow A, Van Beek I, Martin C, Bennett D (2000). Prevalence of tuberculosis infection among homeless young people in central and eastern Sydney. *J Paediatr Child Health* 36: 382-4.

Karim K, Bailey M, Tunna K (2000). Nonwhite ethnicity and the provision of specialist palliative care services: factors affecting doctors' referral patterns. *Palliat Med* 14: 471-8.

Kastner T, Nathanson R, Friedman D (1993). Mortality among individuals with mental retardation living in the community. *Am J Ment Retard* 98: 285-92.

Keenan P, McIntosh P (2000). Learning disabilities and palliative care. *Palliative Care Today* 9: 11-3.

Kemp C (2005). Cultural issues in palliative care. *Semin Oncol Nurs* 21: 44-52.

Keywood K, Forvargue S, Flynn M (1999). *Best practice? Health care decision making by, with and for adults with learning disabilities*. Manchester: National Development Team.

Khantzian EJ, Treece C (1985). DSM-III psychiatric diagnosis of narcotic addicts. *Arch Gen Psychiatry* 42: 1067-72.

Kirchhoff M (2002). Lack of knowledge and training affects quality of hospice care for persons with dementia. *Am J Hospice Palliat Care* 19: 372.

Kirsch KL, Passik SD (2006). Palliative care of the terminally ill drug addict. *Cancer Invest* 24: 425-31.

Koffman J (2006). The language of diversity: controversies relevant to palliative care research. *Eur J Palliat Care* 13: 18-21.

Koffman J, Camps M (2004). No way in. Including the excluded at the end of life. In: Payne S, Seymour J, Ingleton C (ed.). *Palliative care nursing principles and evidence for practice*. Buckingham: Open University Press, pp.364-84.

Koffman J, Higginson IJ (2001). Accounts of carers' satisfaction with health care at the end of life: a comparison of first generation black Caribbeans and white patients with advanced disease. *Palliat Med* 15: 337-45.

Lawrie I, Lloyd-Williams M, Taylor F (2004). How do palliative medicine physicians assess and manage depression. *Palliat Med* 18: 234-8.

Lee BA, Spratlen-Price T, Kanan JW (2003). Determinants of homelessness in metropolitan areas. *J Urban Affairs* 25: 335-56.

Limacher L, Wright LM (2003). Commendations: listening to the silent side of a family intervention. *J Fam Nurs* 9: 130-50.

Lloyd-Williams M, Dennis M, Taylor F (2004). A prospective study to compare three depression screening tools in patients who are terminally ill. *Gen Hosp Psychiatry* 26: 384-9.

Lloyd-Williams M, Payne S (2002). Can multidisciplinary guidelines improve the palliation of symptoms in the terminal phase of dementia? *Int J Palliat Nurs* 8: 370-5.

Lloyd-Williams M, Payne S (2003). A qualitative study of palliative care nurses' perceptions on depression. *Palliat Med* 17: 334-9.

Luckasson R, Coulter DL, Polloway EA, Reiss S, Schalock RL, Snell ME, Spitalnik DM, Stark JA (1992). *Mental retardation: definition, classification and systems of supports*. Washington DC: American Association of Mental Retardation. 〔茂木俊彦監訳『精神遅滞 ：定義・分類・サポートシステム』（第9版）　学苑社〕

Luddington L, Cox S, Higginson I, Livesley B (2001). The need for palliative care for patients with non-cancer diseases: a review of the evidence. *Int J Palliat Nurs* 7: 221-6.

Lum KL (2004). Palliative care behind bars: the New Zealand prison hospice experience In: Rajagopal MR, Mazza D, Lipman AG (ed.). *Pain and palliative care in the developing world and marginalized populations: a global challenge*. New York: Haworth Press Inc, pp.131-8.

Lundberg JC, Passik SD (1998). Alcoholism and cancer. In: Holland JC (ed.). *Psycho-oncology*. New York: Oxford University Press, pp.587-94.

Lyke J, Colon M (2004). Practical recommendations for ethnically and racially sensitive hospice services. *Am J Hospice Palliat Care* 21: 131-3.

Maddocks I (2004). Commentary: prisoners with advanced disease: a truly marginalized population. *J Pain Palliat Care Pharmacother* 17: 139-40.

第4章 周辺に置かれた人に対する心理社会的ケア:「家族」を基盤としたケア 145

Maffia C (2006). The mental health of asylum seeking men. *Mental Health Nurs* 26: 16-7.
Maull F (1991). Dying in prison: sociocultural and psychosocial dynamics. *Hospice Journal* 7: 127-42.
McCormack P, Sharp DMM (2006). Palliative care for people with mental health problems. *Eur J Palliat Care* 13: 198-201.
McNamara B (2001). *Fragile lives: death denying and care.* Buckingham: Open University Press.
McQuillan R (2006). An exploration of the end-of-life care needs of dementia patients: palliative perspectives. *J Palliat Care* 22: 215.
Mertens A, Wen W, Davies S, Steinbuch M Buckley JD, Potter JD, Robison LL (1998). Congenital abnormalities in children with acute leukaemia: a report from the Children's Cancer Group. *J Pediatr* 133: 617-23.
Meyer HAM, Sinnott C, Seed PT (2003). Depressive symptoms in advanced cancer, Part 2. Depression over time: the role of the palliative care professional. *Palliat Med* 17: 604-7.
Miki M, Ohtake N, Hasumi M, Ohi M, Moriyama S (1999). Seminoma associated with bilateral cryptorchidism in Down's Syndrome: a case report. *Int J Urol* 6: 377-80.
Mitchell SL, Teno JM, Intrato O, Feng Z, Mor V (2007). Decisions to forego hospitalization in advanced dementia: a nationwide study. *J Am Geriatr Soc* 55: 432-8.
Molassiotis A (2004). Supportive and palliative care for patients for ethnic minorities in Europe: do we suffer from institutional racism? (Editorial). *Eur J Oncol Nurs* 8: 290-2.
Moss MS, Braunschweig H, Rubinstein RL (2002). Terminal care for nursing home residents with dementia. *Alzheimer's Care Q* 3: 233-46.
Muir-Chochrane E, Fereday J, Junedini J, Drummond A, Darbyshire P (2006). Self-management of medication for mental health problems by homeless young people. *Int J Ment Health Nurs* 15: 163-70.
National Institute for Clinical Excellence (2004). *Guidance on cancer services: improving supportive and palliative care for adults with cancer. the manual.* London: National Institute for Clinical Excellence.
Northfield J, Turnbull J (2001). Experiences from cancer services. In: Hogg J, Northfield J, Turnbull J (ed.). *Cancer and people with learning disabilities: the evidence from published studies and experiences from cancer services.* Kidderminster: BILD Publications, pp.39-56.

O'Neill J (1994). Ethnic minorities: neglected by palliative care providers? *J Cancer Care* 3: 215-20.

O'Neill J, Akhter M, Poliquin L (2002). Terminally ill offenders: an international dialogue. *J Correctional Health Care* 9: 119-24.

O'Neill J, Marconi K (2001). Access to palliative care in the USA: why emphsize vulnerable populations? *J R Soc Med* 94: 452-4.

O'Rawe AM, Tehan C (ed.) (1991). *AIDS and the hospice community*. New York: Haworth Press Inc.

Ory M, Hoffman R, Yee J, Teesedt S, Schultz R (1999). Prevalence and impact of caregiving: a detailed comparison between dementia and nondementia caregivers. *Gerontologist* 39: 177-85.

Passik SD, Portenoy RK (1998). Substance abuse disorders. In: Holland JC (ed.). *Psycho-oncology*. New York: Oxford University Press, pp.576-86.

Passik SD, Theobald DE (2000). Managing addiction in advanced cancer patients: why bother? *J Pain Symptom Manage* 19: 229-34.

Patja K, Eero P, Iivanainen M (2001). Cancer incidence among people with intellectual disability. *J Intellect Disabil Res* 45: 300-7.

Peate I, Richens Y (2006). Bring a male refugee or asylum seeker. *Pract Nurs* 17: 602-4.

Pollio DE (1997). The relationship between transience and current life situation in the homeless services-using population. *Soc Work* 42: 541-51.

Praill D (2000). Editorial: Who are we here for? *Palliat Med* 14: 91-2.

Raji O, Hollins S (2001). Exclusion for funerary rituals and mourning: implications for social and individual identity. In: Hubert J (ed.). *Madness, disability and social exclusion: the archeology and anthropology of 'difference'*. London: BILD Publications, pp.208-16.

Randhawa G, Owens A, Fitches R, Khan Z (2003). Communication in the development of culturally competent palliative care services in the UK: a case study. *Int J Palliat Nurs* 9: 24-31.

Richardson A (2004). Creating a culture of compassion: developing supportive care for people with cancer. *Eur J Oncol Nurs* 8: 293-305.

Richardson A, Thomas VN, Richardson A (2006). 'Reduced to nods and smiles': experiences of professionals caring for people with cancer from black and ethnic minority groups. *Eur J Oncol Nurs* 10: 93-101.

Robinson JA, Crawford GB (2005). Identifying palliative care patients with symptoms of depression: an algorithm. *Palliat Med* 19: 278-87.

Robinson M (2002). *Communication and health in a multi-ethnic society*. Bristol:

Policy Press.
Rold WJ (2002). Introduction. *J Correctional Health Care* 9: 103-5.
Rowe S, Wolch J (1990). Social networks in time and space: homeless women in skid row, Los Angeles. *An Assoc Am Geog* 80: 184-204.
Saunders CM, Clark D (2002). *Cicely Saunders: founder of the hospice movement: selected letters 1959-1999*. Buckingham: Open University Press.
Schuster J (2000). Palliative care for advanced dementia. *Clin Geriatr Med* 17: 377-91.
Seale C, Cartwright A (1994). *The year before death*. Brookfield, VT: Ashgate.
Seymour JE (2005). Using technology to help obtain the goals of palliative care. *Int J Palliat Nurs* 11: 240-1.
Shega J, Levin A, Hougham G, Cox-Hayley D, Luchins D, Hanrahan P, Stocking C, Sachs GA (2003). Palliative excellence in Alzheimer care efforts (PEACE): a program description. *J Palliat Med* 6: 315-20.
Skilbeck JK, Payne S (2005). End of life care: a discourse analysis of specialist palliative care nursing. *J Adv Nurs* 51: 325-34.
Smaje C, Field D (1997). Absent minorities? Ethnicity and the use of palliative care services. In: Field D, Hockey J, Small N (ed.). *Death, gender and ethnicity*. London: Routledge, pp.142-65.
Spruyt O (1999). Community-based palliative care for Bangladeshi patients in East London. Accounts of bereaved carers. *Palliat Med* 13: 119-29.
Stevens J, McFarlane J, Stirling K (2000). Ageing and dying. In: Kellehear A (ed.). *Death and dying in Australia*. Melbourne: Oxford University Press, pp.173-89.
Stiefel F, Die Trill M, Berney A, Olarte JM, Razavi D (2001). Depression in palliative care: a pragmatic report from the Expert Working Group of the European Association for Palliative Care. *Support Care Cancer* 9: 477-88.
Svavarsdottir EK (2007). Listening to the famiy's voice. Nordic nurses' movement toward family centred care. *J Fam Nurs* 12: 346-67.
Teunissen SC, de Haes HC, Voest EE, de Graeff A (2006). Does age matter in palliative care? *Crit Rev Oncol/Haematol* 60: 152-8.
Thewes B, Butow P, Girgis A, Pedlebury S (2004). The psychosocial needs of breast cancer survivors. A qualitative study of the shared and unique needs of younger versus older survivors. *Psycho-oncology* 13: 177-89.
Tickle S (2007). Why we treat patients shunned by others. *Pulse Careers* 69-70.
Todd S (2004). Death counts: the challenge of death and dying in learning disability service. *Learning Disabil Pract* 7: 12-5.

Todd S, Read S (2006). Inclusion, exclusion and separation: a short history of death and disability. *J Appl Res Intellect Disabil* 19: 252.

Tuffrey-Wijne I (1997). Palliative care and learning disabilities. *Nurs Times* 93 (31): 50-1.

Tuffrey-Wijne I (1998). Care of the terminally ill. *Learning Disabil Pract* 1: 8-11.

Tuffrey-Wijne I (2002). The palliative care needs of people with learning disabilities: a case study. *Int J Palliat Nurs* 8: 222-32.

Tuffrey-Wijne I (2003). The palliative care needs of people with intellectual disabilities: a literature review. *Palliat Med* 17: 55-62.

Tuffrey-Wijne I, Bernal J, Jones A, Butler G, Hollins S (2006). People with intellectual disabilities and their need for cancer information. *Eur J Oncol Nurs* 10: 106-16.

Tuma R, DeAngelis LM (2000). Altered mental status in patients with cancer. *Arch Neurol* 57: 1727-31.

Turnbull PJ, Dolan KA, Stimson GV (1993). HIV testing and the care and treatment of HIV positive people in English prisons. *AIDS Care* 5: 199-206.

Van Kleffens T, Van Baarsen B, Hoekman K, Van Leeuwen E (2004). Clarifying the term 'palliative' in clinical oncology. *Eur J Cancer* Care (Engl) 13: 263-71.

World Health Organization (2000). WHO International Consortium in Psychiatric Epidemiology. Crossnational comparisons of the relevances and correlates of mental disorders. *Bull WHO* 78: 413-25.

World Health Organization (2002). *National Cancer Control Programme : policies and managerial guidelines* (2nd edn). Geneva: World Health Organization.

Wright LM, Leahey M (2005). *Nurses and families: a guide to family assessment and intervention* (3rd edn). Philadelphia: FA Davis.

Yampolskya S, Winston N (2003). Hospice care in prison: general principles and outcomes. *Am J Hospice Palliat Care* 20: 290-6.

第5章

緩和ケアにおける心理社会的ケアの提供——その現状

トレヴァー・フリードマン

はじめに

　緩和ケアが一専門分野として認められ，癌をはじめ，深刻な疾患の管理(マネージメント)に重要な役割を果たすことが広く知られるようになるにつれて，そうした疾患を抱える患者の管理は全面的に向上することとなった。緩和ケア・サービスの根幹となっているのは，患者とその家族のQOLを向上させるためにはあらゆる領域にわたって患者の問題に取り組むことが必要であるという認識である。患者の健康の向上を図る上で，心理社会的ケアの提供と，種々の精神的問題の発見・治療がきわめて重要だということが広く理解されている。

　癌という診断を受けると，ある程度の精神的憂苦が生ずるが，また深刻な精神医学的問題が出現することもある。しかし，そういう場合であっても，もし適切な治療がなされるならば，患者の心理状態またQOLは向上するという，こんにちしだいに知られるようになったことを研究結果に基づき概観してみたいと思う。

　こんにちの緩和ケアにおいて課題となっているのは，もはや精神的問題の高率発生を実証することではなく（そうあってほしいのだが），そうした問題に対処するにはどのようなサービスを組み立てれば良いか，それを

検討することである。たとえば，スクリーニングをどのように行うか，精神的問題をどのように見い出すか，それを見い出したときどのように管理するか，といったことである。さらに，専門の精神科サービスやプライマリ・ケアと緩和ケア・サービスとでは役割がどのように異なるのか，緩和ケアを受けている人の問題に合わせるためにサービスはどのように組み立てるのが最も良いか，といったことである。

　うつ病をはじめとする精神的問題と予後(アウトカム)との関係について科学的な議論を続けることが大切である。患者や多くのスタッフの間で，うつ病（depressive disorder）は予後に悪影響を与えるという考えが，それを支持する科学的な知見はないにもかかわらず広く行き渡っている。その当否がどうであろうと，スタッフも患者も，心理社会的な問題はうまく解決されるという自信や安心感を持っていることが大切であろう。

　緩和ケアにおけるうつ病の診断の進め方については，依然として重要な問題が残っており，このことは本書のほかの章で取り上げられる。緩和ケアの提供という点で注意しなければならないことは，とりわけうつ病の定義が，国際的な精神医学的診断基準に基づいた狭い定義から，患者の精神的問題の程度に基づいたかなり広い定義まで幅があるということである。緩和ケアを受けている患者におけるうつ病の有病率について種々の数値が報告されているが，それは定義が一つではないことに起因することが多い。心理社会的ケアの提供を検討する際，精神的問題に関して正常と異常の境界をどうするか，言いかえれば各精神障害の定義をどうするか，そして病態や重症度に応じて必要となる適切な介入をどのように行うか，といったことを決めなければならない。このことは，言うまでもなく，特に資源が限られている場合に言える。サービスを提供するに当たって，資源をどのようにうまく活用して，最適な便益を生みだすか，それを決めることが大切である。

精神的問題の内容とそれに苦しむ患者の割合

　深刻な疾患あるいは末期の疾患を抱えた人において，診断を受けたあとで，あるいは著しい不快を伴う病勢の変化を経験したあとで，常に特別の問題が生ずる。それは，反応が患者の置かれた状況と釣り合わず，度はずれて本人を圧倒し苦しめているという点で病的な水準の，うつ病あるいはそのほかの精神障害と考えられるものか，それとも，精神的問題や日常生活上の支障を生じさせてはいるが，このような場合に誰もが経験するであろう，それ相応に理解できる適応上の問題と言える水準のものか，決めなければならないということである。病的なものの場合，何らかの形で介入することが必要となる。

　緩和ケアを受けている患者におけるうつ病の有病率は，患者が抱える疾患の進行度(ステージ)や置かれた状況，また誰を調査対象者としたかによって異なり，これまでの研究では4％から58％（Swire and George 1997）までばらついている。進行癌を病み，体の不自由を来した入院患者の少なくとも4分の1は治療可能なうつ病を患っているが，そのうち適切な薬物療法を受けている者はごくわずかであろう。患者はなぜ精神的問題を訴えないのか，またスタッフはなぜ精神的問題があることを示す手掛かりとなるものを見落とすのか，その理由や原因に関して数多くのことが報告されている。

　米国で行われた初期の研究に，デロゲイティスら（Derogatis et al. 1983）によるものがある。彼らは，種類や進行度という点でさまざまな癌を患う成人患者215名を無作為に選び出し，精神障害の有病率を調べた。その結果，標準的な診断基準に基づくと，同患者のうち，診断可能な精神障害を患っている者は47％にも達していた。下された精神医学的診断のおよそ68％は適応障害で，13％は大うつ病の基準に合致していた。こうした精神的問題の約90％は癌という診断を受けたあとで生じているということに注意しなければならない。病気やその管理に関連して発生したと

考えられるからである。

　英国で行われた初期の研究としては，マグワイアら（Maguire et al. 1978）によるものがある。彼らは，乳癌の手術から1年を経た女性において，25％が臨床的に重大な不安ないし抑うつを，また33％が中等度から重度の性的問題を抱えていることを見い出した。同じくマグワイアら（Maguire et al. 1980）は，乳癌で補助併用化学療法（adjuvant combination chemotherapy）を受ける女性は多くないが，そのなんと81％で治療中に精神障害を来していることも見い出した。

　種類や進行度という点でさまざまな癌の患者4496名を対象とした大規模な研究（Zabora et al. 2001）も行われており，全体としては患者の35％が臨床的に重大な精神的問題に悩んでいることが見い出されている。癌の種類によって差が認められており，肺癌患者は，ほかの部位の癌（ただし脳，肝臓，膵臓，頭頸部は除く）の患者よりも有意に強い精神的問題を経験していた。

　こうした精神障害の有病率を調べる研究すべてにおいて，その有病率は，どのような手法を用いて精神的問題を検出したか，そしてどのような基準を用いて診断したかによって決定的に左右される。ICD-10基準に基づいた，妥当性が十分に実証されている面接法を用いることが望ましいが，この研究分野ではまだ一般的とは言えない。また重篤な病に苦しんでいるという状況で，うつ病の症状をどのように見定めるかという難問もある。同様に，自記式尺度の使用にも問題がある。というのは，質問項目の中に含まれる，たとえば体重減や倦怠感（lethargy）や将来の計画の欠如といったうつ病の場合に認められる多くの症状は癌の進行に伴っても生ずるからである。こうしたことが原因で，見い出された精神障害の有病率に幅が生じると考えられるが，このことは介入が精神障害に及ぼす効果を理解する際にも十分気を付けなければならない。国際的に認められている基準に基づいたうつ病の有病率が低下したと言うのか，それとも自記式尺度に基づいた抑うつ度が低下したというのか，注意しなければならない。

精神的問題の決定因

　ハリソンとマグワイア（Harrison and Maguire 1994）は，癌患者における心理的ないし精神医学的な問題の発生と関連する特徴を概観し，以下のものを危険因子としている。すなわち，気分障害の既往歴，情緒不安定，自我の弱さ，全般的身体状態（「体力」）の不良，たとえば人工肛門造設術といったある種の治療，社会的支援の欠如，消極的ないし回避的な対処法，不十分ないし不適切な情報，コミュニケーションの不良である。以上に加え，未解決の心配事の数（Worden and Weisman 1984），配偶者（パートナー）の憂苦の程度（Anderson and Walker 2002）を含めることもできよう。

　治療に伴って生じる精神的問題に関しては，化学療法に伴う，たとえば嘔気や嘔吐，脱毛，倦怠感といった副作用がその一般的な原因であることはよく知られている（Bliss et al. 1992; Knobf et al. 1998）。また放射線療法（Chaturvedi et al. 1996; Greenberg 1998），手術（Jacobsen and Hann 1998），骨髄移植（Chiodi et al. 2000），生物学的反応修飾物質（Walker et al. 1996, 1997）によっても重大な精神的問題が生ずることがある。

　精神障害の既往という危険因子は，将来の精神的問題の発生を予測する上で非常に重要なものであり，スクリーニングにおいて必ず調べるのが良い。環境や社会的要因に基づくそのほかの危険因子は，解決を図ることが可能である。

情報と支援

　過去数十年間で，患者との，診断や治療や予後に関するコミュニケーションは大きな変化を遂げた。実際，英国医事委員会（General Medical Council）といった監督機関は，患者は，自分の病気について知らされ，

治療について意見を述べる権利を有していると明記している。患者を対象とした調査で，患者は総じてこうしたことを知りたく思っていることが示されている。人は治療を拒否する権利を有しているとする「2005年成年後見法（Mental Capacity Act 2005）」に基づき「高度な決定（advanced decisions）」が行われることが増えており，今まで以上に，病気や治療や予後に関して適切な情報を提供することが重要になっている。

　こうした情報の提供が重要な働きをすることは以前から認識されており，緩和ケア・サービスはスタッフに，悪い知らせを伝えたり悪い知らせについて話し合ったりする訓練の機会を提供すると良い。いろいろな事例を基に変化を大づかみすると，スタッフの態度は，患者とあまり情報を共有しないというものから，患者の気持ちを気づかうことなく，時にはかなり乱暴に情報提供を行うというものに移行しているようである。このような提供のやり方は，経験の乏しい医療スタッフが行うことが多い。彼らは，患者がすでに何を知っているか，患者は何を知りたく思っているか，患者とどのようにコミュニケーションを進めるか，といったことに気づかうことなく，病気についてあらゆることを告げなければならないと思い込んでいるのである。

　心理社会的ケアの一環として評価（アセスメント）を行う際には，患者に，病気や予後をどのように理解しているか尋ねると良い。またそもそも病気や予後に関することをどのようにして知ったかについても話し合っておくと良い。このことは重要である。というのは，将来患者がそうした情報をどのように受け止めていくか，関連する事柄をもっと知りたいと思うか，といったことに影響を及ぼす可能性があるからである。患者に，癌の治療や管理（マネージメント）についてばかりではなく，心理面で経験することについても記された文書を提供することが重要であろう。診断や治療のあとで生じる精神的問題を軽減するために，実際に有効か明確になっているわけではないが，各種の情報が記された自助的（セルフ・ヘルプ）な小冊子（ブックレット）の使用に耳目が集まっている。確かに自助教材があれば，患者は心理的問題が生じる可能性についてもっとよく知

ることができ，したがって躊躇せずに支援や援助を求めることができ，有益かもしれない。しかし自助教材があったお陰で憂苦が全般的に軽減されたとする研究結果はほとんどなく，常に次のことが懸念されている。すなわち，生じる可能性のある症状を説明すると，そのことに意識が集中し，かえってそうした症状が生じやすくなる可能性があるということである。このことは，たとえば，ほとんどの人に苦痛をもたらすような外傷的体験をしたあとで，一律にデブリーフィングやカウンセリングを行った場合に起こることが認められている。

ジェンキンスら（Jenkins et al. 2001）による患者2027名の調査[1]で，悪いことであっても，できるだけたくさんのことを知りたいという者は87％を占めるが，一方で良いことのみを知りたいという者は5％，知らせるか否かは医師に任せるという者も8％いることが示されている。そして，知りたいという事柄は，起こる可能性のあるすべての副作用についてが97％で，そのほか，可能なすべての治療法94％，治癒の可能性95％，週単位での進行91％，また，癌なのか否か98％，詳細な医学的診断89％という結果であった。男性は女性より可能なすべての治療法を知りたいという回答が低率で，また高齢（70歳以上）者は知らせるか否かは医師に任せるという回答が高率であった。医師について見ると，1961年の時点では癌という診断を患者に告げたくないという者は90％を占めたが，1979年になると患者に告げるという者は97％に達し，様相が逆転していた（Novack et al. 1979）。

ラミレスら（Ramirez et al. 1995）は，英国の非外科系の腫瘍医に調査を行い，訓練を十分に受けたことがないと述べる者が83％に達することを報告している。そして，この，訓練を十分に受けたことがないという医師は強いストレスを経験していることが認められている。同研究をはじめいくつかの研究がはずみとなって，腫瘍を専門とする内科系医師に対して訓練が行われるようになった。

患者に力添えして癌の診断や治療にうまく対処してもらうのに，情報が

果たす重要な役割について数多くの研究が検討している（Walker 1996)。たとえば，婦人科腫瘍専門クリニックに通院する女性117名のフォローアップ研究で，臨床水準の不安ないし抑うつを経験している女性は，とりわけ十分な情報を提供されていないとして医師に批判的であることが示されている（Paraskevaidis et al. 1993)。ただし，同研究で，情報をあまり提供されなかったがゆえにかえってうまく対処できたと感じている患者も少数見い出されていることに留意すべきである。

　言うまでもなく，どのようなことを知りたいか，いつ告げられたいか，誰から告げられたいか，こうしたことに関して患者は一律でない。臨床医は，悪い知らせを伝える訓練を受ける機会があれば，情報をどの程度，またどのように提供すれば良いか学ぶことができよう。かつて，十分な情報が提供されていない患者が多くいると考えられ，次々に情報を提供するやり方がとられた。しかし，研究（Farrell 2001）から明らかになったのは，情報を提供されただけでは大して価値はないと思う患者が少なくないこと，提供された情報の意味について医療スタッフと話し合い，もし疑問点があるならばそれについて医療スタッフから詳しく説明してもらえることを期待している患者がほとんどだということである。「キャンサーバックアップ（Cancer BACUP)」のようなサービスは，もしそれが存在しなかったら満たされなかったであろう患者の情報欲求を満たし，また満たし続けている。「キャンサーバックアップ」が1999年から2000年までの期間に配布した小冊子は20万部以上に達し，彼らのウェブサイトを訪れた者は毎月3万5千人以上に及んでいるのである。

　スレヴィンら（Slevin et al. 1996）は患者431名を対象として，彼らが誰からサポートを受けていると感じているか，またそのサポート源に対してどの程度満足しているかについて多施設横断的な調査を行い，以下のことを見い出している。すなわち，重要なサポート源の上位3つは，専門医（73％），家族（73％），顧問医（63％）であった。そして，何かあったら必ず家庭医にサポートを求めるという者は43％で，そのうち受け取っ

たサポートに満足しているという者は63％であった。専門医や顧問医といった上級医師からのサポートに満足しているという者は約80％，一方，病棟看護師からのサポートに満足しているという者はわずか42％であった。

口腔癌の患者49名を対象に，プライマリ・ケア・チームまた二次(セカンダリ)ケア・チームがどの程度有益だったと考えているか調べたところ，その程度には大きな差異があることが見い出されている（Broomfield et al. 1997）。顧問医からのサポートが役に立ったという者は96％に達していたが，家庭医からのサポートが役に立ったという者は50％にすぎず，それどころか家庭医からのサポートは「役に立たなかった（unhelpful）」と答える者（10％）や，「少しも役に立たなかった（very unhelpful）」と答える者（4％）も少なくなく，結局，先に述べたスレヴィンらの調査と同様に，家庭医は家族や病院の医師より役に立たなかったと評価されていた。

心理社会的介入の無作為化比較試験

訓練を受けて技術を向上させ，うつ病の検出力を高めると，今度は見い出された患者を専門医に紹介する適切な道筋があることが，心理社会的ケアを提供する上で不可欠となる。そうでないと，治療を要する精神的問題を抱えていることは分かっているが，うまく治療する自信がないという患者を背負うことになり，スタッフの抱える負担が一層のものになってしまう。そうすると，スタッフは強いストレスを経験したり気が滅入ったりして，今後，うつ病に罹っている患者を見い出そうとは思わなくなるだろう。したがってうつ病の検出は，うつ病に対する包括的な取り組みの一環として行うものでなければならない。

心理社会的介入の効果に関してメタアナリシス[2]を行った研究が5つ（Smith et al. 1994; Devine and Westlake 1995; Meyer and Mark 1995; Sheard and Maguire 1999; Luebbert et al. 2001）あり，そうした介入は

心理的適応，生活状況（function），治療に伴う副作用（特に嘔気や嘔吐），痛み，そして全般的QOLに有益な作用を及ぼすことが示されている。

「欧州緩和ケア協会（European Association for Palliative Care）」が最近発表した報告（Stiefel et al. 2001）は，緩和ケアにおけるうつ病の管理についてスタッフを訓練する際に未だ確立していない問題，つまり，特に緩和ケア・スタッフのなかに精神保健を専門とする者がいない場合，精神保健分野の知識をどのように継承していけば良いかに光を当てている。同報告は，精神科以外のスタッフをどのように訓練すれば最も効果的か，誰を主な対象者として訓練すれば良いか，何を主テーマとして訓練すれば良いか，といったことについて考察を加えている。そして訓練を用いての知識継承とコミュニケーション技術を十全なものにすること，また今後，種々の包括的訓練法を評価・比較する研究を行うことを推奨している。同報告は，コンサルテーション-リエゾン精神科サービスとの間で緊密な協力態勢を築くことの重要性に光を当てている。

患者の精神的問題を軽減し，適応を高める介入

コミュニケーション技術の訓練が必要であることは多言を要しないが，そうした訓練の効果は一様でない。マグワイアとフォークナー（Maguire and Faulkner 1988）は，癌ケアに携わっている医師や看護師のカウンセリング技術をどのように向上させれば良いか述べているが，患者の気掛かりを引き出すようホスピスの看護師を訓練しても，看護師の力量はほとんど変化しないことが示されている（Heaven and Maguire 1998）。腫瘍科の看護師を対象とした同様の研究（Maguire et al. 1996）でも，そうした訓練から6カ月後，看護師は，以前の行動，つまり癌患者がその気掛かりや精神症状を明かすのを妨げようとする行動に戻りがちだということが示されている。

腫瘍学の分野で，コミュニケーション技術の訓練が全般的に必要だということは広く認識されており，英国の癌病院の腫瘍医160名を対象とした，ランセット誌 (*Lancet*) に掲載された研究 (Fallowfield et al. 2002) で，訓練によって，医師の満足度と，患者が自由に答えられるように質問する能力および適切に応答する能力が向上したことが示されている。

精神科医以外の医師にうつ病を見い出す訓練を体験させることは重要であるが，短期の教育的介入では，うつ病に対する態度や知識は変わりはするものの，うつ病を見い出す能力はなかなか向上しないことが示されている (Kicks 1999)。一方，専門看護師を対象とした無作為化比較試験で，訓練によって，うつ病を見い出す能力が6倍に上昇し，結果的に精神科への紹介が多くなるとともに，うつ病の発生が低下したことが示されている (Maguire 1980)。

医療サービスを組み立てる上で，臨床水準の精神的問題を呈している患者を見い出すことに焦点を当てるのが賢明であろう。心理社会的介入の努力も，こうした患者に焦点を当てるのが良い (Sheard and Maguire 1999; Baider et al. 2001)。無作為化比較試験から，心理社会的介入はさまざまな癌患者に有益であることが示されている。

マグワイアら (Maguire et al. 1980) は，乳房切除術を受ける乳癌患者152名を，無作為に，通常のケアを行う群と，通常のケアに加え乳癌ケアの専門看護師によるカウンセリングを行う群とに割り付け，対照試験を行っている。専門看護師がカウンセリングを行ったからといって精神医学的問題の発生が抑えられるということはなかったが，こうして問題を何気なくチェックすることで，精神医学的援助が必要な患者の76％は適切な機関に紹介されるという結果がもたらされた。一方の対照群では，精神科受診が必要と言える患者のわずか15％がうつ病と認識され，紹介されただけであった。そして，フォローアップで，カウンセリング群のほうが対照群よりも，精神障害の発生が少ないようであった (12％対39％)。その後，マグワイアら (Maguire et al. 1983) は，カウンセリング群の患者は，

配偶者との関係が全般的にうまくいっており，性的な側面に関しても問題が少ないこと，仕事に復帰することが多く，人工乳房(プロテーゼ)に対する満足度が高いことを示した。同研究は，精神医学的問題を見い出すことの重要性と，そうした問題に対して一般的なカウンセリングは効果がないことを指摘したものとなっている。

またワトソンら (Watson et al. 1988) は，はじめて乳癌と診断され乳房切除術を受けた患者40名を，無作為に，通常のケアを行う群と，通常のケアに加え専門看護師によるカウンセリングを行う群とに割り付け，対照試験を行っている。最初，カウンセリングを受けた群において適応がやや良好であることが認められたが，手術12カ月後では両群間で有意差は見られなくなった。この結果から，著者は，看護師のカウンセリングは，術後まもなくの時期は，適応の向上に寄与するではないかと考えている。

スピーゲルら (Spiegel et al. 1981) は，転移を来した乳癌女性86名を，無作為に，通常のケアを行う群と，支持的な集団ミーティングに参加させる群とに割り付けた。集団ミーティングでは，主に，末期疾患，人間関係，そして死と向き合ってできる限り十全に生きることが取り上げられ，必要に応じて催眠法やリラクセーション法が加えられた。その結果，集団ミーティング参加群では対照群よりも不適応な対処が少なく，また気分障害も低率であることが認められた。

種々の介入法を組み合わせた集団的介入によってどのような効果が生じるか，それをファウジーら (Fawzy et al. 1990) が検討している。はじめて悪性黒色腫と診断された患者68名を，無作為に，心理-教育的介入を行わない群と，健康教育，問題解決技術の改善，ストレス管理（リラクセーション法を含む），心理的支援からなる短期型(ブリーフ)心理-教育的介入（週1回を6週間）を行う群とに割り付けた。6カ月間フォローアップしたところ，介入群では，抑うつ気分や倦怠感や精神錯乱のほか，気分障害を経験することが有意に少なかった。また介入群の患者は，対照群の患者よりも，「前向きな行動を行う (active-behavioural) 対処法」や「前向きな認知

を行う (active-cognitive) 対処法」を用いていた。

　リラクセーション法は英国で広く行われており，数多くの無作為化試験の結果が報告されている。ウォーカーら (Walker et al. 1999) は，はじめて局所進行乳癌と診断され，術前複合化学療法 (combination neoadjuvant (primary) chemotherapy) を受けている女性96名を，通常のケアを行う群と，通常のケアに加え，リラクセーション法と，宿主防衛が癌細胞を攻撃している様あるいは「癒し (healing)」が進展している様を思い浮かべる誘導イメージ法とを合わせて行う群（試験群）とに割り付けて比較試験を行い，両法はほとんどの患者に適用可能であることを示した。「治療の意図に基づく解析法 (intention-to-treat method)[3]」によってデータを解析すると，試験群に割り付けた患者は，化学療法を受けているあいだQOLが有意に良好で，また気分評価尺度 (Mood Rating Scale) を用いて評価するとリラックスの程度や気分の安らかさも良好であった。さらに感情抑制も減少していた。興味深いことに，患者のイメージの鮮やかさ（自己評価による）と術前化学療法の臨床効果 (response) との間に有意な関連が認められた。最も興味深いことは，両群で，臨床的に重大な抑うつや不安の発生率に有意差がないということであった。このことは，こうした介入が患者に受け入れられ，患者を支えるものとなっているとはいっても，臨床水準の精神的問題の改善には役立っていないということを意味しており，治療を要する精神医学的問題の早期発見がやはり重要だということを示すものとなっている。

　カニンガムら (Cunningham et al. 1995) は，介入をどのようなスケジュールで進めるのが最も良いかという興味深い問題に取り組んでいる。彼らは，患者156名を，無作為に，集団心理-教育プログラムのセッションを，週1回（各回2時間）6週にわたって行う群と「週末に集中的に行う」群とに割り付け，短期型介入法の効果を検討している。気分に関して言えば，週末集中介入群で急速かつ大幅な改善がもたらされたが，6週後および19週後では両群間で差は認められなくなった。QOLに関しては，

6週後では，週1回6週間介入群のほうが良好であったが，19週後になると介入法による差は消失していた。著者は，大まかに言えば両介入法の効果は同程度であると結論している。そして彼らは次のような貴重な意見を述べている。すなわち「民族的(エスニック)背景の多様な人が含まれるような大勢の人々に心理社会的援助を行い，彼らが恩恵を得るようにするためには，そのやり方について検討することが必要である。利用者に合わせて援助プログラムのやり方と内容とを変え，この補助的な援助を，治療計画(スキーム)全体の中にもっと緊密に組み込むことが求められていると言っても良いであろう」。

「控えめ (low key)」で短期型の介入法も種々の患者に有益であることが示されている。癌外来クリニックに紹介されてきた患者150名を順次無作為に，通常のケアを行う群と，クリニックを案内し，クリニックに関する情報を提供し，質問や相談に応じる機会を設けるという介入を行う群とに割り付けて比較したところ，フォローアップで，介入群では，状態不安が低く，不快気分が全般的に低く，抑うつ症状の発生が少なかった (McQuellon et al. 1998)。また介入群の患者は診療の手順について知識が豊富で，受けているケアに対する満足度も高いことが認められた。

そのほかにも「控えめ」な介入法の有益性を示した研究 (Burton et al. 1995) がある。それは，乳房切除術を受ける予定の女性200名を，無作為に，次の4群のどれかに割り付けて術前の介入の有益性について検討したものである。すなわち，①術前に面接(インタビュー)と30分間の精神療法的介入（構造化された簡易型(ブリーフ)精神医学的面接）を行う群，②術前に面接と（心配事に意識が向かうのを抑えるために）30分間の「おしゃべり」を行う群，③術前に面接だけを行う群，そして④通常のケアのみを行う群である。術前の面接では，乳房の異状の発見の経緯，受診に至るまでの経緯，病気の原因についての考え，手術の必要性についての気持ち，知りたいこと，ボディ・イメージに関する悩み，これまでの人生上の大体験 (life events)，過去と未来に対する態度などが話し合われた。比較の結果，術前に面接を行った群では，通常ケア群の患者よりも，手術3カ月後および12カ月後

にてボディ・イメージに関する問題が少ないことが認められた。そして介入を行った3群の患者は，通常ケア群の患者よりも手術12カ月後にて臨床的に重大な不安や抑うつを経験することが少なく，また「病と闘うという気持ち（fighting spirit）」が高得点であった。興味深いことに，精神面で問題のある患者は，術前59％であったが，手術12カ月後では39％であった。この研究は，長期的な適応という点で，術前に面接を行うことの価値を強調するものとなっている。

　心理社会的介入は，対処法やQOLを改善するばかりではなく，治療効果と関係する種々の行動をも変える可能性がある。たとえば，リチャードソンら（Richardson et al. 1990）は悪性血液疾患の患者96名に3つの教育プログラムを行い，患者の治療指示の順守（コンプライアンス）の違いを調べる，というたいへん興味深い研究を行っている。3つの教育プログラムとは，①毎日薬剤を服用するよう患者を励ます，②治療上の指示を守り，自己管理（セルフケア）を行うことの重要性を患者に教える，そして③行動変容を促す，である。いずれの教育プログラムによっても治療指示の順守度（そして生存期間）が高まっており，このことは治療指示の順守がかなり単純な介入によって改善されうることを示している。

　以上の結果から全般的な結論を2つ導くことができる。すなわち，①個別法であろうと集団法であろうと，かなり簡単な短期型の介入を行うことによって，臨床上重大な精神的問題を抱え比較試験に参加できなかった患者，ないしはそうした恐れのある患者の精神的問題を軽減し，QOLを改善することができるということ，そして，②前方視的（プロスペクティブ）無作為化比較試験で，群間差を示すことは困難かもしれないが，さまざまな患者において介入の効果を示すことは可能だということ，である（Walker and Anderson 1999）。

臨床上重大な問題を抱えた患者に対する介入

　これまで，治療に伴って生じた種々の問題に苦しんでいる患者に対して，心理的介入が有益なことを明確に示す研究が数多くある。最近，レッドら（Redd et al. 2001）はそうした54の研究（ただしすべてが無作為化試験ではない）を取り上げ，概観している。彼らが得た結論は，①化学療法を受けている成人また小児の癌患者における予期嘔気や嘔吐を抑えるのに，行動的介入（behavioural intervention）が有効なこと，②同介入は侵襲的な内科的治療に伴う不安や不快を軽減しうること，そして，③催眠法に類似したいくつかの手法（リラクセーション，暗示(サジェスチョン)，注意を心配事以外にそらすイメージ法）は痛みの管理に有益なこと，である。

　患者の精神的問題を軽減し対処法を改善するのに予防的介入がどの程度有効か，ワーデンとワイスマン（Worden and Weisman 1984）は，はじめて癌と診断された381名の患者を対象にそれを検討している。まずスクリーニング検査を行い，今後，強い精神的問題を抱え，望ましくない対処法をとると予想される患者59名を，無作為に，問題解決技術の改善を目的とする2種の介入を行う群のいずれかに割り付けた。また何も介入を行わない対照群（58名）も設けた（ただし，これについては無作為割り付けは行わなかった）。比較の結果，いずれの介入法によっても精神的問題の軽減と，問題解決法の改善が認められた。完璧な無作為割り付けを経たものではないが，この初期の研究は，今後，強い精神的問題を抱え，望ましくない対処法をとると予想される患者において，それを防ぐ上で短期型(ブリーフ)介入が有益なことを示すものとなった。

　グリーアら（Greer et al. 1992）は，大規模な前方視的(プロスペクティブ)無作為化比較試験を行い，特に各患者に合わせて組み立てられた問題指向型（problem-based）の短期認知行動療法（補助的心理療法，adjunctive psychological therapy; APT）がQOLに及ぼす効果について検討している。まず患者

1260名に病的精神状態を見い出す2種の検査を行い，その得点が事前に設定された点数以上であった174名を選び出した。そして，この高得点患者を，無作為に，通常のケアを行う群とAPTを行う群とに割り付けた。8週間のフォローアップで，APT群の患者は，癌と闘うという気持ち，癌に対する無力感，癌に関する不安な思い悩み，癌を運命だとしての諦め，そして不安や精神症状，また受療に対する姿勢といった点で，対照群の患者よりも良好であった。調べた心理面の項目のうちいくつかは持続し，4カ月後でも，APT群の患者は，不安，精神症状，心理的不適応の各得点が有意に低いことが認められた。臨床的に問題ありと言える高不安患者の割合は，APT群では，治療開始前46％であったが，8週後20％，4カ月後20％と半減していた。一方の対照群では，それぞれ，48％，41％，43％であった。またうつ病の患者の割合は，APT群では，治療開始前40％，8週後13％，4カ月後18％，一方の対照群では，それぞれ，30％，29％，23％であった。12カ月後でも，ATP群は対照群より不安や抑うつが低かった（Moorey et al. 1994）。この研究は，不安や抑うつが強い種々の癌の患者で，短期型の介入によってQOLの種々の重要な成分が改善する可能性を示している。

　緩和ケア・チームの効果を扱った18の研究を取り上げた系統的レビュー（Hearn and Higginson 1998）から，専門分野の異なるスタッフから構成される緩和ケア・チームから専門的なケアを受けている場合，在宅期間，患者やその家族らの満足度，そして症状コントロールが良好で，入院日数，ケアに掛かる総費用が少なく，さらに希望した場所で死を迎える割合が高いことが明らかになっている。従来のケアに比べ，専門スタッフが加わった緩和ケアでは，患者の満足感が高く，患者やその家族における問題の発見・対処がうまく進むことを示す結果となっている。専門分野の異なるスタッフが加わってチームを作り，緩和ケアを行うと，急性期病院への入院期間が短縮され，ケアに掛かる総費用が少なくて済むのである。

　ディヴィスとヒギンソン（Davies and Higginson 2005）は，成人患者

に対する専門の緩和デイケアの効果について検討した12の観察研究を概観したが，すでに行われているサービスを評価するのは困難だということ，そして病勢が進み，容体のかなり悪化した患者を対象に緩和デイケアを行うのは困難だということを明らかにしている。同ケアを受けている者は，ほとんどが白人，60歳以上，退職者で，心理的また社会的支援と痛みのコントロールを必要として，すでに緩和ケアを受けているある特定の集団であると言うことができた。緩和デイケアが症状コントロール，あるいは健康状態と関連するQOLの改善に貢献するのか否か明確に示した研究はないが，すべての質的な研究は，患者がデイケア参加を通して社会的支援を受け取り，種々の活動に加われていることを肯定的に評価していることを示している。そして，デイケアに参加した患者は満足感が高いが，デイケアが症状コントロールあるいは健康状態と関連するQOLの改善に役立つのか否か判断を下すのはいまだ困難である，と結論している。

心理社会的ケアの提供をめぐる現状

心理社会的ケアは，癌患者や，その家族をはじめ看病や介護をしている人々と係わっているすべての医療スタッフにとっても重要な問題であると言われるが，それは正しいであろう。しかし英国全域において，病院あるいは地域で，癌患者やその家族に心理社会的ケアを提供することを職務としている医療スタッフは何人いるのか，またその職種は何なのか知られていることはほとんどない。さらに，心理社会的ケアの提供に関して同スタッフはどのような訓練を受けたのか，同ケアをある一定水準に保つためにどのような助言や指導が行われているのか，心理社会的ケア提供者自身の「燃え尽き」を防ぐためにどのような支援が提供されているのか (Ramirez et al. 1995; Wilkinson 1995) といったことについても，知られていることはほとんどない。

ロイド＝ウィリアムズら (Lloyd-Williams et al. 1999) は，英国のホ

第5章 緩和ケアにおける心理社会的ケアの提供——その現状

スピスでどのような心理社会的ケアが行われているか，それを調べるため，160のホスピスを選び出し，質問票を運営責任者あるいは看護師長(メイトロン)に送付し，97（60％）のホスピスから回答を得ている。この回答のあったホスピスのうち，チャプレン[4]を雇っているというものが大多数（83％）を占め，すべてのホスピスで，必要に応じてチャプレンと連絡がとれる態勢になっていた。ソーシャルワーカーを雇っているというのは75％で，6％を除く大多数が1人だけの態勢であった。「カウンセラー」を1人以上雇っているのは43％で，カウンセラーの利用はないというホスピスは25％であった。しかし最も興味深い知見は，精神科医を，常勤であれ非常勤であれ，雇っているというホスピスはわずか9％で，心理士を雇っているのは7％にすぎないということであった。著者らは，治療可能な精神医学的問題があっても，それは見い出されることがなく，したがって治療されることもないだろうと結論している。

一方，英国で，ホスピス以外の場では，病院あるいは地域で，心理社会的ケアの提供を職務の少なくとも一部とする専門看護師がしだいに雇われるようになっている。その代表が，たとえば1975年に創設されたマクミラン看護師育成・派遣プログラムである。現在，英国ではほとんどすべての地域の医療当局（authority）で2000人以上のマクミラン看護師が活躍している。1986年には，病院や自宅また癌治療センターであらゆる領域での役割を果たすマクミラン医師を育成・派遣するために，「医師サービス・プログラム（Medical Sevices Programme）」が始められ，現在では300名以上のマクミラン医師が登録されている。英国で，マクミラン癌救済財団（Macmillan Cancer Relief）が癌ケアに多大な貢献を果たしていることは，こんにち広く一般の人々やNHSに認識されるに至っている。

英国で情報サービスやサポート・サービスに関して広く報告されている問題は，こうしたサービスの多くが中流階級に属する乳癌女性によって利用されているということである。たとえば，「キャンサーバックアップ」や「リンダ・ジャクソン・マクミラン・センター（the Lynda Jackson

Macmillan Centre[5])」や「リチャード・ディンブルビー・センター (the Richard Dimbleby Centre)」の利用者調査によれば，こうしたサービスを利用しようとする者のなかで男性はわずか 23～29 ％にすぎない（Williams et al. 2000）。

利用者に偏りがあることはブーディオーニら（Boudioni et al. 2000）も見い出している。彼らは，18 カ月間に「キャンサーバックアップ・ロンドン・カウンセリング・サービス」を予約した癌患者やその家族ら 384 名全員の社会的属性を調べ，女性，50 歳以下，非肉体労働者階級の者が圧倒的に多いことを見い出している。

こうした状況はドイツでも調べられている（Plass and Koch 2001）。ハンブルグにある 4 つの腫瘍外来クリニックに通院中の患者 132 名を対象に，質問票を用いて，支援サービスに関する知識，これまでの同サービス利用経験，同利用理由，そして利用したサービスの評価が尋ねられた。回答者のうち女性が 88 ％を占め，乳癌の既往がある者は 72 ％であった。また回答者のうち何らかの心理社会的支援サービスを利用した経験のある者は 28 ％（そのうち自助グループに参加した者はわずか 4 ％）で，利用したことのない者よりも，相対的に若く，強い心理的また身体的な問題を抱えていた。心理社会的支援を利用しなかった主な理由は，家族や友人や医師から十分な支援を受け取っているからというものであった。

最近の米国での研究（Eakin and Strycker 2001）では，無作為抽出された乳癌，直腸癌，前立腺癌の患者を対象に調査が行われ，以下のことが認められている。すなわち，（病院や地域やインターネットの）支援サービスや情報サービスを利用した経験のある者は 2～8 ％と少なかった。また病院のカウンセリング・サービスを利用しない理由として，多いものは，すでに十分支援を受けている，同サービスを知らなかった，紹介されなかった，であった。さらに教育歴の長い者ほど病院のカウンセリング・サービスを利用する傾向にあった。そして前立腺癌患者支援グループの存在を知っている者は高率（90 ％）であったが，利用は低率（5 ％）であった。

本章で先に，個別介入法も集団介入法もQOLに同じく有益な効果をもたらすことを示す研究を概観した。ただし患者がその介入法を受け入れるか否かという点では大きく様相が異なる可能性がある。バイダーら（Baider et al. 2001）は，エルサレムの患者を対象として，集団漸進的筋弛緩法と集団誘導イメージ法の有効性を調べる無作為化試験を行ったが，同試験への参加に同意したのは，基準に合った患者116名のうち90名（78％）にとどまる。文化的要因によって，ある介入法を受け入れるか否かが影響される可能性がある。さらに，同じ集団介入法でも，その種類──たとえば，心理-教育的集団アプローチか支持的-表出的（supportive-expressive）集団アプローチか──によっても影響されるかもしれない。こうした問題を明らかにするためにさらなる研究が必要である。

例

　レスターシャー州では，種々のリエゾン精神科サービスの一環として，専門スタッフの加わった精神腫瘍サービスが行われている。同サービスは腫瘍患者に対してあらゆる領域からの介入を図るもので，緩和ケアはその一部となっている。レスターシャー州はミッドランド中部に位置し，面積は広く，人口100万人を抱え，民族的少数者（マイノリティ）は30％（多くは，レスター市に居住するインド出身者）である。
　多くのリエゾン精神科サービスと同様に，最も一般的なサービスは抑うつと不安に関するものである。対面での心理面接，瞑想，リラクセーション（フォーマル・リラクセーション・プログラムを含む），集団療法が提供されており，患者はどれにするか自分で選択できる。最近追加されたのは自助法で，情報や助言が記載され，さらに認知行動療法タイプの治療法が説明された小冊子を提供するというものである。そのほか経験豊かな患者が別の患者の相談に応じるというものもある。2005年においては，新

患228名の紹介があり，腫瘍科病棟の入院患者41名と地元のホスピスからの患者22名の評価を行った。本サービスは，種々の緩和ケア・サービスへの訓練と助言や指導の提供も行っている。

サービスを組み立てる

　腫瘍患者に向けて包括的なサービスを組み立てる際に，言うまでもなく緩和ケアをどのように進めていくかは中核に位置する問題である。サービスは，患者の精神的問題の程度と，その問題を管理するのに必要な介入法を考慮して組み立てられよう。

　最も重要な問題は，緊急治療を要する急性精神障害を抱えた患者への対応である。たとえば，重度のうつ病や精神病，あるいは複雑な精神錯乱状態の患者にどう対応するかということである。専門の精神科サービス，理想的には専門の精神腫瘍科サービスあるいはリエゾン精神科サービスと緊密な関係を築いておくことが重要である。そうすれば，いざというとき難なく，同サービスにそうした問題を抱えた患者の評価を依頼でき，またどのように問題を管理するか助言を仰ぐことができよう。

　次に問題となるのは，重大なあるいは臨床水準の精神障害，たとえば，うつ病のみならず不安障害やパニック障害をはじめ種々の精神的問題をどのように見い出し，どのように管理するかということである。そこで評価を行うときや，ホスピス入院時といった節目のときに，患者をスクリーニングする態勢を整えておくことが必要である。自記式質問票の使用も有益であろうが，おそらくは，スタッフを訓練し，患者が気分低下や抑うつを経験してはいないか，数項目の質問からなる簡単なスクリーニングを，自信をもって行うのが良いだろう。そして，どのような場合でも，適切に対応することができるから，安心して精神医学的問題を発見して良い――このようにスタッフが感じられることが大切である。そして認知行動療法と組み合わせて抗うつ薬の使用が標準になっていると良い。多くの緩和ケ

ア・チームはこうした状況への対処法を持っているが，問題が複雑な場合や患者が治療を拒否する場合は，専門の精神科サービスと連絡をとり，助言や指導を仰いだり，管理法を教示してもらったりすることが必要である。

そのほかにも，包括的な心理社会的ケアの一部となっていると良いことがある。たとえば，スタッフが，精神障害の発見・管理の方法について訓練を受けることができると良い。難しい患者にどう対処すれば良いか助言や支援ないし援助が不可欠であり，このことは特にマクミラン看護師のように病院以外の場で実践活動を行っている者に言える。腫瘍関係の慈善団体で患者やその家族と係わる活動を行っている人には，心理-教育と，たとえば「告知」やコミュニケーションといった特別の領域での訓練が必要である。緩和ケアに伴ってカウンセリング・サービスが行われることが多いが，そうしたカウンセリングでどのような介入を行うか助言や指導あるいは十分な協議が必要である。カウンセリングは，たとえばうつ病といった臨床水準の精神障害の治療には有益でないとする研究結果もある。したがって，カウンセリングに適した精神的問題を見い出すためのスクリーニングがあると良いだろう。資源は限られており，カウンセリングは長期に及ぶのではなく，特定の問題を6～8回のセッションで取り上げるという短期型介入法を用いるのがおそらく最も良いだろう。心理的サービスはまたスタッフを支え，助ける役割も果たすことが望ましい。ほかの診療所やホスピスなどと共同でサービスを組み立てると，スタッフの知識向上，連携作業の推進につながり，有益だろう。

要約すると，課題は，心理社会的ケアをどのように組み立てれば，あらゆる患者（およびその家族）に適切な情報を提供し，彼らを支え，助けることができるか，患者中心のケアを提供できるか，精神的問題の発生を防げるか，QOLを改善できるか，対等な協力関係のあるケアを行うことができるか，医療格差を是正できるか，ということである。

＊訳注

1）ここに記されている数値は，Jenkins et al.の原論文の数値と若干異なっているので注意してほしい。
2）「過去に独立して行われた複数の臨床研究のデータを収集・統合し，統計的方法を用いて解析した系統的総説」（日本薬学会「薬学用語解説」による。http://www.pharm.or.jp/dictionary/wiki.cgi）。
3）無作為化比較試験において，割り付けられた群の中に，試験中に「薬を飲まなかった」「別の薬に変更された」といった当初の意図から外れた者が出てきても，当初割り付けた群として扱う，という手法のこと。ある薬剤そのものの有効性ではなく，ある薬剤を用いて治療しようとする場合の有効性を調べようとするもの。
4）キリスト教の聖職者を意味する語はいくつかあるが，priestはカトリック教会・正教会・英国国教会の司祭，minister, pastorはプロテスタント教会の牧師，chaplainは学校や病院や刑務所の礼拝堂（chapel）付きの聖職者あるいは従軍聖職者，のことをいう。ただしこんにちではchaplainという語はキリスト教以外の聖職者を指すときにも用いられ，イスラム教やユダヤ教や仏教のchaplainもいる。
5）the Lynda Jackson Macmillan Centreもthe Richard Dimbleby Centreも，癌患者やその家族らが，サポートや情報を求めて立ち寄ることのできる施設（drop-in-centre）で，電話相談も行っている。

◆文献

Anderson J, Walker LG (2002). Psychological factors and cancer progression: involvement of behavioural pathways. In: Lewis CE, O'Brien R, Barraclough J (ed.). *The psychoimmunology of cancer* (2nd edn). Oxford: Oxford University Press, pp.235-57.

Baider L, Peretz T, Hadani PE, Koch U (2001). Psychological intervention in cancer patients: a randomized study. *Gen Hosp Psychiatry* 23: 272-7.

Bliss JM, Robertson B, Selby PJ (1992). The impact of nausea and vomiting upon quality of life measures. *Br J Cancer* 66 (Suppl. 19): S14-23.

Boudioni M, Mossman J, Boulton M, Ramirez A, Moynihan C, Leydon G (2000). An evaluation of a cancer counselling service. *Eur J Cancer* 9: 212-20.

Broomfield D, Humphris GM, Fisher SE, Vaughan D, Brown JS, Lane S (1997). The orofacial cancer patient's support from the general practitioner, hospital teams, family, and friends. *J Cancer Educ* 12: 229-32.

Burton MV, Parker RW, Farrel A, Bailey D, Connely J, Booth S, Elcombe S (1995). A randomized controlled trial of preoperative psychological preparation for mastectomy. *Psycho-oncology* 4: 1-19.

Chaturvedi SK, Chandra PS, Channabasavanna SM, Anantha N, Reddy BKM,

Sharme S (1996). Levels of anxiety and depression in patients receiving radiotherapy in India. *Psycho-oncology* 5: 343-6.

Chiodi S, Spinelli S, Ravera G, Petti AR, Van Lint MT, Lamparelli T, Gualandi F, Occhini D, Mordini N, Berisso G, Bregante S, Frassoni F, Bacigalupo A (2000). Quality of life in 244 recipients of allogeneic bone marrow transplantation. *Br J Haematol* 110: 614-9.

Cunningham AJ, Edmonds CV, Jenkins G, Lockwood GA (1995). A randomised comparison of two forms of a brief, group, psychoeducational program for cancer patients: weekly sessions versus a 'weekend intensive'. *Int J Psychiatry Med* 25: 173-89.

Cunningham AJ, Tocco EK (1989). A randomised trial of group psychoeducational therapy for cancer patients. *Patient Care Couns* 14: 101-14.

Davies E, Higginson J (2005). Systematic review of specialist palliative day care for adults with cancer. *Support Care Cancer* 8: 607-27.

Derogatis LR, Morrow GR, Fetting JH, Penman D, Piatsky S, Schmale AM, Henrichs M, Carniche CL (1983). The prevalence of psychiatric disorders amongst cancer patients. *JAMA* 249: 751-7.

Devine EC, Westlake SK (1995). The effects of psychoeducational care provided to adults with cancer: meta-analysis of 116 studies. *Oncol Nurs Forum* 22: 1369-81.

Eakin EG, Strycker LA (2001). Awareness and barriers to use of cancer support and information resources by HMO patients with breast, prostate, or colon cancer: patient and provider perspectives. *Psycho-oncology* 10: 103-13.

Fallowfield L, Jenkins V, Farewell V, Saul J, Duffy A, Eves R (2002). Efficacy of a Cancer Research UK communication skills training model for oncologists: a randomised controlled trial. *Lancet* 359 (9307): 650-6.

Farrell C (2001). *National Service Framwork Assessments No 1: NHS Cancer Care in England and Welles. Supporting paper 1 : There's no system to the whole procedure.* London: Commission for Health Improvement.

Fawzy FI, Cousins N, Fawzy NW, Kemeny ME, Elashoff R, Morton D (1990). A structured psychiatric intervention for cancer patients. I. Changes over time in methods of coping and affective disturbance. *Arch Gen Psychiatry* 47: 720-5.

Greenberg DB (1998). Radiotherapy. In: Holland JC (ed.). *Psycho-oncology.* New York: Oxford University Press, pp.269-76.

Greer S, Moorey S, Baruch JDR, Watson M, Robertson BM, Mason A, Rowden L, Law MG, Bliss JM (1992). Adjuvant psychological therapy for patients with cancer: a prospective randomised trial. *BMJ* 304: 675-80.

Harrison J, Maguire P (1994). Predictors of psychiatric morbidity in cancer patients. *Br J Psychiatry* 165: 593-8.

Hearn J, Higginson IJ (1998). Do specialist palliative care teams improve outcomes for cancer patients? A systematic literature review. *Palliat Med* 12: 317-32.

Heaven C, Maguire P (1996). Trainining hospice nurses to elicit patients concerns. *J Adv Nurs* 23: 280-6.

Heaven CM, Maguire P (1998). The relationship between patients' concerns and psychological distress in a hospice setting. *Psycho-oncology* 7: 502-7.

Jacobsen PB, Hann DM (1998). Cognitive-behavioural interventions. In: Holland JC (ed.). *Psycho-oncology*. New York: Oxford University Press, pp.717-29.

Jenkins V, Fallowfield L, Saul J (2001). Information needs of patients with cancer: results from a large study in UK cancer centres. *Br J Cancer* 84: 48-51.

Kicks D (1999). An educational intervention using the Agency for Health Care Policy and Research Depression Guidelines among internal medicine residents. *Int J Psychiatry Med* 29: 47-61.

Knobf MT, Pasacreta JV, Valentine A, McCorkle R (1998). Chemotherapy, hormone therapy, and immunotherapy. In: Holland JC (ed.). *Psycho-oncology*. New York: Oxford University Press, pp.277-88.

Lloyd-Williams M, Friedman T, Rudd N (1999). A survey of psychosocial service provision within hospices. *Palliat Med* 13: 431-2.

Luebbert K, Dahme B, Hasenbring M (2001). The effectiveness of relaxation training in reducing treatment-related symptoms and improving emotional adjustment in acute non-surgical cancer treatment: a meta-analytical review. *Psycho-oncology* 10: 490-502.

Maguire GP (1980). Affects of counselling on the psychiatric morbidity associated with mastectomy. *BMJ* 281: 145-6.

Maguire GP, Lee EG, Bevington DJ, Kuchemann CS, Crabtree RJ, Cornell CE (1978). Psychiatric problems in the first year after mastectomy. *BMJ* 1: 963-5.

Maguire GP, Tait A, Brooke M, Thomas C, Howat JM, Sellwood RA, Bush H (1980). Psychiatric morbidity and physical toxicity associated with adjuvant chemotherapy after mastectomy. *BMJ* 281: 1179-80.

Maguire P, Brooke M, Tait A, Thomas C, Sellwood R (1983). The effect of counselling on physical disability and social recovery after mastectomy. *Clin Oncol* 9: 319-24.

Maguire P, Faulkner A (1988). Improving counselling skills of doctors and nurses in cancer care. *BMJ* 297: 847-9.

Maguire P, Faulkner A, Booth K, Elliott C, Hillier V (1996). Helping cancer patients disclose their concerns. *Eur J Cancer* 32A: 78-81.

Maguire P, Tait A, Brooke M, Thomas C, Sellwood R (1980). Effect of counselling on the psychiatric morbidity associated with mastectomy. *BMJ* 281: 1454-6.

McQuellon RP, Wells M, Hoffman S, Craven B, Russell G, Cruz J, Hurt G, DeChatelet P, Andrykowski MA, Savage P (1998). Reducing distress in cancer patients with an orientation program. *Psycho-oncology* 7: 207-17.

Meyer TJ, Mark MM (1995). Effect of psychosocial interventions with adult cancer patients: a meta-analysis of randomized experiments. *Health Psychol* 14: 101-8.

Moorey S, Greer S, Watson M, Baruch JDR, Robertson BM, Mason A, Rowden L, Tunmore R, Law M, Bliss JM (1994). Adjuvant psychological therapy for patients with cancer: outcome at one year. *Psycho-oncology* 3: 39-46.

Novack DH, Plumer R, Smith RL, Ochitill H, Morrow GR, Benett JM (1979). Changes in physicians' attitudes toward telling the cancer patient. *JAMA* 241: 897-900.

Paraskevaidis E, Kitchener HC, Walker LG (1993). Doctor-patient communication and subsequent mental health in women with gynaecological cancer. *Psycho-oncology* 2: 195-200.

Plass A, Koch U (2001). Participation of oncological outpatients in psychosocial support. *Psycho-oncology* 10: 511-20.

Ramirez AJ, Graham J, Richards MA, Cull A, Gregory WM, Leaing MS, Snashall DC, Timothy AR (1995). Burnout and psychiatric disorder among cancer clinicians. *Br J Cancer* 71: 1263-9.

Redd WH, Montgomery GH, DuHamel KN (2001). Behavioral intervention for cancer treatment side effects. *J Natl Cancer Inst* 93: 810-23.

Richardson JL, Shelton DR, Krailo M, Levine AM (1990). The effect of compliance with treatment on survival among patients with hematologic malignancies. *J Clin Oncol* 8: 356-64.

Sheard T, Maguire P (1999). The effect of psychological interventions on anxiety and depression in cancer patients: results of two meta-analyses. *Br J Cancer* 80: 1770-80.

Slevin ML, Nichols SE, Downer SM, Wilson P, Lister TA, Arnott S, Maher J, Souhami RL, Tobias JS, Goldstone AH, Cody M (1996). Emotional support for cancer patients: what do patients really want? *Br J Cancer* 74: 1275-9.

Smith MC, Holcome JK, Stullenbarger E (1994). A meta-analysis of intervention effectiveness for symptom management in oncology nursing research. *Oncol Nurs Forum* 21: 1201-10.

Spiegel D, Bloom JR, Yalom I (1981). Group support for patients with metastatic cancer. A randomized outcome study. *Arch Gen Psychiatry* 38: 527-33.

Stiefel F, Trill M, Berney A, Olarte J, Razavi D (2001). Depression in palliative care: a pragmatic report from the Expert Working Group of the European Association for Palliative Care. *Support Care Cancer* 9: 477-88.

Swire N, George R (1997). Depression in palliative care. In: Robertson MM, Turner CLE (ed.). *Depression and physical illness*. Chichester: Wiley, pp.443-64.

Walker LG (1996).Communication skills: when, not if, to teach. *Eur J Cancer* 32A: 1457-9.

Walker LG, Anderson J (1999). Testing complementary and alternative medicine within a research protocol. *Eur J Cancer* 35: 1614-8.

Walker LG, Walker MB, Heys SD, Lolley J, Wesnes K, Eremin O (1997). The psychological and psychiatric effects of rIL-2: a controlled clinical trial. *Psycho-oncology* 6: 290-301.

Walker LG, Walker MB, Heys SD, Ogston K, Miller I, Hutcheon AW, Sarkar TK, Eremin O (1999). Psychological, clinical and pathological effects of relaxation training and imagery during primary chemotherapy. *Br J Cancer* 80: 262-8.

Walker LG, Wesnes KA, Heys SD, Walker MB, Lolley J, Eremin O (1996). The cognitive effects of recombinant interleukin-2 (rIL-2) therapy: a controlled clinical trial using computerised assessments. *Eur J Cancer* 32A: 2275-83.

Watson M, Denton S, Baum M, Greer S (1988). Counselling breast cancer patients: a specialist nurse service. *Couns Psychol Q* 1: 25-34.

Wilkinson S (1995). The changing pressures for cancer nurses 1986-93. *Eur J Cancer* Care 4: 69-74.

Williams ERL, Ramirez AJ, Richards MA, Young T, Maher EJ, Boudioni M, Maguire P (2000). Are men missing from cancer information and support services? *Psycho-oncology* 9: 364.

Worden JW, Weisman AD (1984). Preventive psychosocial intervention with newly diagnosed cancer patients. *Gen Hosp Psychiatry* 6: 243-9.

Zabora J, Brintzenhofenszoc K, Curbow B, Hooker C, Piatadosi S (2001). The prevalence of psychological distress by cancer site. *Psycho-oncology* 10: 19-28.

第6章

不安障害と適応障害

スティーヴン・D・パスィク，ケネス・L・カーシュ，
マリ・ロイド＝ウィリアムズ

はじめに

　こんにち数々の腫瘍学の進歩のお陰で，癌は，それを患う多くの患者にとって，命に危険を及ぼしはするが，死と直結しない慢性疾患になっている (Passik et al. 1998)。しかし依然として重大なストレッサーであることは確かであり，癌と診断された，また癌治療を受けなければならなくなったといった重大な局面で，患者は破局的な水準のストレスを経験することが少なくない。患者が，癌という診断とそれに伴う治療にどのように適応していくかは，QOLの推移と密接に関係する。さらにストレスは心身両面にも悪影響を及ぼす可能性がある。こうして，長期にわたり癌を抱えて生きていく人のQOLは癌のケアおよび研究の重要なテーマとなる。
　この特有のストレスは，言うまでもなく，癌患者そしてその家族の生活に暗い影を落とす。デロゲイティスら (Derogatis et al. 1983) は，癌患者を対象とした道標となる研究で，患者のうち精神医学的な診断を下しうる者は50％に達することを見い出した。この割合は，一般成人における何らかの精神医学的問題を抱える者の割合（22％）と比べるとたいへん高く (Regier et al. 1993)，癌患者で精神的問題が生じやすいことは疑問の余地がない。実際，癌の診断と精神医学的診断とが併存（co-

morbidity) することは決してまれではない。

精神的問題

癌患者で精神医学的問題を併存する者は決して少なくない。合併する精神的問題（概要は表 6.1 参照）は，概して，適応上の諸問題，抑うつ気分，不安，生活満足度の低下，あるいは自己評価の喪失の形をとる（Freidenbergs and Kaplan 1993; Molassiotis et al. 1995）。しかし，精神医学的診断を下し，治療を要する患者を即座に見い出すことには困難が付きまとう。その理由はいくつかあるが，一つには，癌患者においては，よく似た精神症状が，薬剤の副作用によっても，あるいは癌の進行によっても生ずるからである。また一つには外来の診察で，限られた時間のなか，身体的病状が中心的に調べられるため，患者は心理社会的問題について話しづらくなり，それで心理社会的問題の発見が困難になるからである（Lawrie et al. 2004; Wilson et al. 2007）。本章では，不安障害や適応障害をどのようにして見い出し，治療していくか，それに焦点を合わせて述べていきたいと思う。

全般性不安障害

❖ 事例研究

トーマスは結婚歴のない 65 歳の肉屋である。ある朝，激しい腹痛で目を覚ました。地元の病院に紹介され，そこで開腹術を受けたが，進行した大腸癌で肝臓と肺に多数の転移が見つかった。はじめ自分では，家族そして昔の馴染み客に支えられ，自宅で暮らしていけると思っていた。

3 カ月後，近所の人は彼の行動の異常に気づくようになった。朝早く自宅周辺を歩く彼の足音が聞こえ，どうしたのかと尋ねると彼は決まって興奮した。体重が激減したが，それは病気のせいなのか，それとも精神的問題のせいなのかはっ

表 6.1 大うつ病，不安障害，適応障害の鍵となる要素

変数	大うつ病	全般性不安障害	適応障害
診断を検討するための時間	抑うつ気分，ないしは喜びの消失が2週間以上続く。	不安がほぼ毎日生じ，それが6カ月以上続く。	切っ掛けとなるストレッサーから3カ月以内に症状が出現することが必要。
主 な 特 徴	食欲，集中力，体重，睡眠，罪責感，自殺念慮，精神運動活動のいずれかで必ず変化が生じている。社会生活や仕事，あるいはその他の重要な領域で必ず支障が生じている。	過度の不安や心配。不安を抑えることが難しいと述べる。よく見られる症状は，落ち着きのなさ，集中力の減退，疲労感，睡眠不良，筋緊張，イライラ感のいずれかである。	特定の心理社会的ストレッサーに反応して，臨床上妥当な行動面あるいは感情面の症状が顕著。社会生活や仕事で著しい支障が生じている。ストレッサーが持続し，慢性的な適応障害を生じさせることがある。
検 討 から除 外	薬物の副作用や死別。	薬物の副作用。	大うつ病や不安障害をはじめとする主要な精神障害や死別。
性別有病率	女性は男性の2倍。	全症例のうち約60％が女性，約40％が男性。	男女で同率。

きりしなかった。彼はある隣人に，自分は夜のうちに死んでしまうのではないか，誰にも看取られずたったひとりで死んでいくのではないか，ひどく心配だと打ち明けた。

たまりかねた彼の家族は，彼を説得して家庭医のところに連れていったが，彼はそこで興奮し，部屋中を歩き回り，涙ぐみ，苦悶した。頻脈，息切れ，口渇が生じており，強い不安状態にあることは明らかだった。

上記の例は，進行癌と診断されるという恐怖に満ちた状況で，患者がどのような複雑な心身症状を呈するかを示すものである。本事例のように，

治療を要する不安症状は，それと認めづらいことがある。不安を経験している患者は，緊張感や落ち着きのなさを訴えたり，イライラ感 (jitteriness)，自律神経系の活動亢進，不眠，注意散漫，息切れ，しびれ，懸念 (apprehension)，心配 (worry)，思い煩いを示したりする。不安が身体面にて表現されるために，感情面あるいは認知面にて表現された不安が目立たないこともよくある (Holland 1989)。不安が表現された場合，たとえば，痛みのコントロール不良，甲状腺機能亢進症，アルコールやベンゾジアゼピンの離脱症状といった身体的[1] (medical) な原因について検討することを怠ってはならない。不安と関連する症状があるとき，それを手掛かりにして患者の心理状態についてさらに調べると良い。たいていは将来に対する恐怖や心配や懸念がある。不安な患者は，抑うつ的な患者と同様に，自分に与えられた情報の中で，より「脅威的な情報」を選びとって記憶する傾向がある。したがって，説明すること自体に治療的意味合いがある。不安治療に踏み出すか否か決める際には，精神医学的診断に合致するか否かを厳密に検討するよりも，患者の主観的な苦しさの程度に重点を置くのが良い (Massie 1989)。

　進行癌患者における不安は身体的合併症によって生ずることが一般的だが，自分の存在の意味をめぐる精神的な問題と関連していることもよくあり，特に，意識が清明で精神錯乱を来していない患者にてそのことが言える (Holland 1989)。患者はしばしば，社会から孤立することや他の人と疎遠になることを恐れ，大まかに言って，見捨てられたように感じるかもしれない。さらには経済的問題や家庭での役割の変化も，よく見られるストレッサーである。

❖不安障害の治療

　予防は常に治療に優る――癌患者が経験するたいていの不安は，彼らに適切なサービスを提供することで，予防することができよう。できるだけ早く患者に検査結果を知らせ，すべての情報がプライマリ・ケア医から

二次ケア医に確実に伝わるようにし，癌患者のケアを行う者が優れたコミュニケーション技術を持ち備えているならば，病的な問題の発生を最小限に抑えることができる。癌患者の不安の治療は，精神療法と各種抗不安薬の投与とを組み合わせて行う。進行癌患者の不安に対しては，ベンゾジアゼピン系薬物，精神安定剤，抗ヒスタミン剤，抗うつ薬といった種類の薬剤が注意深く用いられている (Holland 1989; Massie 1989; Miller and Massie 2006)。

ベンゾジアゼピン系薬剤

ベンゾジアゼピン系薬剤は癌患者の不安の薬物療法で中心的に用いられるものである。ロラゼパム (lorazepam)，アルプラゾラム (alprazolam)，オキサゼパム (oxazepam) といった短時間作用型のベンゾジアゼピンは，癌患者においても安全性がきわめて高い。これらの薬剤を選択使用し，衰弱した患者で生じやすい代謝障害による蓄積毒性に注意する (Hollister 1986)。ロラゼパムとオキサゼパムは，肝臓で抱合 (conjugation) されて代謝されるため，肝臓病の患者にあっては最も安全な薬剤である。このことは，肝臓で酸化されて代謝され，肝障害がある場合に問題が生じうるアルプラゾラムをはじめとするベンゾジアゼピン系薬剤と対照的である。短時間作用型のベンゾジアゼピン系薬剤を用いたときに生ずる問題は，強い不安が突如出現したり，薬効消失とともに不安が生じたりすることがよくあるというものである。そうした患者の場合，たとえばジアゼパム (diazepam) やクロナゼパム (clonazepam) といった長時間作用型のベンゾジアゼピン系薬剤に変更すると良い。一般的な用量は，ロラゼパムなら必要に応じ 0.5～2.0 mg，ジアゼパムなら必要に応じ 2.5～10 mg，クロナゼパムなら 1～2 mg である。クロナゼパムは不安症状の改善にきわめて有益であることが認められている。短時間作用型の薬剤を使用していて薬効が切れるとともに不安が再び出現するような患者でも，クロナゼパムが有益であることが認められている。またクロナゼパムは，躁症状を

示す器質性気分障害の患者においても，さらには補助鎮痛薬として神経障害性の痛みを訴える患者においても有益である (Chouinard et al. 1983; Walsh 1990)。ベンゾジアゼピン系薬剤を使用する場合，呼吸抑制の発生をおそれるあまり，不安を抑えるのに必要な用量を用いずじまいになってしまうようなことがあってはならない。呼吸抑制は，短時間作用型の薬剤を処方し，その用量を漸増することで，発生を最小に抑えることができる。

非ベンゾジアゼピン系抗不安薬

　ベンゾジアゼピン系薬剤が不安症状を抑えるのに十分効果を示さない場合は，ハロペリドール (haloperidol) やオランザピン (olanzapine) といった定型また非定型の神経遮断薬が有益である。器質性の原因が疑われる場合や，妄想や幻覚といった精神病的症状が不安に付随する場合も適応となる。不安症状をコントロールしつつ，過度の鎮静を避けるには，標準的にはハロペリドール（必要に応じ 0.5～3 mg）が良い。オランザピンのような非定型神経遮断薬は，精神錯乱や妄想や嘔気を伴う不安を抑えることができる (Passik and Cooper 1999)。神経遮断薬は，呼吸抑制や呼吸障害 (respiratory compromise) の発生が懸念される患者においてもおそらくは最も安全な抗不安薬に属する。メトトリメプラジン (methotrimeprazine) は抗不安作用のあるフェノチアジン系薬剤 (phenothiazine) で，進行癌患者の痛みと不安の治療によく用いられる (Oliver 1985)。その副作用として，鎮静，抗コリン症状，低血圧があり，鎮静が望ましい患者にて有益であろう。この仲間の薬剤全般に関して，錐体外路系の副作用の発生（とりわけ，鎮吐目的で神経遮断薬を追加摂取する場合）と，神経遮断薬に起因する悪性症候群の遠隔発生の可能性に注意することを怠ってはならない。これらの薬剤を，一般に短期・低用量投与して遅発性ジスキネジアが生ずることはめったにない (Breitbart 1986)。

　三環系抗うつ薬，選択的セロトニン再取り込み阻害薬 (SSRI)，複素環系抗うつ薬は，抑うつを伴う不安に対する最も効果的な治療薬であり，パ

ニック障害の治療に有益である（Liebowitz 1985; Popkin et al. 1985）。ミルタザピン（mirtazapine）は，癌患者の抑うつにとりわけ有益だとする研究（Theobald et al. 2002）もある。

ブスピロン（buspirone）は非ベンゾジアゼピン系の抗不安薬で，慢性不安あるいは適応障害に関連した不安を訴える患者にて精神療法とともに用いると有益である。ベンゾジアゼピン系薬剤に比べ，抗不安作用の発現は遅く，不安を和らげるのに5～10日かかる。ブスピロンはベンゾジアゼピン系薬剤でないため，ベンゾジアゼピン離脱症状の出現を妨げない。それゆえベンゾジアゼピン系薬剤からブスピロンに変更する場合，注意が必要である。ブスピロンは作用発現が遅く，慢性不安状態に対する使用が適用となる。そのため癌患者に対する有益性は限られ，用いるとすれば，リハビリテーションを行っている段階で不安を治療するといった臨床状況において有益だろう。

不安障害の非薬物療法

不安や憂苦に対する非薬物療法としては，支持的精神療法や行動的介入法を単独で，あるいは組み合わせて行うというやり方がある。短期型支持的精神療法は，危機に伴う問題と実存的問題のいずれに対しても有益なことが多い（Massie et al. 1989）。精神療法的介入は，患者とその家族の双方を対象に行われることが多く，特に癌患者がしだいに衰弱の度を強め，双方の交流が困難になりつつあるときにそうである。不安な患者に対する精神療法の目標は，治療者と絆を築き孤立感を軽減すること，患者に力添えして人格（integrity）や自尊心を保ちながら癌と向き合えるようにすること，過去と現在に関する誤解を正すこと，現在の病気体験をこれまでの人生の旅路の中に統合させること，これから体験する別れ・自分の存在の消失・未知の場所への旅立ちといった問題を探ることである。

アロマセラピーやマッサージ法といった補完療法，催眠やリラクセーションやイメージ法といった介入法は不安を抑え，それゆえ患者の統制感

を高めるのに有益かもしれない。

　患者が錯乱状態にあるとき，注意力や集中力は大幅に妨げられ，そのためこうした手法の有益性は薄まってしまう（Breitbart 1989）。不安に対する行動的介入として，標準的には，リラクセーション法と，注意を心配事からそらす手法，すなわちイメージ法とを組み合わせて行う。まず自然な呼吸（passive breathing）を行い，受動的／能動的筋弛緩法を行ってリラックスすることを教える。リラックスした状態に入ると，今度は心地良い情景を思い浮かべさせ，意識をその情景に向けるというイメージ法を実際にやってもらう。癌患者の不安や憂苦の治療において，アルプラゾラムとリラクセーション法の無作為化比較試験で，いずれの治療法も，軽度から中等度の不安や憂苦にたいへん有効であることが示されている。しかしより重度の不安や憂苦に対しては薬剤（アルプラゾラム）による介入のほうが有効であり，また効果が現れるのも早い（Adams et al. 1986）。こうした介入法は組み合わせて用い，高不安の癌患者には抗不安薬治療とリラクセーション法の併用が一般的である。

　人生最後の数週間あるいは数日間における不安や興奮は，患者にとっても，その家族にとっても，あるいはスタッフにとっても心苦しいものである。重篤な患者であっても，自分の恐怖や不安をほかの人と分かち合うよう勧めると，得られる利益は大きい。病状がここに至った段階でも，これまでの経験や家族との不和に関して解決されていないことがあるかもしれず，数カ月間，場合によっては数年間も見舞いに来なかった家族が見舞いに来ることで，患者の憂苦が和ぐことがよくある。

　経口あるいは皮下注射でベンゾジアゼピン系薬剤（たとえばミダゾラムmidazolam）を投与して鎮静（セデーション）下に置くと，不安や興奮といった問題が抑えられ，患者を安静に保つことができる。

適応障害：定義

『精神疾患の診断・統計マニュアル 第4版（DSM-IV）』（American Psychiatric Association 1994）によれば，適応障害は，かなり漠然とした障害で，何か切っ掛けとなる体験すなわちストレッサーの結果として生じる臨床的に重大な行動面もしくは感情面・情緒面でのさまざまな症状を特徴とするものである。診断しようとしても，亜型（サブタイプ）が入り交じっていることもあり，言い換えれば，輪郭が明確でないために，同障害だと決定されずじまいになる可能性もある。適応障害の症状出現は切っ掛けとなる体験から3カ月以内に生じていることが必要で，ストレッサーあるいはその作用が終結したのち6カ月以上経ることがあってはならない。ただし，同障害は，ストレッサーが慢性的なものであるとき，あるいはストレッサーの作用が長く続くとき，たとえば進行癌を抱えているという場合がそれにあたるが，慢性的で6カ月以上続くことがある。結局，適応障害という診断は，何か問題が認められるが，たとえば大うつ病や全般性不安障害といったそのほかの個々の精神障害の基準に当てはまらず，さらに同症状が死別に起因するものではないときに限って下される。

『国際疾病分類 第10版（ICD-10）』（World Health Organization 1995）も類似した適応障害という診断名を設けているが，細かな相違点がいくつかある。まずストレッサーに対する反応は1カ月以内に生じていることが必要だとする点である。次に亜型が異なっており，短期抑うつ反応や，「情緒および行為の障害（disturbance of emotions and conduct）」といった異なる名称が用いられているという点である。最後に，亜型の一つの遷延性抑うつ反応は，持続期間の上限を2年としている点である。このように，この障害はほとんど理解されておらず，そのようなものは存在しないという批判（Depue and Monroe 1986; Vinokur and Caplan 1986）もあるが，この病態を説明しようとする世界的な試みがないわけではない。

❖ 適応障害の鑑別診断

　適応障害は，癌に伴って見られる最も一般的なもので，事実，全癌患者の 25～30％ にて認められている (Derogatis et al. 1983; Dugan et al. 1998)。有病率が高いにもかかわらず，癌患者の精神医学的スクリーニングにおいては，照準は，いわゆる小うつ病や適応障害にではなく大うつ病に合わせられてきた。その上，上述したように，癌また癌治療に伴って器質性の症状も生じやすく，適応障害本来の問題を見い出すのが一層困難になっている。たとえば，癌治療に用いられる，プレドニゾロン (prednisolone) やプロカルバジン (procarbazine) やビンクリスチン (vincristine) やビンブラスチン (vinblastine) といった薬剤は，副作用として，適応障害や気分障害と見間違うような抑うつ症状 (depressive symptom) を生じさせる。こうして適応障害と診断するのが困難なために，患者に不適切な治療を行ったり，適応障害だということを見逃したり，あるいは薬の副作用として説明したりすることが少なくないだろう。

❖ 適応障害とうつ病

　適応障害と大うつ病の関係は，主に 2 つの視点で眺めることができる。まず，適応障害と大うつ病はただ量的に異なっているだけだとする見方がありうる。適応障害を「臨床水準に達しない (subclinical) うつ病」と概念化することで，標準的なうつ病のスクリーニングで中等度の得点をとった場合，それを適応障害と考えるというアプローチが導き出せる (Strain 1998)。しかし仮に適応障害が小うつ病あるいは臨床水準に達しないうつ病だとしても，何点以上あるいは何点以下の場合を同障害とするか統一された見解はない。言い換えれば，適応障害は，大うつ病と，極度のストレス下で体験される正常範囲の重苦しい気分との隙間を埋める役割を果たすものと考えられよう。

　適応障害と大うつ病の関係の第二の見方は，両者は，質ないしカテゴリーの上で異なるとするものである。この観点に従った場合，大うつ病は症

状に基づいて（symptom-based）診断され（たとえば，喜びの消失が2週間以上続く），一方，適応障害はもっと機能に基づいて（function-based）診断される（たとえば，役割を果たすことができない）ものだと考えることができる。

標準的なうつ病のスクリーニング法では外来癌患者の適応障害が適切に見い出せないことが示されている（Passik et al. 2001）。特に適応障害に適した検査法を開発し確立しようとする試みは，空振りに終わっている（Kirsh et al. 2004）。

❖見過ごされる適応障害

進行癌患者において，精神的問題が見過ごされたり，十分な治療が行われなかったりして，QOL に悪影響が生じるといったことはよく見られる（Katon and Sullivan 1990; Dugan et al. 1998; Zabora 1998）。概して癌患者は精神的憂苦を抱えていても，なかんずく適応障害に苦しんでいても，腫瘍専門医からそのように診断されたり認識されたりすることがないということが明らかになっている（Razavi et al. 1990）。

❖適応障害だと診断する

適応障害を見い出し診断するのは容易なことではない。適応障害の診断に伴う問題の一つは，それが明確な特徴を欠いているということである。そもそも，ストレッサーすなわち切っ掛けとなる体験を論ずることからして問題を伴う。DSM-IV には，ある人に適応障害を生じさせるストレッサーを数値で示す指　針（ガイドライン）あるいは基準が示されていない（Zilberg et al. 1982）。次に，特に著しく大きいストレスを経験している状況で何を不適応な行動と言うのか正確に定義することが困難である。世界的な指針は存在せず，どのような症状や生活上の問題が，本人から見て不適応か，一律には言えないだろう（Fabrega et al. 1987）。

大うつ病と全般性不安障害と適応障害とが一部重なることは間違いない。

しかし適応障害と診断するためには，患者が他2者の診断基準に当てはまらないことが必要である。したがって，ストレッサーに対する適応に関して問題が認められるとともに，他2者の診断基準に当てはまらないときに限って患者は適応障害と診断されることになる。このため，スクリーニングを行う際に生ずる厄介な問題は，適応障害を大うつ病から見分ける重要な領域を見い出さなければならないということにある。この目的のために，適応障害の場合は，病気あるいは治療に対して硬直した対処（coping inflexibility）がとられるという考え方が提出されている。

　適応上の問題を生じさせるかもしれないパーソナリティ要因の一つは，病気やそれに伴う治療に関して患者のとる対処に柔軟性が欠けていることだと考えられている（Rogers and LeUnes 1979; Carson et al. 1989）。適応障害を来す人は思考が頑なで，はじめて体験する問題に対してどうしても発病前のやり方で取り組もうとするかもしれない。そうした人は，柔軟であることに重きを置く適応的な対処スタイルを備えた人とは対照的に，もし以前の対処法や問題解決法でうまくいかないと，適応障害と関連する感情反応（抑うつ気分や不安）を呈し始めるかもしれない（Lee 1983）。こうした考え方は，癌患者の適応障害を評価し発見するのに公式的には用いられてこなかった。しかし憂苦に悩む癌患者は，柔軟で有効な対処を行えないことが一般的であり，この柔軟な対処の欠如が見逃されてきたということがしだいに認められつつある（American Society of Psychosocial and Behavioral Oncology/AIDS 1999）。

　私たちは，適応障害の輪郭を明確にしようと研究を行った。特に，適応障害のスクリーニングに関してどのような問題があるか，それを探ろうとするものであった。DSM-IVに基づく構造化臨床面接によって適応障害の診断基準に合う精神的問題を抱えていることが明らかになっている患者を，うつ病や不安やQOLを調べるのに通常使用される尺度，そして2種類の試作段階(パイロット)の検査用紙を用いて見い出すことができるか調べた。ここで試作段階の2種の検査法を用いたのは，将来，心理測定的な視点から検討

するために，どの項目をスクリーニング用検査の中に入れるか，データをとり，示唆を得るためであった。同2検査はいずれも，高い信頼性と，全体として良好な心理測定特質を備えていることが明らかになった。

　この研究は興味深い知見をいくつかもたらした。第一に，いずれの尺度によっても，何らかの精神障害がある場合に示されるとされる全般的な問題を見い出すことはできたが，DSM-IVに基づく構造化臨床面接によって定められた適応障害は見い出すことができなかった。つまり，適応障害を見い出す簡易な検査法は得られないままとなった。第二に，何らかの精神病の（あるいは精神医学的な）診断を受けていることは，QOL低下の的確な予測因子であった。第三に，QOLの低下度は精神医学的診断によってさまざまであった。つまり適応障害の者のQOL点は，大うつ病あるいは不安障害の者からなる対照群のそれより有意に高く，一方，精神医学的診断のない者のそれより低かった。こうして，いくつかのことが初めて明らかになった。すなわち，ほかの精神医学的診断を受けている者，あるいは精神医学的問題のない者との違いに着目すると，適応障害の者は，大うつ病あるいは不安障害の者よりも相対的にQOLと健康状態が良いことが認められ，適応障害と言う診断名はほかの精神障害とは異なる別個の障害を表すものとして役に立っていた。

❖適応障害の治療

　適応障害であることが明らかになった患者は，有病率や死亡（つまり自殺）率さえものリスクが高いことが多い（De Leo et al. 1986）。しかし適応障害の人に短期型精神療法（Sifneos 1989）――つまり精神腫瘍医が通常用いるタイプの精神療法――を行うと，良い結果が得られるということは述べておかなければならない（Sifneos 1989）。このことは，問題が悪化し，もっと集中的なケアや薬物療法が必要とならないうちに，専門看護師をはじめとするスタッフが早めに働きかければ良い結果がもたらされるかもしれないということを示している。適応障害に対する精神療法は，当

面の問題に焦点を当て，対処法の改善を教え，ストレッサーに直接働きかけるというものである。ソーシャル・ネットワークの構築や心理教育 (psychoeducation) も用いられる (Pollin and Holland 1992; Wise 1994[2])。形式ばらない支援グループ，あるいは形式ばった集団療法が，癌患者のQOLを改善し，抑うつや不安症状を低減するのにたいへん有効であることが明らかになっている (Speigel 1981; Zabora 1998)。適応障害を早期発見すると，早期介入が可能になり，患者のQOL向上に有益である。少なくとも，これ以上，患者の日常生活遂行能力が損なわれることは防げよう。

　危機介入モデルは，かなりの程度，腫瘍患者に対する精神療法の土台となっている。危機介入は，心理社会的機能のバランスが崩れた時期，同機能に積極的に働きかけ，ストレスを生み出すようなすさまじい体験をしても，それによる直接的な衝撃を和らげようとするものである。その目的は，患者の心理的また社会的な対処資源を高めるよう働きかける一方で，心理的憂苦を減らすことである。概して危機療法は時間を限って行われ，明確な目標が設けられる (Parad and Parad 1990[3])。支持的介入ないし危機介入の一環として，患者の認識に曖昧な点が残らないようにすること，病気やその治療に関する質問に答えること，誤解を正すこと，置かれた状況について安心感を与えることなども行われる。病気の場合一般にどのような反応が生じるか説明すると，患者やその家族は，自分の経験を異常なものだとひとり呑み込みせずに済む。患者が通常用いている適応法を探り出し，その働きを高めてうまく適応できるようにすると良い。患者に，変更を余儀なくされたライフスタイルや様変わりした家族の役割，あるいは自分のことが自分でできなくのではないか，見放されるのではないかといった不安についてどのように思っているか話し合ってみませんか，と誘ってみる。自分の存在の消失，別れに伴う悲しみも話し合うと良いテーマである。患者は，健康や体の自由や自尊心をはじめ，癌を患うとともに種々のもの（たとえば，金銭，人との交流，あるいは職業などに関して）を失う

ことが多い。治療によって，統制感や意欲の改善を図ると良い。治療の焦点が治癒から緩和に移るとき，きわめて重要なことは，治癒を目的とする治療が終わっても自分は見捨てられるわけではなく，これからも安らぎや，痛みの軽減や，尊厳に心配りされるということを患者自身が知ることである。

　認知行動療法は，患者に，自分の置かれた状況について別の見方をしてみるよう勧め，過大な恐怖の軽減を図ろうとするものである。考える対象を疾患やその治療に関して自分でコントロールできないことにではなく，できることに向け，行動を患者自身が主導権を持て，前向きなものに変えるよう勧めると，患者は一層良好なQOLを得ることができよう。こうした治療的介入の効果を高めるのに，リラクセーション法やイメージ法も有益だろう。簡単な呼吸集中法（focused breathing exercise）や瞑想，あるいは漸進的筋弛緩法は，多くの癌患者が経験する不安エピソードを軽減するのに用いることができよう。心地良い情景，たとえば美しい風景のなか小川がゆったり流れている様をイメージすることによっても，患者によっては，緊張が和らげられるだろう。

　自助グループやホスピスのデイケアは，憂苦を抱えた癌患者やその家族に対する有益な介入法である。専門スタッフがセットするグループでは，教育的手法，支持的精神療法，認知行動療法が用いられることが多いが，一方，患者同士のグループでは，教育や，実際的な助言や，モデリングに焦点が合わせられ，患者相互の支え合いや助け合いなどを経験する機会となっていることが多い。

結　論

　進行癌患者においては，たとえば適応障害や不安が高率で出現するといったように，精神医学的問題の併存がよく見られる。こうした精神障害の発見・管理は腫瘍科スタッフの職務領域となっていることが多いが，ソー

シャルワークやリエゾン精神科あるいは心理学といった分野のスタッフをはじめ，精神衛生に係わる種々のスタッフの協力は計り知れないほど貴重である。一緒に取り組むことで，チームは患者またその家族のQOLを向上させることができるのである。

*訳注

1) medical は，一般に surgical と対比させ「内科の」という意で用いられることが多いが，ここでは psychiatric と対比させ「身体的」ないしは「非精神科の」という意と解する。
2) 本文献に相当する論文は見当たらない。文献欄の訳者注参照。
3) 本文献は原書の文献欄に掲載されていない。次と考えられる。Parad HJ and Parad LG (ed.) (1990). *Crisis intervention, Book 2: the practitioner's sourcebook for Brief Therapy.* Milwaukee: Family Service America.

◆文献

Adams F, Fernandez F, Andersson B (1986). Emergency pharmacotherapy of delirium in the critically ill cancer patient. *Psychosomatics* 27: 33-7.

American Psychiatric Association (1994). *Diagnostic and Statistical Manual of Mental Disorders* (4th edn). Washington DC: American Psychiatric Association.

American Society of Psychosocial and Behavioral Oncology/AIDS (1999). *Standards of care for the management of distress in patients with cancer.* New York: American Society of Psychosocial and Behavioral Oncology/AIDS.

Breitbart W (1986). Tardive dyskinesia associated with high-dose intravenous metoclopramide. *N Engl J Med* 315: 518-9.

Breitbart W (1989). Psychiatric management of cancer pain. *Cancer* 63: 2336-42.

Carson D, Council J, Volk M (1989). Temperament as a predictor of psychological adjustment in female adult incest victims. *J Clin Psychol* 45: 330-5.

Chouinard G, Young S, Annable L (1983). Antimanic effect of clonazepam. *Biol Psychiatry* 18: 451-66.

De Leo D, Pellegrini C, Serraiotto L (1986). Adjustment disorders and suicidality. *Psycho Rep* 59: 355-8.

Depue RA, Monroe SM (1986). Conceptualization and measurement of human disorder in life stress research: the problem of chronic disturbance. *Psycho Bull* 99: 36-51.

Derogatis L, Morrow G, Fetting J, Penman D, Piasetsky S, Schmale A, Henrichs M,

Carnicke C Jr (1983). The prevalence of psychiatric disorders among cancer patients. *JAMA* 249: 751-7.
Dugan W, McDonald MV, Passik SD, Rosenfeld BD, Theobald D, Edgerton S (1998). Use of the Zung Self-Rating Depression Scale in cancer patients: feasibility as a screening tool. *Psycho-oncology* 7: 483-93.
Fabrega H, Mezzich J, Mezzich A (1987). Adjustment disorder as a marginal or transitional illness category in DSM-III. *Arch Gen Psychiatry* 44: 567-72.
Friedenbergs I, Kaplan E (1993). Cancer. In: Eisenberg M, Glueckauf R, Zaretsky H (ed.). *Medical aspects of disability: a handbook for the rehabilitation professional.* New York: Springer Publishing, pp.105-18.
Holland J (1989). Anxiety and cancer: the patient and family. *J Clin Psychol* 50: 20-5.
Hollister L (1986). Pharmacotherapeutic considerations in anxiety disorders. *J Clin Psychol* 47: 33-6.
Katon W, Sullivan M (1990). Depression and chronic medical illness. *J Clin Psychol* 51 (Suppl. 6): 3-11.
Kirsh KL, McGrew JH, Passik SD (2004). Difficulties in screening for adjustment disorder, Part II: An attempt to develop a novel self-report screening instrument in cancer patients undergoing bone marrow transplantation. *Palliat Support Care* 2: 33-41.
Lawrie I, Lloyd-Williams M, Taylor F (2004). How do palliative medicine physicians assess and manage depression. *Palliat Med* 18: 234-8.
Lee R (1983). Returning to work: potential problems for mid-career mothers. *J Sex Marital Ther* 9: 219-32.
Liebowtiz M (1985). Imipramine in the treatment of panic disorder and it's complications. *Psychiatr Clin North Am* 8: 37-47.
Massie M (1989). Anxiety, panic and phobias. In: Holland J, Rowland JH (ed.). *Handbook of psychooncology: psychological care of the patient with cancer.* New York: Oxford University Press, pp.300-9.
Massie M, Holland J, Straker N (1989). Psychotherapeutic interventions. In: Holland J, Rowland JH (ed.). *Handbook of psychooncology: psychological care of the patient with cancer.* New York: Oxford University Press, pp.455-69.
Miller K, Massie MJ (2006). Depression and anxiety. *Cancer J* 12: 388-97.
Molassiotis A, Boughton BJ, Burgoyne T, Van den Akker OB (1995). Comparison of the overall quality of life in 50 long-term survivors of autologous and allogeneic bone marrow transplantation. *J Adv Nurs* 22: 509-16.
Oliver D (1985). The use of methotrimeprazine in terminal care. *Br J Clin Pract*

39: 339-40.

Passik S, Cooper M (1999). Complicated delirium in a cancer patient successfully treated with olanzapine. *J Pain Symptom Manage* 17: 219-23.

Passik SD, Dugan W, McDonald MV, Rosenfeld B, Theobald DE, Edgerton S (1998). Oncologists' recognition of depression in their patients with cancer. *J Clin Oncol* 16: 1594-600.

Passik S, Kirsh K, Donaghy K, Theobald D, Lundberg J, Holtsclaw E, Dugan W Jr (2001). An attempt to employ the Zung Self-Rating Depression Scale as a "lab test" to trigger follow-up in ambulatory oncology clinics: criterion validity and detection. *J Pain Symptom Manage* 21: 273-81.

Pollin I, Holland J (1992). A model for counselling the medically ill: The Linda Pollin Foundation Approach. *Gen Hosp Psychiatry* 14 (6, Suppl. 1): 11-24.

Popkin M, Callies A, Mackenzie T (1985). The outcome of antidepressant use in the medically ill. *Arch Gen Psychiatry* 42: 1160-3.

Razavi D, Delvaux N, Farvacques C (1990). Screening for adjustment disorders and major depressive disorders in cancer patients. *Br J Psychiatry* 156: 79-83.

Regier DA, Narrow WE, Rae DS, Manderscheid RW, Locke BZ, Goodwin FK (1993). The de facto US mental and addictive disorders service system. Epidemiologic catchment area prospective 1-year prevalence rates of disorders and services. *Arch Gen Psychiatry* 50: 85-94.

Rogers S, LeUnes A (1979). A psychometric and behavioral comparison of delinquents who were abused as children with their non-abused peers. *J Clin Psychology* 35: 470-2.

Sifneos P (1989). Brief dynamic and crisis therapy. In: Kaplan H, Sadock B(ed.). *Comprehensive textbook of psychiatry,* Vol. 2 (5th edn). Baltimore, MD: Williams & Wilkins, pp.1562-7.

Spiegel D (1981). Group support for patients with metastatic cancer. A randomized outcome study. *Arch Gen Psychiatry* 38: 527-33.

Strain J (1998). Adjustment disorders. In: Holland J (ed.). *Psycho-oncology.* New York: Oxford University Press, pp.509-17.

Theobald DE, Kirsh KL, Holtsclaw E, Donaghy K, Passik SD (2002). An openlabel, crossover trial of mirtazapine (15 and 30 mg) in cancer patients with pain and other distressing symptoms. *J Pain Symptom Manage* 23: 442-7.

Vinokur A, Caplan R (1986). Cognitive and affective components of life events. Their relations and effects on well-being. *Am J Community Psychol* 14: 351-71.

Walsh T (1990). Adjuvant analgesic therapy in cancer pain. In: Foley KM, Bonica JJ, Ventafridda V (ed.). *Advances in pain research and therapy,* Vol. 16,

Second International Congress on Cancer Pain. New York: Raven Press, pp.155-66.

Wilson KG, Chochinov HM, Skirko MG, Allard P, Chary S, Gagnon PR, Macmillan K, De Luca M, O'Shea F, Kuhl D, Fainsinger RL, Clinch JJ (2007). Depression and anxiety disorders in palliative cancer care. *J Pain Symptom Manage* 33: 118-29.

*Wise M (1994). Adjustment disorders and impulse disorder not otherwise classified. In: Hales R, Yudofsky S, Talbot J (ed.). *The American Psychiatric Press textbook of psychiatry* (2nd edn). Washington DC: American Psychiatric Press.

World Health Organization (1995). *International Classification of Diseases* (10th edn). Geneva: World Health Organization.

Zabora J (1998). Screening procedures for psychosocial distress. In: Holland J (ed.). *Psycho-oncology*. New York: Oxford University Press, pp.653-61.

Zilberg NJ, Weiss DS, Horowitz MJ (1982). Impact of Event Scale: cross-validation study and some empirical evidence supporting a conceptual model of stress response syndromes. *J Consult Clin Psychol* 50: 407-14.

〔訳者注〕
＊本記述と一致する論文はない。次のいずれかと考えられる。

Wise M (1988). Adjustment disorders and impulse disorder not otherwise classified. In: Talbot J, Hales R, Yudofsky S (ed.). *The American Psychiatric Press textbook of psychiatry*. Washington DC: American Psychiatric Press, pp.605-20.

Strain JJ, Newcorn J, Wolf D, Fulop G (1994). Adjustment disorder. In: Hales R, Yudofsky S, Talbot J (ed.). *The American Psychiatric Press textbook of psychiatry* (2nd edn). Washington DC: American Psychiatric Press, pp.671-80.

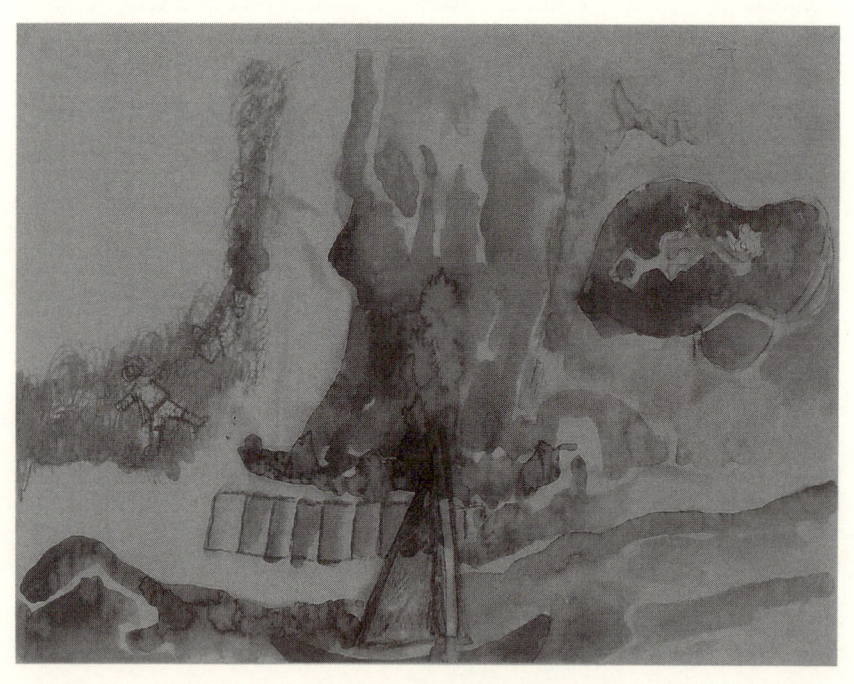

（カラーは星和書店の本書 Web ページでご覧いただけます）

第7章

緩和ケアにおけるうつ病の診断と評価と治療

ヘイリー・ペッシン，イエスニー・アリーシ＝エヴシメン，
アンドレアス・J・アポストラトス，ウィリアム・ブライトバート

はじめに

　適切な緩和ケアは，痛みや身体症状のコントロールを目標とするにとどまらず，精神医学的問題，心理社会的問題，実存的問題，またスピリチュアルな問題のケアを含むものでなければならない。このことは緩和ケアの場で広く認識されており，そこで緩和ケアに携わっている者にとって，末期癌患者における精神障害の診断・評価の技術が日増しに重要なものとなっている。緩和ケアを受けている患者において，うつ病は最も頻繁に生じる精神衛生的問題と考えられる（Wilson et al. 2000）。したがって，進行癌患者のうつ病を診断し，それを管理(マネージメント)することは，緩和ケア・スタッフが果たすべきおそらくは最も困難かつ重要な精神医学的課題であろう。

　病状が末期に至ると，薬剤の副作用が出現したり，体の自由が利かなくなったり，誰かの手を借りる生活を余儀なくされたり，あるいは自立した生活が送れなくなったり，自分の死を予期して悲嘆を経験したり，家族関係がぎくしゃくしたり，といったように，数々の医学的また心理社会的問題が重なり合って生じる。そのため終末期において精神的問題や抑うつ症状が生じやすくなる（Breitbart et al. 1998）。末期の病状と向き合っている患者において，抑うつ気分や悲しみ（sadness）はよく生じ，生じて当

たり前の反応と言っても過言ではない。しかし，末期患者にてこうした気分や感情がよく生じるにもかかわらず，さらには改善可能なことが多いにもかかわらず，気づかれず治療されないままになってしまうことも多い。感情面で重度の問題が出現していても，「通常の（normal）反応」として見逃されてしまうのである。本章は，末期癌患者におけるうつ病の有病率，危険因子，評価，そして管理について概観するものである。うつ病に苦しんでいる患者を効果的に見い出し，診断し，治療を進め，その苦しみを最小にするとともに，終末期を通してより包括的な緩和ケアを提供していく方法について述べたいと思う。

緩和ケアにおけるうつ病の有病率

末期患者のなかでうつ病を経験している者がどのくらいの割合でいるのか，それを捉えようとする研究が相当数ある。64の報告を包括的に概観した最近の研究（Solano et al. 2006）では，種々の疾患の末期患者におけるうつ病の有病率は，3～77％（癌），10～82％（AIDS），9～36％（心臓病），37～71％（慢性閉塞性肺疾患），5～50％（腎臓病）の範囲にあるとされている。進行性の疾患の患者全般についても同様に調べられており，臨床医が面接して評価した場合，うつ病の有病率は5％から26％の範囲にあるとされている（Hotopf et al. 2002）。癌患者に関する文献に限ると，癌患者の0％から38％が大うつ病の基準に合致し，0％から58％が抑うつ症候群（depressive syndromes）の範囲にあると診断し得ると報告されている（Massie 2004）。そのほか，とりわけかなり進行した癌患者におけるうつ病の有病率を調べた研究は数多い（Derogatis et al. 1983; Kathol et al. 1990 a; Chochinov et al. 1994; Minagawa et al. 1996; Akechi et al. 2004; Lloyd-Williams et al. 2004 a; Kadan-Lottick et al. 2005; Wilson et al. 2007）。こうした研究から，癌が進行した段階でうつ病がよく発生し，その有病率は3.2～52％（表7.1）で，中央値

表7.1 進行癌患者におけるうつ病の有病率

研究	対象	人数	診断基準	有病率
Derogatis et al. (1983)	入院患者および外来患者の混合	215	DSM-III	大うつ病6％；抑うつを伴う適応障害12％
Bukberg et al. (1984)	入院患者混合	62	DSM-III（身体症状を除く）	大うつ病42％
Lansky et al. (1985)	女性の入院患者及び外来患者の混合	505	DSM-III	大うつ病5％
Evans et al. (1986)	婦人科入院患者	83	DSM-III	大うつ病23％
Razavi et al. (1990)	入院患者混合	210	Endicott基準 DSM-III HADS	大うつ病8％；適応障害52％
Kelsen et al. (1995)	膵臓癌患者	130	BDI	大うつ病38％
Alexander et al. (1993)	入院患者混合	60	DSM-III-R	大うつ病13％；気分変調症2％；抑うつを伴う適応障害17％
Power et al. (1993)	緩和ケア患者〔癌の種類は種々〕	98	AMTS DSM-III-R	うつ病26％
Chochinov et al. (1995)	緩和ケア入院患者混合	200	RDC	大うつ病8％；小うつ病5％
Minagawa et al. (1996)	緩和ケア入院患者	109	DSM-III	大うつ病3.2％ 適応障害7.5％
Grassi et al. (1996)	進行癌患者〔癌の種類は種々〕	86	HADS EORTC-QLQ-C 30	うつ状態45％
Chochinov et al. (1997)	進行した末期癌の患者	197	BDI VAS 半構造化面接	うつ状態12.2％；大うつ病7.6％；小うつ病4.6％
Breitbart et al. (2000)	緩和ケア入院患者混合	92	DSM-IV HDRS	大うつ病18％

Hopwood and Stephens (2000)	肺癌患者	987	HADS QOL 検査	うつ状態（自己報告）33％; 抑うつと不安21％
Lloyd-Williams et al. (2004 a)	緩和ケア患者 混合	74	DSM-IV	大うつ病27％
Akechi et al. (2004)	緩和ケア患者 〔癌の種類は種々〕	209	DSM-III-R	大うつ病6.7％; 適応障害16.3％
Kadan-Lottick et al. (2005)	進行癌患者 〔癌の種類は種々〕	251	Endicott 基準 DSM-IV	大うつ病6％; 小うつ病7.2％
Wilson et al. (2007)	緩和ケア患者 〔癌の種類は種々〕	381	DSM-IV	うつ状態20.7％; 大うつ病13.1％

はおおよそ21％であることが明らかになっている（Wilson et al. 2007）。

　これらの研究にて示されたうつ病の有病率に大きなばらつきがあるが，それは，ある程度，各研究で用いられた診断名や診断法が異なること，そして本来癌患者に使用することを意図していない診断法を癌患者に用いたことが原因であろう。加えて，患者の置かれた状況や臨床状態（たとえば，外来患者か，進行癌の患者か，あるいはホスピスの患者か）といった違いも有病率に大きな差異をもたらした原因であろう。特に診断法をめぐる問題，たとえば用いられた診断基準が異なっていることに加え，適応障害を含めるか否かといった問題が，ばらつきをもたらした最大の原因だと言えよう。結局，とりわけ精神医学的問題の併存がきわめて高率である終末期において，うつ病の有病率は，対象者（サンプル）の特徴と，うつ病に含めるか否かの基準によって，大きく左右されると言えよう。

　ここまでを要約すると，以下のようになろう。すなわち，進行癌患者におけるうつ病の有病率に関するこれまでの数多くの研究から，癌患者におけるうつ病の有病率は，一般の人々のそれよりも高いことが明らかになっている。そして最も厳格な基準を用いた場合でも，癌患者のおよそ5～15％は大うつ病の基準に合致するようである。また，それとは別に癌患者の10～15％は，重症度は下がるとはいえ，やはり治療を要する症状を呈し

ており，結局，進行癌患者の少なくとも4分の1は重度の不快気分（dysphoria）を経験しているという結論（Massie 2004）が得られる。

緩和ケアにおけるうつ病の診断と評価

◈基準に基づいた診断法

うつ病の診断法としてはまず『精神疾患の診断・統計マニュアル——第4版改訂版（DSM-IV-TR）』（American Psychiatric Association 2000）やその旧版（DSM-IV; DSM-III-R），あるいは「研究用診断基準」（Endicott and Spitzer 1978）といった基準に基づいたアプローチがある。こうしたアプローチの根底にあるのは，うつ病は，ある水準以上の重症度と期間とを備えた症状の数によって特徴づけられ，生活を営み他者や社会と係わる機能に支障が生じている独特の症状を有する障害であるという仮定である。患者は，上記のDSM-IV-TRや「研究用診断基準」の基準に基づいて，うつ病と診断される。

うつ病と診断するために評価しなければならない症状は，DSM-IV-TR（表7.2参照）に載せられている。ここで異なる診断基準，たとえばDSM-IVやDSM-III-Rあるいは「研究用診断基準」を用いると，生死に係わる病気を患っている患者におけるうつ病の有病率に大きなばらつきが生じることになる。うつ病のDSM-IV診断基準は世界で最も広く受け入れられており，最も妥当性のある診断法であることに疑問の余地がない。表7.3に示すのはDSM-IV-TRの基準に基づき，うつ病症状（symptoms of depression）を評価するために用いられる項目の概略である。特に緩和ケアを受けている人にふさわしい項目を用いて，より広範にうつ病を評価する方法に関して，幾人もの研究者が種々の指針を発表している（Trask 2004; Pessin et al. 2005; Block 2006）。自殺の評価は，末期患者のうつ病を評価する際にとりわけ重要なものであり，あとで詳しく取り上げるつもりである。

表7.2 大うつ病症候群のDSM-IV-TR基準[1]

A. 以下の症状のうち少なくとも5つが2週間以上持続している。症状のうち少くとも一つは，1）または2）でなければならない。
　1）ほとんど一日中，ほとんど毎日，抑うつ気分ないしは不快気分（dysphoria）
　2）興味や喜びの消失，すなわちアンヘドニア
　3）睡眠障害――不眠または睡眠過多
　4）食欲または体重の変化
　5）倦怠感（fatigue）または気力の減退
　6）自己の無価値感または罪責感
　7）決断困難または集中困難
　8）死についての思量ないしは自殺をめぐる思案

B. 症状は混合性エピソードの基準を満たさない。

C. 症状のために，人間関係や社会との係わりあるいは職業的活動に臨床上重大な支障が生じている。

D. 症状は，薬物の直接的な生理学的作用，あるいは一般身体疾患によるものではない。

E. 症状は死別反応としてはうまく説明されない。

表7.3 緩和ケアにおいて抑うつ症状を評価する質問

認知的／感情的症状の質問	症状
病気にうまく対処できていますか？ 　うまくやれている？　うまくやれていない？	全般的調子 （well-being）
診断名を聞いてからどのようなお気持ち（spirit）ですか？ 　落ち込んだ気分ですか？　滅入っていますか？ 　泣くことが時どきありますか？　回数はどのくらいですか？ 　泣くときは一人ですか？	気分
楽しんで行っていることはありますか？ 　病気になる前によく行っていたことを，いまも楽しく続けられていますか？	喜びの消失
将来はどのように感じられますか？ 　明るいですか？　暗いですか？ 　どのようなケアを受けるか，自分の希望が聞き入れてもらえそうですか？　あるいは 　どのようなケアを受けるか，すべて誰かに決められているように感じることがありますか？	絶望感

癌の治療を受けているとき，家族や友人に迷惑をかけているのではないか，と心配になることはありますか？	自己の無価値感
自分がいなくなったほうが他の人は幸せになるのではないか，と考えたことはありますか？	罪責感
生きていたくないとか，死んだほうがいい，といったように考えたことはありますか？	自殺念慮
体に注意するのを止めたり，自分自身を傷つけたりすることを考えたことはありますか？	自殺の意図
身体症状の質問	**症状**
痛みは問題ありませんか？	痛み
どのくらいの時間ベッドで横になっていますか？ 　弱ったように感じますか？ 　すぐ疲れますか？ 　眠ったのに疲れがとれないということはありますか？ 　治療に伴って何か調子がおかしいということはありますか？ 　そのほかに体の調子はどうですか？	倦怠感
睡眠はどうですか？ 　すぐ眠りに就けますか？ 　よく目が覚めますか？	不眠
食欲はどうですか？　食事はおいしいですか？ 　体重に何か変わったことはありませんか？	食欲減退
性(セックス)への関心はどうですか？ 　性行為の回数は変化しましたか？	リビドー減退
何か別の考えが浮かんできて困るといったことはありませんか？ 　前よりも頭の回転が鈍くなったと感じることはありませんか？	集中困難
前よりも，動くのが鈍くなったということはありませんか？	精神運動

❖うつ病の評価

　評価の手順には異なる数種類のアプローチがあり，基準に基づく診断法，診断面接法，そして自己報告によるものに大別される（表7.4）。研究目的では，診断評価は通常，「診断面接スケジュール (the Diagnostic Interview Schedule; DIS)」(Robins et al. 1981)，「DSM-IV 構造化臨床面接

表7.4　癌患者におけるうつ病の研究評価法

基準に基づく診断法
Diagnostic and Statistical Manual (DSM-III, DSM-III-R, DSM-IV)
Endicott Substitution Criteria
Research Diagnostic Criteria (RDC)
構造化された診断面接
Schedule for Affective and Schizophrenia (SADS)
Diagnostic Interview Schedule (DIS)
Structured Clinical Interview for DSM-III-R (SCID)
Primary Care Evaluation of Mental Disorders (PRIME MD)
スクリーニング用の質問票――自己報告法
General Health Questionnaire-30
Hospital Anxiety and Depression Scale (HADS)
Beck Depression Inventory (BDI)
Rotterdam Symptom Checklist (RSCL)
Carroll Depression Rating Scale (SDRS)
Brief Edinburgh Depression Scale (BEDS)

(the Structured Clinical Interview for DSM-IV; SCID)」(First et al. 2001),「感情障害・統合失調症面接スケジュール (the Schedule for Affective Disorders and Schizophrenia; SADS)」(Endicott and Spitzer 1978) といった構造化された面接法を用いて行われる。これらの面接法は,どの程度構造化されているか,またどのように患者の回答をコードするかという点で異なっている。DIS は構造化の程度が高く,それほど経験を積んでいない面接者でも使えるようにできている。SCID はこの領域における最高水準のものと考えられるが,この SCID と SADS は構造化の程度が高くなく,臨床医が用いることを意図している。DIS と SCID は面接者が個々の症状の有無をコードし,一方,SADS は面接者が個々の症状の重症度を順序尺度上に評定するものである。これらの面接手順(プロトコール)はすべて,その信頼性と妥当性とに関して幅広く検討されている。患者の負担軽減のため,一般的には,面接者がうつ病に関する項目のみを選び出して,面接を行うというやり方がとられる。

これらの評価法に加え，うつ病を評価するのに自己報告法が，近年，比較的手軽に行えることから，また精神科医以外の臨床家でも評定できることから，広く用いられるようになっている (Trask 2004)。緩和ケアの場で最もよく用いられている自己報告法には「ロッテルダム症状チェックリスト (RSCL)」，「ベックうつ病インベントリー (BDI)」，「短縮版症状インベントリー——うつ病尺度」，「疫学研究センターうつ病尺度 (CES-D)」，「ツング自己評定うつ病尺度」，「一般患者用不安・うつ病尺度 (HADS)」がある。トラスク (Trask 2004) は，これらの検査法のなかで，癌患者を評価する場面では，身体[2] (medically) 疾患の患者を対象に作られている HADS が最も使用されているとしている。しかし緩和ケアを受けている患者に用いる場合，正常と異常の境目（カットオフ）を何点にするかが確定されていないことに注意しなければならない (Lynch 1995; Trask 2004)。もしそれをあまりにも低く設定すると誤ってうつ病と診断してしまう可能性が高まり，一方，あまりにも高く設定すると重度の抑うつを経験している患者を見逃してしまうことになるだろう。

　近年，以上のような，数多くの項目からなる自己報告法に加え，うつ病の患者を即座に見い出せるような，あるいはさらに詳細な精神医学的評価の必要性を察知できるような短いスクリーニング用質問票，つまり緩和ケアの場で簡便に行うのに明らかに有用な質問票の開発に努力が傾けられている (Lloyd-Williams et al. 2003, 2004 a, 2006; Arnold 2007)。こうした，一つの質問文からなることの多い簡易版のスクリーニング用質問票の検出力を高めようと，多くの研究が重ねられ，いくつかの研究から有望な結果が示されている (Lloyd-Williams et al. 2003, 2004 a; Arnold 2007)。そうした研究とは別に，最近ミッチェルとコイン (Mitchell and Coyne 2007) は，プライマリ・ケアの場で一つの質問文による評価スクリーニングでうつ病の患者うまく見い出せたのはわずか3割にとどまることを示し，質問項目をさらに加えることでスクリーニング用質問票の検出力は高まると述べている。要約すると，そうした短縮版（ブリーフ）評価法は，将来，

うつ病を厳格に診断するための基礎として用いるというよりは，うつ病でない患者を除外するために用いるものとして位置付けられよう。

❖末期患者におけるうつ病の評価における問題

緩和ケアにおいてうつ病を診断しようとするときに起こる最も一般的な問題は，うつ病の場合によく見られる身体症状が認められたとき，それをどのように解釈するかということである（Pessin et al. 2005）。つまりその症状は抑うつ症候群（depression syndrome）に属するものなのか，それとも癌の進行に直接起因する生物学的結果なのか，それを決めるのが困難だということである。この問いに対して，末期患者の大うつ病の診断に5つのアプローチがあることが述べられている（Spitzer et al. 1994; Breitbart et al. 1995）。それを以下に示す。

- ◆包括的アプローチ：癌あるいはその治療に起因する二次的な症状であるか否かを問わず，すべての症状を含めるもの。
- ◆除外的アプローチ：すべての身体症状を考察から除き，無視するもの。それらを大うつ症候群（Major Depressive Syndrome）の診断に寄与させない。
- ◆原因に着目するアプローチ：臨床家が，身体症状を，癌あるいはその治療に起因するものか（もしそうならば，含めない），あるいはうつ病に起因するものか（もしそうならば，基準症状として含める）を決めようとするもの。
- ◆診断の条件を高めるアプローチ：大うつ病と診断するのに必要な基準症状の数を5つ以上から7つ以上に変更するもの。
- ◆代替を用いるアプローチ：原因の不確かな身体症状を，別の非身体的な症状に置き換えるもの。

最後のアプローチの代表例として「エンディコット代替基準」（Endicott 1984; 表7.5）がある。

表7.5 エンディコット代替基準 (Endicott Substitution Criteria)

身体症状	替わりとなる精神症状
食欲または体重の変化	涙もろさ 憂うつそうな様子
睡眠障害	社会的引きこもり おしゃべりの減少
倦怠感または気力の減退	ふさぎこみ，自己憐憫 悲観的
思考力減退または集中困難 決断困難	反応の低下

　上述の各アプローチにはそれぞれ長所・短所があり，末期患者のうつ病を的確に診断するのにどのアプローチが最善か明快な合意は得られていない。チョチノフら (Chochinov et al. 1994) は末期癌患者を対象として，「研究用診断基準」を用いて診断する際，要する症状の数を高く設定した場合と低く設定した場合，またエンディコット代替基準を用いた場合と用いなかった場合とで，うつ病の有病率がどのように変動するか検討した。興味深いことに，「研究診断基準」を用い症状数を高く設定した場合でも，「エンディコット代替基準」を用い症状数を高く設定した場合でも，同一の有病率が見い出され，大うつ病については9.2％，小うつ病については3.8％であった（合計13％）。

　末期患者が示す個々の抑うつ症状に関しての，ペッシンら (Pessin et al. 2005) のユニークな考察は触れておくに値する。彼らは，抑うつ症状が見られた場合，根底にある末期癌による症状なのか，それともうつ病自体に起因する症状なのか，それを見分けるために，さらに何に着目すべきかを包括的に検討している。たとえば，末期癌患者に，睡眠障害，精神運動抑制，あるいは焦燥感，集中困難といった典型的な抑うつ症状が見られた場合，末期癌による可能性，あるいはそれに係わる薬物療法による可能性を否定することは現実問題不可能である。一方，喜びの消失が見られた

場合は，入念に調べて，それが，病気という身体的問題を背負うことによって起こったのではなく，以前は楽しめた活動を行いたいという欲求や動機が失われたために起こっていることが認められたならば，それはうつ病による症状の可能性が高い。また絶望や悲しみ (sadness) が見られた場合は，患者が抑うつ気分を，ほぼ毎日，かなりの期間経験し，著しく苦しんでいるか否かを入念に調べ，死が迫った人ならば決まって経験すると一般に予想される水準をはるかに超えた強度また頻度で，そうした症状が現れていることが認められたならば，うつ病による症状の可能性が高い。同様に，絶望が見られる場合は，現実的な予後に関してのことではなく，全体に広がる無益感 (feeling of futility) であるならば，うつ病による可能性が高い。重病の人が自分の死すべき定め (mortality) についてじっくり考え，自分の存在について思量するのもよく見られることである。しかし，こうした思量に伴って死にたいという願望が頻繁に生じていることが認められたならば，うつ病を患っていると考えるのが良いだろう。同様に心気症について言えば，病気に伴って何か症状が生じたとき，ほとんどの患者が不安になってその原因を明確にしたいと望むのであるが，そうした気掛かりが強迫的に立ち起こってくるようならば，もしくは臨床医が質問しないにもかかわらず繰り返し口に出してくるようならば，本物のうつ病が反映している可能性が高い——このように，ペッシンらは考えを述べている。

❖大うつ病以外の抑うつ症状を伴う障害

　DSM-IV には，大うつ病のほかにも，末期患者にてよく見られ，抑うつ気分を中心的特徴とする診断名がある。小うつ病は大うつ病と似ているが，診断に必要な症状の数は大うつ病よりも少ない（合計 2～4 の症状）。一方，気分変調症 (dysthymia) は，軽度の抑うつ症状が少なくとも 2 年以上持続するという特徴をもつ慢性状態として定義される。対照的に，抑うつ気分を伴う適応障害は，ストレスに対して比較的短期間で終る不適応

反応について言うものである。この診断を下すには，ストレッサーに対する患者の抑うつ反応が，「予期される通常の反応をはるかに超えた」ものでなければならない。もしあまりにも安易に適応障害という診断名を付けてしまうと，通常見られる強い悲しみの反応に精神医学的なレッテルを貼ることで患者の体験を病的なものにしてしまう恐れがある。そのほか，最近多大な関心を呼び，うつ病と重なり合う部分が多くあるためにそれと区別するのが困難な臨床状態の概念は，一つには「意欲喪失症候群(demoralization syndrome)」(Kissane et al. 2001) で，自分の存在の意味や目的の喪失，絶望感，存在の意義を巡っての憂苦，悲観，孤立といったことによって特徴づけられるものである。もう一つには予期悲嘆で，患者が死を前にして自分の存在がなくなることに思いが至り，不快気分(dysphoria) を経験するという，死期が近づくにつれてよく生ずるものである (Kübler-Ross 1997; Periyakoil et al. 2005)。緩和ケアを受けている患者にて，うつ病と悲嘆とを鑑別するのはたいへん難しいことかもしれない。しかし概して，悲嘆はうつ病より一過性のものと考えられ，時の経過とともに消失することが多い (Block 2006; Noorani and Montagnini 2007)。したがって上記の各症候群を鑑別し，適切な治療法を決定するために，現在またかつての抑うつ症状を総合的に評価することが不可欠である。

末期患者におけるうつ病の危険因子

❖性　別

　一般人を対象としたすべての疫学的研究で一貫して認められる結果の一つは，女性のほうが大うつ病の有病率が高く，男性の約2倍であるというものである (Weissman et al. 1996)。この知見から，女性は，生死に係わる深刻な病気に直面した場合もうつ病になりやすいだろうと推測することができる。実際，女性の癌患者——進行した末期患者を含む——におい

て抑うつ症状や憂苦の程度が強いことを示す研究はいくつかある (Stommel et al. 1993; Wilson et al. 2007)。しかしロイド＝ウィリアムズら (Lloyd-Williams et al. 2004 a) は，信頼できる研究の大多数において，末期では男女でうつ病の有病率に違いが認められないと述べている。性別はうつ病の重大な危険因子と考えられるが，このことは末期の患者に関しては慎重になるべきであろう。末期においては男性もたいへんうつ病になりやすいのである。

❖年　齢

　いくつかの疫学的研究から，うつ病は高年齢層よりも若年層（すなわち45歳以下）においてよく認められることが示されている。しかしだからと言ってすぐさま，うつ病は若い癌患者のほうが高率であると言ってはならない。というのは，癌は主に高年齢層を襲う疾患だということを考慮しなければならないからである。もっとも，同じ傾向を見い出し，確かに若い癌患者のほうがうつ病と診断されたり，みずから憂うつだと述べたりすることが高率なことを示す研究も数多い (Levine et al. 1978; Kathol et al. 1990 b; Wilson et al. 2000)。若い患者のほうがうつ病の有病率が高いことと関係するかもしれない要因として，人生が短いうちに断ち切られ夢が実現できないという思いや，自分に頼って生きている家族をあとに残して行くことについての気掛かりや，若年者のほうが精神症状を自覚しやすいという方法論的問題がある。

❖うつ病の既往

　うつ病が慢性的である人や，うつ病がよく反復するという人がいることがしだいに認識されている。一般の人々においては，うつ病エピソードの既往が，新しいエピソードの最も強い危険因子の一つであろう。数多くの研究から，現在うつ病に罹っている癌患者は，以前にうつ病エピソードを経験している可能性が高いことも明らかになっている (Hughes 1985;

Wilson et al. 2000)。こうしたことから，とりわけ脆弱な人において，生死に係わる病気との格闘がうつ病エピソードを引き起こしうる重大なストレッサーであることは明らかである（Harrison and Maguire 1994)。

❖社会的支援

一般人を対象とした研究で，適切な社会的支援ネットワークの欠如とうつ病との間に関連が認められることが多い（Bruce and Hoff 1994)。人から支えられ，助けられるという経験は，深刻な身体疾患の患者においても，その心理的適応に関与すると考えられ，また末期患者においてうつ病の発生を防ぐ働きをすることが見い出されている。癌を患うことに伴って身体的また心理社会的なストレッサーと直面している患者にあらゆる形態の支援がこの上なく必要であろう。患者は家族によって支援がなされるであろうが，家族自身もまた，愛する者が抱える深刻な病気になんとか対処しようと，かなりの緊張を強いられているだろう。また家族と良好な関係にある多くの患者は，家族に負担をかけまいとして，自分の胸中について話し合うのを避けるだろう。その結果，患者は孤立感を募らせてしまうかもしれない。こうして孤立感を繰り返し経験すると，患者は自分の殻に引きこもり，うつ病になるかもしれない。

❖生活を送る能力

身体能力が低下すればするほど，抑うつないし憂苦は強いものとなる（Kaasa et al. 1993; Williamson and Schulz 1995; Lloyd-Williams et al. 2004 b)。言うまでもなく，病状の進行に伴って生活を送る能力（functional ability）は低下することが多く，そこで病状のかなり進行した患者は数々の精神障害を来す危険性が最も高いように思われる。緩和ケアを受けている患者は支障なく生活を送る能力を失うにつれて，無力感を覚え，自分のことが自分でできなくなったと感じ，精神的悪化（deterioration）を来し，避けられない死に直面し，さまざまな抑うつ症状を経験すること

になるかもしれない。

❖痛 み

　こんにち癌患者を対象とした数多くの研究から，痛みの増大と抑うつとの間に関連があることが明らかになっている（Chochinov et al. 1995; Glover et al. 1995; Chen et al. 2000; Wilson et al. 2000）。この関連は，患者の置かれた状況が異なっていても，また評価方法が異なっていても認められており，確実に言えることだと考えられる。相関係数 r は 0.25～0.36 といったところで，特に高いというわけではないが，臨床的な意味合いは重要である。研究の焦点は，単に痛みと抑うつの関連性を示すことから，両者の因果関係をより詳細に考察することに移行している。和らげられない痛みのせいで抑うつが生じやすくなるばかりでなく，抑うつのせいで痛みが感じやすくなる可能性もある（Spiegel and Bloom 1983）。

❖癌および治療に関連する要因

　特定の種類の癌それ自体，そして病状の推移，あるいは治療に伴う副作用を原因として抑うつ症状が生じる可能性がある。癌の種類に関して言えば，マッシー（Massie 2004）は，口腔咽頭癌，膵臓癌，乳癌，肺癌がうつ病と強い関連があり，リンパ腫，結腸癌，婦人科の癌は関連がないことを見い出した。ある部位の癌は，感情反応として予想される程度を超えた抑うつと関連する。中枢神経系原発性の腫瘍あるいは中枢神経系転移をみた腫瘍は，抑うつ症状を引き起こすことがある（Brown and Paraskevas 1982）。膵臓癌もまた抑うつと関連する（Shakin and Holland 1988）。乳癌や肺癌と合併することの多い高カルシウム血症は抑うつを生じさせることがある。このように腫瘍が間接的に抑うつ症状を引き起こすことがあり，両者を媒介するものとして，腫瘍が分泌する毒素，自己免疫反応，ウイルス感染，栄養失調，神経内分泌障害といったものが考えられている（McDaniel et al. 1995）。体重減，倦怠感，睡眠障害，集中困難といった

表7.6 進行癌の患者における抑うつの身体的原因

コントロールできない痛み

代謝異常
　高カルシウム血症，ナトリウムあるいはカリウムの平衡異常，貧血，ビタミンB12ないしは葉酸の不足

内分泌異常
　甲状腺機能亢進症あるいは甲状腺機能低下症，副腎不全症

薬剤
　グルココルチコステロイド，インターフェロンやインターロイキン-2，メチルドーパ，レセルピン，バルビツレート，プロプラノロール，ある抗生物質（アンホテリシンB），ある抗癌剤（ビンクリスチン，ビンブラスチン，プロカルバジン，L-アスパラギナーゼ）

症状は癌の進行の過程でよく見られるものであるが，それらはまた治療に伴う副作用（toxic side-effect）であることもある。こうした副作用を生じさせうる治療としては，コルチコステロイド（Stiefel et al. 1989）や各種の抗癌剤，また放射線療法などがある。つい最近，サイトカイン・インターフェロン α を用いた治療も抑うつ症状を引き起こすことが示された（Musselman et al. 2000）。これらの危険因子を表7.6にまとめる。

❖自分の存在に関する気掛かり

　自分が生死に係わる危機に晒されていることに気づくと，家族の幸福といった他者に関しての気掛かりのほか，断ち切られた希望，過去の後悔，人生の意味，また，この先どのように尊厳を保つか，人に頼らずに生きていくかといった実存的な気掛かりに目が向くようになる（Breitbart 2002）。癌患者における憂苦の原因の研究で，ノイエスら（Noyes et al. 1990）は，身体症状や治療や社会的孤立よりも，自分の存在の意味の喪失と関連する項目のほうが抑うつと強く相関していることを見い出した。反対に，自分の存在の意味や目的の感覚を持ち続けている患者は，抑うつや希死念慮が抑えられていることを見い出した（Breitbart et al. 2000; Nelson et al. 2002; Block 2006)。今後，末期患者における自分の存在に係わる憂苦とうつ病症候群との関連をさらに調べることが大切である(Breitbart et al. 2000)。

末期患者における自殺や早期の死への願望

緩和ケアを受けている患者が自殺を考えるというのは非常によく見られることであり，それは自分の気持ちに対処するための「蒸気弁」として働くようである (Breitbart et al. 1993)。しかし自殺念慮が持続することはかなりまれであり，うつ病といった精神医学的合併症を抱える患者に限られる。進行癌患者は，痛み，抑うつ，せん妄，自律性の喪失，さらには無力感や絶望感といった激しい感情を併せて経験していることが非常に多く，きわめて脆弱な存在である。メモリアル・スローン＝ケタリング癌センター (Memorial Sloan-Kettering Cancer Center) で行われた精神科診察記録を見直したところ，自殺のリスクの高い癌患者のうち，約30％が評価時点で大うつ病に罹っており，約50％が適応障害と診断され，約20％がせん妄を経験していた (Breitbart 1987)。

なぜある末期患者が自分の死を早めることを願うのか，あるいは求めるのか，それを理解することが，医師幇助自殺の問題を考える上でも，緩和ケアの臨床を進める上でも重要な事柄であり続けている。安楽死や医師幇助自殺は，痛み軽減を意図した高用量の鎮痛薬投与と，法的にもまた倫理的にも区別されているが，依然として検討すべき数々の課題が残されている。たとえば，そうした要求を表にあらわす患者の根底にある願望や意図，また患者が死にたいと述べる要因を解明しなければならない (Rosenfeld et al. 2000)。自殺幇助はほとんどの国で法律によって禁じられ続けているにもかかわらず，相当数の患者が，そうした手段について考え，医師や家族や友人と話し合っている。

緩和ケアの現場において，早期の死の願望，自殺幇助の要求の根底にあ

る気持ち，安楽死，希死念慮などは重要な問題であり続けている。最近の研究では，身体的また精神的問題に焦点が合わせられており，たとえばうつ病が死期を早めたいという願望を引き起こすのではないかと考えられている（Cassem 1987）。いくつかの研究から，末期患者が早期の死を願う際に，うつ病が重要な役割を果たすことが示されている。ブライトバートら（Breitbart et al. 2000）は，末期癌患者において，①うつ病，②絶望（予後不良という評価よりも悲観的な認知スタイルと関連することが特徴である），この両方が，早期の死の願いのそれぞれ独立した決定要因らしいことを明らかにしている。

❖自殺の危険性の評価

　緩和ケアの場において，自殺の危険性を評価し，適切な介入を図ることは，いささかの遅滞もなく行わなければならないきわめて重要なことである。自殺について尋ねると自殺を思いつかせてしまうという意見があるが，それは消散させるべき神話の一つである。実際，自殺を考えている患者に，そんなふうに考えるのも無理ないことだと，その気持ちを認めてあげ，自分の死を取り仕切りたいという患者の思いを受け止めると，患者は自殺を思いとどまることがよくある。自殺に対する関心を口にする患者，あるいはそれと関連する，早期の死の願望や，医師幇助自殺の願望を口にするどのような患者についても，病歴を入念に調べるとともに，自殺を考えたことはあるか，計画したことはあるか，実行する心づもりはあるか尋ね，自殺の危険性を総合的に評価することが必要不可欠である（表7.7参照）。臨床医は患者と関係（ラポール）を築く能力が必要である。自殺の危険性，意図の程度，関連する前歴，自殺を踏みとどまらせている内的また外的要因，また自殺念慮の背後に隠されている思いなど多くのことについて評価しなければならないからである。加えて，精神状態，痛みや症状のコントロールの具合についても見定めなければならない。ラッドとジョイナー（Rudd and Joiner 1999）は，自殺の危険性を評価する際に以下の要因を取り上げる

表7.7　緩和ケアにおける自殺傾向のある患者の評価

思いやりのあるアプローチを用いて人間関係を築く。
患者が病気や症状をどのように理解しているか把握する。
精神状態を評価する。
衰弱や痛みがうまくコントロールされているか評価する。
患者がどのように支えられ，助けられているか評価する。
これまでのアルコールや薬物の乱用歴について評価する。
最近の喪失／死別について尋ねる。
これまでの精神医学的病歴について把握する。
家族歴について把握する。
これまでの自殺企図や自殺の前兆について把握する。
自殺に対する願望と意図と計画について評価する（下記参照）。
病院あるいは家庭で患者が自殺しないよう見守る必要があるか評価する。
当面の，および長期的な治療計画を作り上げる。

自殺を評価するための質問
　次のような言い回しから始め，自由に答えられるようにする。
　　「癌の患者さんは自殺について考えられることがよくあります。たとえば『病気がひどくなったら，やってみようと思っている』とおっしゃる方もいます」

質問	趣旨
「これまでにそのように考えたことはありますか？」	標準型
「もう生きていたくないとか，死んだほうがいい，といったように考えたことはありますか？」	自殺念慮
「自殺しようと考えたことはありますか？　自殺する心づもりはありますか？」	自殺の意図
「どのように実行するか計画をたてたことはありますか？」	自殺の計画

Breitbart W (1990). Cancer pain and suicide. In: Foley K, Bonica JJ, Ventafridda V (ed.). *Advanced in pain research and therapy,* Vol. 16. New York: Raven Press, p.409. より。

よう勧めている。すなわち，自殺行動の素因（自殺行動の前歴，精神医学的診断，人口学的危険因子），促進因子やストレッサー，症状（抑うつ，怒り，焦燥感），自殺念慮の性質（頻度，強さ，期間，計画の具体性，手段の利用可能性，意図の明示性），絶望，これまでの自殺行動歴（頻度，手段，致死度，結果），衝動性，抑止要因（社会的支援，問題解決技術，精神衛生面の治療）の欠如である。

❖自殺傾向のある患者の管理

　患者が，死にたいと述べたり，自殺を考えていると述べたり，あるいは自殺幇助を求めてきたとき，臨床医がどう対応するか，それはケアのあらゆる側面に重要かつ明白な影響を及ぼし，患者にもその家族にも，またスタッフにも影を落とす。環境を安全なものにし，こうした問題を遅滞なくまた思慮深く取り上げ，患者がそうした死の願望を言い表す原因となった苦しみや落胆を持つに至った要因について，批判的にではなく，患者が自分から話したいと思えるようにして焦点を合わせる。緩和ケア医のほとんどは，身体症状また精神症状を効果的に管理すると，憂苦の訴えや自殺幇助の依頼は抑えられると強く考えている。抗うつ薬や鎮痛薬や催眠薬を用いる薬物療法は，うつ病の症状や，たとえば，不安や焦燥感，あるいは精神病症状や痛みといった，うつ病に随伴する何らかの症状を抑えるのに有益である。また患者をサポートしている人や組織の力を借りるとたいへん得るところが大きいだろう。さらに，臨床的介入を進めて，絶望感や，とりわけ人生終焉に近づくとよく見られる，自分の存在の意味の喪失や生きる意欲の喪失あるいはスピリチュアルな苦しみといった，絶望感と関連する心情を丁寧に取り上げていくことが必要だろう。究極のところ，緩和ケア医は末期患者の自殺をすべて防ぐことはできないであろう。症状のコントロールがうまくいかず，苦しみが長引き，そうした自暴自棄の行動が生じることもあろう。それでも身体症状また精神症状を効果的に管理することで，自殺や早期の死の願望，あるいは自殺幇助の依頼が起こらないよう

にすることは緩和ケア・チームの果たすべき役割である。

緩和ケアにおけるうつ病の管理

❖一般原則

　いったん末期患者にうつ病が見い出されたら，身近にいるケア・スタッフや精神衛生スタッフと協力することが，重篤な病気を抱えた多くの患者を支え，助けるのに最も重要なことである。こうした協力関係は，相互の信頼や尊敬や理解に基づいていることが最も望ましい。患者の憂苦をありのまま認め，患者を統合された存在として総合的に見，各患者のスタイルや問題に基づいて対応すると，最もうまくいくだろう。おそらく，ほかのいかなる臨床の場においてよりも，患者と接触を持ち続けることが重要である。こうすることによって，患者の評価を怠りなく継続して行えるばかりでなく，投げやりにならないよう患者を元気づけることができ，また終末期を通して患者に緩和ケアを提供していくことができる。

❖心理社会的介入

　癌患者のうつ病の管理は，患者とその家族に教育を行なうとともに，患者に支持的精神療法と認知行動療法と抗うつ薬治療とを組み合わせて行っていくのが最も良い（Maguire et al. 1985; Block 2006）。大うつ病や適応障害や気分変調症を患っている癌患者に有効性が立証されている種々の心理社会的介入がある。たとえば，個人精神療法や集団精神療法，催眠療法や心理-教育法，リラクセーション訓練やバイオフィードバックなどである。精神療法と認知行動療法は癌患者の心理的憂苦を鎮めるのに有益であり，癌および癌の痛みに伴う抑うつ症状や不安症状の治療に用いられている。さらに認知行動療法は，たとえば症状コントロールの改善やQOLの改善といった患者ごとに異なる問題をはじめ，各患者の種々の心理的問題に対処できることから，とりわけ好んで用いられている（Jacobson and Hann 1998)。こうしたタイプの治療手法において，以上に加えて重視すべきことは，癌という診断を知ったとき通常範囲の感情反応としてどのような抑うつ症状が生じうるか，それを患者に知ってもらうことである (Bailey et al. 2005)。精神療法は，個別カウンセリングであろうと集団カウンセリングであろうと，癌患者の心理的憂苦や抑うつ症状を効果的に軽減することが明らかになっている (Spiegel and Wissler 1987)。リラクセーションや，快イメージによる注意そらし法といった認知行動的介入も，軽度から中等度のうつ病を併存している患者の抑うつ症状を軽減することが分かっている (Spiegel et al. 1981; Massie and Holland 1990)。末期患者の場合，治療の行える時間が限られているという問題があるが，それでも支持的精神療法は末期患者のうつ病に有益な治療アプローチである。結局，薬物療法を行うとともに精神療法を行うというやり方が，人生の終焉に近づきつつある患者の症状や憂苦に取り組むのに，最も迅速に行え，最も効果的で包括的な手法である。

❖うつ病の薬物療法

　大うつ病の診断基準を満たす末期癌患者の治療において，薬物療法はその治療の中心に位置づけられる。というのは，それはきわめて速やかに症状軽減をもたらすことが多いからである。余命はどのくらいか，薬効発現までどのくらいかかるかといった要因は，使用する薬剤を決定するのに重要な役割を果たすだろう。余命数カ月と推測されるうつ病患者の場合は，薬効が現れるまで2～4週間待つだけの時間的余裕がある。したがって，そのような薬剤，たとえば選択的セロトニン再取り込み阻害薬 (SSRI) が良いだろう。一方，死期が迫り余命3週間ないうつ病患者の場合は，もっと急速に作用が現れる精神刺激薬を用いるほうが良いだろう——ただし最近行われた28の無作為化比較試験のメタアナリシスで，SSRIも治療第1週末日までに抑うつ症状を改善させることが明らかになっている (Taylor et al. 2006)。さらに余命が数時間から数日で，憂苦のさなかに

ある患者の場合は，鎮静薬ないしはオピオイド鎮痛薬の静注が最も有益であろう。

癌患者のうつ病に対する抗うつ薬治療に関して数多くの比較試験が行われているが，末期患者を対象としたものはほとんどない。癌患者のうつ病を治療するのに抗うつ薬が有効であることは十分確立している（Costa et al. 1985）が，末期癌患者を対象とした抗うつ薬の処方状況の調査では，患者1046名中，抗うつ薬の処方を受けたのはわずか10％で，その76％は最後の2週間になってはじめて処方されたことが明らかになっている（Lloyd-Williams et al. 1999）。ただし，つい最近行われた，緩和ケアを受けている癌患者381名を対象とした同様の調査（Wilson et al. 2007）では，抗うつ薬の処方を受けたのは全患者の22.6％，うつ病あるいは不安障害と診断された者の39.8％であることが認められ，状況が改善されている様子が見て取れる。それでもうつ病あるいは不安障害の癌患者の60％が抗うつ薬による治療を受けていないことに注意すべきである。先に見たように，うつ病は癌患者の4分の1に生じると推定されている。したがって，うつ病に苦しんでいる進行癌患者の多くは，適切な薬物療法を受けることがまったくないか，受けるとしても最後の2週間になってはじめて受けている，と結論することができよう。しかし2週間では薬効が現れる前に患者は亡くなってしまうのである。表7.8に進行癌患者にて用いられる抗うつ薬治療の概要を示す[3]。どの抗うつ薬を用いるか，その選択は，患者の病歴，随伴する身体的問題，これまでの抗うつ薬の効果，薬物相互作用の可能性，薬物投与に伴う副作用などの要因を考慮して決める。とくに不眠や倦怠感や食欲不振といったうつ病の個々の不快な症状に的を絞って薬剤を選択すると良い。

◈選択的セロトニン再取り込み阻害薬

選択的セロトニン再取り込み阻害薬（SSRI）は，余命数週間以上あると推測される進行癌患者において，安全性があって副作用が少ないという

表7.8 緩和ケアの場で用いられる抗うつ薬治療

薬剤	治療目的1日 用量 mg（経口）
精神刺激薬	
デキストロアンフェタミン（dextroamphetamine）	2.5〜30
メチルフェニデート（methyphenidate）	2.5〜30
モダフィニル（modafinil）	50〜400
選択的セロトニン再取り込み阻害薬	
フルオキセチン（fluoxetine）*	10〜60
パロキセチン（paroxetine）	10〜40
シタロプラム（citalopram）*	10〜40
エスシタロプラム（escitalopram）*	5〜20
フルボキサミン（fluvoxamine）	50〜300
セルトラリン（sertraline）*	25〜200
新世代抗うつ薬	
◆セロトニン-ノルエピネフリン再取り込み阻害薬	
ベンラファキシン（venlafaxine）	37.5〜225
デュロキセチン（duloxetine）	20〜60
◆5-HT$_2$拮抗薬/セロトニン/ノルエピネフリン再取り込み阻害薬	
ネファゾドン（nefazodone）	100〜300
トラゾドン（trazodone）	50〜300
◆ノルエピネフリン/ドーパミン再取り込み阻害薬	
ブプロピオン（bupropion）	75〜450
◆α_2拮抗薬/5-HT$_2$/5-HT$_3$拮抗薬	
ミルタザピン（mirtazapine）	7.5〜45
三環系抗うつ薬	
◆第二アミン	
デシプラミン（desipramine）	25〜200
ノルトリプチリン（nortriptyline）*	10〜150
◆第三アミン	
アミトリプチリン（amitriptyline）	10〜150
ドキセピン（doxepin）*	25〜300
イミプラミン（imipramine）	10〜200
モノアミン酸化酵素阻害薬	
フェネルジン（phenelzine）	15〜60
トラニルシプロミン（tranylcypromine）	10〜40

*液剤もある

特徴があるがゆえに，第一に選択されることの多い抗うつ薬である．嘔気や一過性の体重減といった胃腸に及ぼす副作用を減らすために，癌患者においては「低量から始め，ゆっくり増量する」というのが良いやり方である．SSRIは抗癌剤と併用しても安全であるが，プロカルバジン（procarbazine）にはモノアミンオキシダーゼ阻害作用があるから，悪性血液疾患のマネージメントのためプロカルバジンを用いている患者には使用を避けるのが良い．

　SSRIには癌患者に都合の良い特長が数多くある．アドレナリン受容体，コリン作動性受容体，ヒスタミン受容体との親和性が非常に低く，そのため，それによって問題とすべきレベルの起立性低血圧や尿閉，あるいは記憶障害や鎮静や意識低下が生じることはない．血中濃度を監視する必要はなく，臨床的に問題となる心伝動障害を起こすことは認められず，概して忍容性[4]が高く，過量投与となった場合でも三環系抗うつ薬よりも安全域が広い．

　SSRIの副作用のほとんどは，中枢および末梢の選択的セロトニン再取り込み作用によって生ずる．これらには，消化管運動の亢進，下痢，嘔気，嘔吐，不眠，頭痛，性機能障害がある．患者によっては不安，振戦，落ち着きのなさ，静座不能（アカシジア）が出現することもある．これらの副作用は用量に依存する傾向があり，進行期の患者で問題になるかもしれない．しかしほとんどは薬剤を用い続けているうちに消失する（Masand and Gupta 1999）．最初にSSRIに加えベンゾジアゼピン系薬剤を用いると，不安や落ち着きのなさや静座不能といった副作用を防ぐのに有益である．SSRIの使用に伴い，とりわけ非ステロイド抗炎症薬と併用している場合，消化管出血が生じる危険性が高まる（de Abajo et al. 2006）．またSSRIの使用に伴って抗利尿ホルモン分泌異常症候群が生じることもある（Grover et al. 2007）．SSRIは，ほかのセロトニン作動薬（たとえばオピオイド鎮痛薬）と併用した場合，相互作用が生じ，たとえば，落ち着きのなさ，反射亢進，ミオクローヌス，振戦，自律神経機能障害といったセロトニン症

候群が生じることもある (Boyer and Shannon 2005)。

現在市販されているSSRIとして，セルトラリン (sertraline)，フルオキセチン (fluoxetine)，パロキセチン (paroxetine)，シタロプラム (citalopram)，エスシタロプラム (escitalopram)，フルボキサミン (fluvoxamine) の6種類がある[5]。SSRIの半減期は，2～4日のフルオキセチンを除き，約24時間である。SSRIのなかでフルオキセチンは唯一代謝産物に薬効がある薬剤で，その代謝産物ノルフルオキセチン (nor-fluoxetine) の半減期は7～14日である。フルオキセチンは軽度の嘔気，短期間の不安増，そして通常数週間持続する食欲不振を生じさせることがある。一過性の体重減を来す患者もいるが，多くは元のレベルまで回復する。このように食欲に影響を及ぼすことがあるが，癌患者へのフルオキセチン使用は制限されていない。パロキセチン，フルボキサミン，セルトラリンが4～14日で定常状態に達するのに対し，フルオキセチンとノルフルオキセチンは定常状態に達するのに5～6週要する。この違いは，とりわけ終末期患者において，SSRIから他の抗うつ薬への切り替えを検討する際に重要である。もしフルオキセチンからモノアミン酸化酵素阻害薬に変更することが必要な場合，薬物相互作用が生じる可能性を考え，少なくとも5週間のウォシュアウト期間が必要である。一方，パロキセチン，フルボキサミン，シタロプラム，エスシタロプラム，セルトラリンから変更する場合は比較的短いウォシュアウト期間 (10～14日) で済む。パロキセチンといった半減期の短いSSRIは，使用を急に中止した場合，インフルエンザに似た離脱症状が生じることがある。そこで薬剤を中止する場合は徐々に減らすのが良い。

SSRIにおける大きな違いはシトクロムP 450に係わる代謝である。フルオキセチンとパロキセチンはいずれも2D6経路によって代謝され，同経路を阻害する。シタロプラム，エスシタロプラム，セルトラリンはすべて，3A4，2C19，2D6の各経路によって代謝されるが，おそらく蛋白結合性が低いため薬剤間で相互作用が生じる可能性は低い (Miller et al.

2006)。フルボキサミンはときとしてプロプラノロール（propranolol）やワルファリン（warfarin）の血中濃度を2倍にも高めることが示されており，したがってこれらの薬剤と一緒に処方すべきではない。

　進行癌の患者にSSRIを用いる場合，身体的には問題ない患者に処方する場合の通常開始用量の約半分から開始しても良い。用量の漸増は次のようにして行う。すなわち，フルオキセチンの場合は，1日1回（朝が推奨される）5 mg（液剤もある）から始め，1日10～40 mgの範囲で使用する——半減期が長いことを考えると隔日使用で済む患者もいよう。パロキセチンの場合は，1日1回（朝夕どちらか）10 mgから始め，治療目的では1日10～40 mgを用いる。フルボキサミンの場合は，いくぶん鎮静作用があるので，25 mg（夕）から始め，治療目的では50～300 mgの範囲で用いる。セルトラリンの場合は，50 mg（朝夕どちらか）から始め，漸増して1日50～200 mgの範囲で用いる。シタロプラムの場合は，10 mg（朝）から始め，漸増して1日10～40 mgの範囲で用いる。エスシタロプラムの場合は，1日5～10 mgから始め，1日20 mgまで増量しても良い。もしSSRIを使用して賦活作用（activating effect）が生じるならば，朝方に投与すると良い。SSRIにはもう一つ長所がある。錠剤を飲み込むのが困難な患者のために，ほとんどのSSRIで液剤も市販されているという点である。

❖新世代抗うつ薬

　このカテゴリーの抗うつ薬，たとえば，ベンラファキシン（venlafaxine），デュロキセチン（duloxetine），ネファゾドン（nefazodone），トラゾドン（trazodone），ミルタザピン（mirtazapine），ブプロピオン（bupropion）は広範な治療メカニズムを呈する。

セロトニン-ノルエピネフリン再取り込み阻害薬

　上に挙げた抗うつ薬のなかで，ベンラファキシンとデュロキセチンのみ

がセロトニン-ノルエピネフリン再取り込み阻害薬（SNRI）である。両者には，神経細胞のセロトニンとノルエピネフリンの強力な再取り込み阻害作用があり，ムスカリン受容体，ヒスタミン受容体，α_1-アドレナリン受容体への作用はないようである。概してSSRIと同じく忍容性は高く，かなりの高用量でないと副作用は生じない。ただしノルエピネフリンの再取り込みが阻害された結果，心悸亢進や高血圧が生ずることがある。したがって，SNRIを用いている患者には血圧の監視が推奨される。ベンラファキシンはほとんどの場合，低用量でセロトニンの取り込み阻害作用を生じさせるが，ノルエピネフリンの再取り込み阻害作用については用量が1日150mg以上で見られる。デュロキセチンは開始用量でセロトニンとノルエピネフリンの再取り込み阻害作用を示す。いずれの薬剤もP450阻害作用が弱く，血漿蛋白結合率は中等度である（Dugan and Fuller 2004）。ベンラファキシンとデュロキセチンはうつ病と神経障害性の痛みとが併存した患者に好んで用いられる。

ブプロピオン

ブプロピオンは主にドーパミン系に作用し，軽度の精神刺激作用を示すことがある。そのため倦怠感や精神運動抑制の見られる患者に有益であろう。概して体重増や性機能障害をもたらすことはなく，禁煙の薬物療法において付加的に使用される。概して忍容性が高い。ブプロピオンは，高用量でけいれん発作の危険が高まるため，中枢神経系の障害，あるいはけいれん性疾患のある患者には避けるのが良い。ブプロピオンの単回投与量は150mgまでとすべきである。増量は1日当たり100mg以下に抑え，徐々に行うのが良い。

ネファゾドン

ネファゾドンとトラゾドンは化学的に関連した抗うつ薬であり，ポストシナプス（post-synaptic）5-HT_2受容体を遮断する。ネファゾドンはト

ラゾドンより鎮静作用はかなり弱いが，胃腸の活性化作用は強いようである。ネファゾドンには性機能に関係する副作用はない。ネファゾドンはシトクロム P 450 3 A 4 アイソザイムを強力に阻害する。ネファゾドンは，肝不全患者への使用に関して最重要警告（blackbox-warning[6]）が出ており，現在では精神腫瘍医がこれを処方することは稀である。

トラゾドン

　トラゾドンは，十分量（1 日 100〜300 mg）を投与した場合，効果的な抗うつ薬となりうる。しかしポストシナプス 5-HT$_2$ 受容体を遮断することに加え，$α_1$-アドレナリン受容体とのきわめて高い親和性があり，起立性低血圧やそれに伴う問題（すなわち，転倒，骨折，頭部外傷）を生じやすくする。トラゾドンは鎮静作用が非常に強いため，低用量で，不眠を伴ううつ状態を改善するのに有用である。鎮静と体重増が付加的によく起こる副作用であるが，それゆえ不眠と食欲不振の患者に有益である。抗コリン作動性の副作用はなく，せん妄や認知障害を起こしやすい患者の治療に役立つ。稀にだが，副作用として持続勃起症や不整脈が生じることがある。

ミルタザピン

　ミルタザピンは，中枢のプレシナプス $α_2$ 抑制性受容体とポストシナプス・セロトニン 5-HT$_2$ および 5-HT$_3$ 受容体を遮断し，中枢のノルアドレナリン作動性とセロトニン作動性を高める。アミトリプチリンやトラゾドンと比較して薬効に遜色がなく，今後，セロトニン再取り込み阻害薬と比べてのミルタザピンの臨床的有効性を調べる必要がある。ミルタザピンは食欲を改善し，結果的に体重増をもたらすが，それは癌患者には望ましいことである。また鎮吐作用もある（Nutt 2002）。さらに著明な鎮静作用もあり，不眠の患者にたいへん有用であることが示されている。低用量でも大きな鎮静効果が得られるが，1 日 30 mg 以上になると鎮静効果は目立たなくなり，代わりに抗うつ効果が著明になる。口内溶解性の錠剤でも

提供[7]されており、嚥下困難な患者あるいは嘔気や嘔吐のある患者にて特に有用である。ミルタザピンは顆粒球減少症といった重篤な血液疾患の原因となることはほとんどない。

❖三環系抗うつ薬

　三環系抗うつ薬（TCA）を癌患者に使用する場合は、注意深くリスクー便益(ベネフィット)を検討しなければならないが、このことは特に終末期の癌患者に使用するときに言える。非精神病性の抑うつで三環系抗うつ薬治療を受けている患者の約70％に有効性が見込めるが、癌患者の場合、問題とすべき副作用が生じることがある。TCAは効果的な抗うつ薬であるが、毒性作用や副作用の生じやすい患者に用いる場合は、心機能と血中濃度の監視が必要である。癌患者、とりわけオピオイド鎮痛薬を使用している患者にて便秘や口渇といった副作用が生じることがある。そのほかの抗コリン性副作用として、尿閉、霧視、起立性低血圧、不整脈などもあり、TCAは望ましくないものとされる。TCAは、とりわけ神経障害性の痛みに効果的な鎮痛薬であることが立証されており、ほかの抗うつ薬と比べて使用しやすい。こうした副作用の原因となる薬力学的作用として、ムスカリン性コリン受容体阻害作用、α-アドレナリン阻害作用、H_1ヒスタミン受容体遮断作用などがある。第三級アミン（アミトリプチリン、ドキセピン、イミプラミン）は第二級アミン（ノルトリプチリン、デシプラミン）よりも副作用を生じさせやすい。TCAの抗コリン作用は深刻な頻脈を引き起こすことがある。そのキニジン（quinidine）様作用はヒス・プルキンエ系の伝達を遅らせ、そのため不整脈を生じさせることがある。

　さらにTCAは蛋白結合度が高く、主として肝臓で代謝される。人によって代謝率が違うために、血漿濃度も異なるかもしれない。デシプラミンやノルトリプチリンはシトクロムP450 2D6経路、第三級アミンは1A2、3A4、2C19経路によって代謝される。白人(コーカシアン)の約5～10％は、2D6の活性不全を生じさせる劣性遺伝子を持っている。アジア人の約20

％は2C19経路が欠けている．こうした遺伝子の違いのせいで血中TCA濃度にかなりの開きが生じる可能性がある（Nelson 2004）．

したがって，三環系抗うつ薬は，低用量（10～25 mg眠前投与）から始め，2～4日ごとに10～25 mgずつ，治療用量に至るまで，あるいは副作用が問題化するまで増量するのが良い．癌患者のうつ病の場合，身体的に健康な患者に必要な用量（150～300 mg）よりもかなり少ない用量（25～125 mg）で効果が得られることが多い．どの三環系抗うつ薬を用いるか，その選択は，基本となる身体状態，うつ病エピソードの特徴，過去の抗うつ薬の治療効果の様相，各薬剤の副作用プロフィールなど種々の要因によって決まる．うつ病の癌患者に用いる場合，その選択は副作用プロフィールに基づいて行い，副作用と，患者の全般的身体状態との不適合ができるだけ小さくなるようにするのが良い．ほとんどの三環系抗うつ薬は，もはや経口投与ができない患者のために，経直腸座薬としても市販されている．最も重要なことは，三環系抗うつ薬は治療効果発現まで3～6週間必要だということである．

◈モノアミン酸化酵素阻害薬

概してモノアミン酸化酵素阻害薬（MAOI）は，緩和ケアを含め，癌治療の場ではほとんど用いられない．MAOI治療を受けている患者は，チラミンを多く含む食事，そして交感神経作動薬（アンフェタミンamphetamine，メチルフェニデートmethylphenidate），またフェニールプロパノールアミン（phenylpropanolamine）やプソイドエフェドリン（pseudoephedrine）といった薬剤の使用を避けなければならない（Breitbart and Mermelstein 1992）．これらの薬剤とMAOIを併用した場合，致死的な高血圧クリーゼが生じることがあるのである．またオピオイド鎮痛薬と併用して，ミオクローヌスやせん妄が出現したとの報告もあり，併用には注意が必要である（Breitbart 1998）．MAOIはまた無視できない程度の起立性低血圧を引き起こすことがある．

可逆的モノアミン酸化酵素A阻害薬（RIMA）を用いると，従来のMAOIに関して知られている副作用のいくつかを減らしうる。RIMAの一つで，カナダで市販されているモクロベマイド（moclobemide）はMAO-A受容体との結合が弱いらしく，チラミンによって比較的容易に結合部位が換わる。半減期が非常に短く，高血圧クリーゼといった副作用が起こっても長引くのを避けることができる。このためチラミンを含む食事の制限は必要ない。モクロベマイドの副作用プロフィールは非選択的MAOIより格段に望ましいもので，忍容性が高い傾向にある。高血圧クリーゼの危険性は著しく減少したが，完全に無くなったわけでなく，MAOIはうつ病治療において第二選択薬に留まっている。

　最近，米国食品医薬品局（FDA）がセレギリン（selegiline）の経皮吸収製剤を承認したが，それは経口摂取不能の癌患者のうつ病治療にとりわけ有益なものであろう。ただし癌患者への使用に関してはいまだ評価がなされていない。セレギリンは非選択的MAOIである。経皮的に体内に入るから，理論的には腸壁を経由しない。そのため，消化管でMAO-A阻害が生じるのを著明に減らすことができる。またセレギリンはわけても低用量でMAO-Bを阻害すると考えられる。しかしセレギリンには副作用や薬物相互作用の可能性があることを鑑み，うつ病の癌患者にセレギリン投与を試そうという場合は，その前に精神科医と相談することが大切である。

◈**精神刺激薬**

　癌患者に用いられる精神刺激薬として，メチルフェニデート（methylphenidate），デキストロアンフェタミン（dextroamphetamine），モダフィニル（modafinil）など，いわゆる「覚醒促進薬」が含まれる。ペモリン（pemoline）は使用に伴って肝不全が生じる危険があることから，販売中止[8]となった。精神刺激薬はすべて作用発現が早く，ドーパミン作動性を発揮する。これらは，とりわけ癌患者にて，迅速に効果発現す

る抗うつ薬であることが明らかになっている（Bruera et al. 1987; Fernandez et al. 1987; Breibart and Mermelstein 1992; Burns and Eisendrath 1994; Olin and Masand 1996）。進行癌患者のうつ病治療においてメチルフェニデートの有効性を示す研究がいくつもあり、迅速な効果発現（1～3日）と高い有効率（85％）が報告されている。

　癌患者において精神刺激薬は比較的低用量で食欲を刺激し、全般的な好調感を向上させ、脱力感や倦怠感また集中困難感を改善する。デキストロアンフェタミンやメチルフェニデートによる治療は午前8時と正午の2回2.5 mgずつの投与から始める。用量は期待される効果が得られまで、あるいは副作用（不安、不眠、妄想、精神錯乱）が生じこれ以上の増量が不可となるまで、数日をかけてゆっくり増量する。通常、メチルフェニデートの治療は1～2カ月継続する。ほぼ3分の2の患者はメチルフェニデートを中止しても、抑うつ症状が再び現れることがない。耐性ができるため、用量調節が必要になるかもしれない。癌患者に精神刺激薬を使用した場合のもう一つの利点は、オピオイド鎮痛薬による鎮静を軽減できること、そして鎮痛補助薬としての効果が認められているということである（Bruera et al. 1987）。神経刺激薬によく見られる副作用として、不安、軽度の血圧および脈拍の上昇、食欲不振、不眠、落ち着きのなさ、振戦がある。稀な副作用としては、ジスキネジアや運動性のチック、精神病症状、そしてそれまで潜在していた精神錯乱の増悪がある。ただし副作用は、低用量で起こることが稀で、ゆっくり増量することで避けることができる。

モダフィニル

　モダフィニル（modafinil）は覚醒促進薬として知られている。モダフィニルの主な作用はGABAの阻害である。この阻害作用のお陰でドーパミンやノルエピネフリンやセロトニンの放出が可能になるようである。モダフィニルは隆起乳頭体核およびオレキシン神経細胞におけるFos発現（expression）を増加させる。この神経細胞の活性化が覚醒促進作用の本

質的な要素かもしれない（Prommer 2006）。さらなる比較試験が必要であるが，初期の報告から抗うつ薬としての有効性が示唆されている。うつ病治療におけるモダフィニルの役割を評価するほとんどの研究は身体的には健康な患者を対象とした増強療法（augumentation）試験に限られている（Fava et al. 2005）。モダフィニルはうつ病の患者に使用しても安全である。倦怠感と，うつ病あるいは抗うつ薬に伴う眠気を急速に改善し，有用であるようである。注意力，覚醒度，気力も改善される。モダフィニルは朝投与するのがよく，ほとんどの患者には用量 100 mg から始めると良い。高齢の患者や虚弱な患者には 50 mg から始めることが推奨される。用量は開始後漸増しても良い。副作用としては，不安，落ち着きのなさ，不眠がある。

◈電気けいれん療法

電気けいれん療法はうつ病に対する効果的な治療法である。うつ病の癌患者で，精神病的特徴が見られたり，抗うつ薬治療によって許容できない副作用が生じたりした場合は，電気けいれん療法を検討することが必要である（Wilson et al. 2000）。電気けいれん療法は，概して身体疾患の患者には安全な治療法であるが，緩和ケアの場で行うのは困難なことが多く，そのため用いられることはほとんどない。

結 論

うつ病は終末期ケアを受けている患者においてよく生じる合併症であるが，見逃され続け，深い苦しみの源となっている。うつ病が見逃され，十分な治療が行われない場合，末期患者の人生最後の数週間の QOL は大幅に損なわれる。うつ病の危険因子に注意し，うつ病の適切な評価法を用いることで，こうした患者をうまく見い出すことができるようになる。うつ病に苦しむ進行性疾患の患者に，薬物療法も非薬物療法もかなり有効であ

ることが多く，躊躇することなく用いるのが良い．効果的で包括的な緩和ケアを提供するのに，うつ病の改善は不可欠である．そうすることで，苦しみが長引くのを最小に抑え，意味ある存在として生きる可能性を最大にでき，まもなく人生の幕を閉じようとしている患者に良好な QOL を提供することができるだろう．

＊訳注

1） DSM-IV には定訳とも言うべきものがある（『DSM-IV 精神疾患の診断・統計マニュアル』医学書院）．ここでは，概略なので定訳にとらわれずに訳した．fatigue は同定訳の「大うつ病エピソード」では「易疲労性」と訳されるが，緩和ケア領域では一般に「倦怠感」と訳されることが多い．表7.2では「倦怠感」にした．
2） 第6章訳注1参照．
3） 本章で取り上げられた薬剤のなかには，我が国では，承認外のものや，液剤としては市販されていないものも含まれているので，注意していただきたい．なお該当薬剤の使用に当たっては各製品添付文書を参照していただきたい．
4）「かなりの高用量でないと有害な影響が生じない」ことを意味する語で，放射線医療の領域では「耐容」という語が用いられることが多い（たとえば「耐容線量」）．もっとも，忍容も耐容も『広辞苑』にも『大漢和辞典』にも載っていない．
5） 我が国では，フルオキセチンとシタロプラムは市販されていない．
6） 薬剤のラベル情報に加えられる最も深刻な警告．黒枠で囲まれていることから black-box warning と呼ばれる．
7） 我が国では市販されていない．
8） 我が国では，製品添付文書に「警告」が記された上で市販が続けられている．

◆文献

de Abajo FJ, Montero D, Rodriguez LA, Madurga M (2006). Antidepressants and risk of upper gastrointestinal bleeding. *Basic Clin Pharmacol Toxicol* 98: 304-10.

Akechi T, Okuyama T, Sugawara Y, Nakano T, Shima Y, Uchitomi Y (2004). Major depression, adjustment disorders and post-traumatic stress disorder in terminally ill cancer patients: associated and predictive factors. *J Clin Oncol* 22: 1957-65.

Alexander PJ, Dinesh N, Vidyasagar MS (1993). Psychiatric morbidity among cancer patients and its relationship with awareness of illness and expectations about treatment outcome. *Acta Oncol* 32: 623-6.

American Psychiatric Association (2000). *Diagnostic and Statistical Manual of*

Mental Disorders (4th edn-TR). Washington DC: American Psychiatric Association.〔高橋三郎・大野裕・染矢俊幸訳『DSM-IV-TR 精神疾患の診断・統計マニュアル』医学書院〕

Arnold RM (2007). Screening for Depression in Palliative Care #146. *J Palliat Med* 10: 484-5.

Bailey RK, Geyen DJ, Scott-Gurnell K, Hipolito MMS, Bailey TA, Beal JM (2005). Understanding and treating depression among cancer patients. *Int J Gynecol Cancer* 15: 203-8.

Block SD (2006). Psychological issues in end-of-life care. *J Palliat Med* 9: 751-72.

Boyer EW, Shannon M (2005). The serotonin syndrome. *N Engl J Med* 352: 1112-20.

Breitbart W (1987). Suicide in cancer patients. *Oncology* 1: 49-54.

Breitbart WS (1988). Psychiatric complications of cancer. In: Brain MC (ed.). *Current therapy in hematology oncology*, Vol. 3. Tronto: BC Decker Inc., pp.268-74.

Breitbart W (2002). Spirituality and meaning in supportive care: spirituality and meaning-centered group psychotherapy interventions in advanced cancer. *Support Care Cancer* 10: 272-80.

Breitbart W, Bruera E, Chochinov H, Lynch M (1995). Neuropsychiatric syndromes and psychological symptoms in patients with advanced cancer. *J Pain Symptom Manage* 10: 131-41.

Breitbart W, Chochinov HM, Passik S (1998). Psychiatric aspects of palliative care. In: Doyle D, Hanks GEC, McDonald N (ed.). *Oxford textbook of palliative medicine*. New York: Oxford University Press, pp.933-54.

Breitbart W, Levenson JA, Passik SD (1993). Terminally ill cancer patients. In: Breitbart W, Holland JC (ed.). *Psychiatric aspects of symptom management in cancer patients*. Washington DC: American Psychiatric Press, pp.192-4.

Breitbart W, Mermelstein H (1992). Pemoline. An alternative psychostimulant for the management of depressive disorders in cancer patients. *Psychosomatics* 33: 352-6.

Breitbart W, Rosenfeld B, Pessin H, Kaim M, Funesti-Esch J, Galietta M, Nelson CJ, Brescia R (2000). Depression, hopelessness, and desire for hastened death in terminally ill patients with cancer. *JAMA* 284: 2907-11.

Brown JH, Paraskevas F (1982). Cancer and depression: cancer presenting with depressive illness: an autoimmune disease? *Br J Psychiatry* 141: 227-32.

Bruce ML, Hoff RA (1994). Social and physical health risk factors for first-onset major depressive disorder in a community sample. *Soc Psychiatry Psychiatr*

Epidemiol 29: 165-71.

Bruera E, Chadwick S, Brenneis C, Hanson J, MacDonald RN (1987). Methylphenidate associated with narcotics for the treatment of cancer pain. *Cancer Treat Rep* 71: 67-70.

Bukberg J, Penman D, Holland JC (1984). Depression in hospitalized cancer patients. *Psychosom Med* 46: 199-212.

Burns MM, Eisendrath SJ (1994). Dextroamphetamine treatment for depression in terminally ill patients. *Psychosomatics* 35: 80-3.

Cassem NH (1987). The dying patient. In: Hackett TP, Cassem NH (ed.). *Massachusetts General Hospital handbook of general hospital psychiatry*. Littleton, MA: PSG Publishing, pp.332-52.〔第4版の訳：奥山徹・粟津久栄訳「臨死患者」 黒澤尚・保坂隆監訳『MGH総合病院精神医学マニュアル』メディカル・サイエンス・インターナショナル〕

Chen M, Chang H, Yeh C (2000). Anxiety and depression in Taiwanese cancer patients with and without pain. *J Adv Nurs* 32: 944-51.

Chochinov HM, Wilson KG, Enns M, Lander S (1994). Prevalence of depression in the terminally ill: effects of diagnostic criteria and symptom threshold judgments. *Am J Psychiatry* 151: 537-40.

Chochinov HM, Wilson KG, Enns M, Lander S (1997). 'Are you depressed?' Screening for depression in the terminally ill. *Am J Psychiatry* 154: 674-6.

Chochinov HM, Wilson KG, Enns M, Lander S, Levitt M, Clinch JJ (1995). Desire for death in the terminally ill. *Am J Psychiatry* 152: 1185-91.

Costa D, Mogos I, Toma T (1985). Efficacy and safety of mianserin in the treatment of depression of women with cancer. *Acta Psychiatr Neurol Scand Suppl* 320: 85-92.

Derogatis LR, Morrow GR, Fetting J, Penman D, Piasetsky S, Schmale AM, Henrichs M, Carnicke CL Jr. (1983). The prevalence of psychiatric disorders among cancer patients. *JAMA* 249: 751-7.

Dugan SE, Fuller MA (2004). Duloxetine: a dual reuptake inhibitor. *Ann Pharmacother* 38: 2078-85.

Endicott J (1984). Measurement of depression in patients with cancer. *Cancer* 53: 2243-8.

Endicott J, Spitzer RL (1978). A diagnostic interview: the schedule for affective disorders and schizophrenia. *Arch Gen Psychiatry* 35: 837-44.

Evans DL, McCartney CF, Nemeroff CB, Raft D, Quade D, Golden RN, Haggerty JJ Jr, Holmes V, Simon JS, Droba M (1986). Depression in women treated for gynecological cancer: clinical and neuroendocrine assessment. *Am J Psychiatry*

143: 447-52.
Fava ME, Thase M, DeBattista C (2005). A multicenter, placebo-controlled study of modafinil augmentation in partial responders to selective serotonin reuptake inhibitors with persistent fatigue and sleepiness. *J Clin Psychiatry* 66: 85-93.
Fernandez F, Adams F, Holmes VF, Levy JK, Neidhart M (1987). Methylphenidate for depressive disorders in cancer patients. An alternative to standard antidepressants. *Psychosomatics* 28: 455-61.
First M, Spitzer R, Gibbon M, Williams J (2001). *Structured Clinical Interview for DSM-IV-TR Axis I Disorders, research version (SCID)*. New York: Biometrics Research, New York State Psychiatric Institute. 〔富田拓郎・菊池安希子訳『精神科診断面接マニュアル SCID：使用の手引・テスト用』日本評論社〕
Glover J, Dibble SL, Dodd MJ, Miaskowski C (1995). Mood states of oncology outpatients: does pain make a difference? *J Pain Symptom Manage* 10: 120-8.
Grassi L, Rosti G, Albertazzi L, Marangolo M (1996). Depressive symptoms in autologous bone marrow transplant (ABMT) patients with cancer: an exploratory study. *Psycho-oncology* 5: 305-10.
Grover S, Biswas P, Bhateja G, Kulhara P (2007). Escitalopram-associated hyponatremia. *Psychiatry and Clinical Neurosci* 61: 132-3.
Harrison J, Maguire P (1994). Predictors of psychiatric morbidity in cancer patients [see comments]. *Br J Psychiatry* 165: 593-8.
Hopwood P, Stephens RJ (2000). Depression in patients with lung cancer: prevalence and risk factors derived from quality-of-life data. *J Clin Oncol* 18: 893-903.
Hotopf M, Chidgey J, Addington-Hall J, Ly KL (2002). Depression in advanced disease: a systematic review, Part 1. Prevalence and case finding. *Palliat Med* 16: 81-97.
Hughes JE (1985). Depressive illness and lung cancer. I. Depression before diagnosis. *Eur J Surg Oncol* 11: 15-20.
Jacobsen PB, Hann DM (1998). Cognitive-behavioral interventions. In: Holland JC (ed.). *Psycho-oncology*. New York: Oxford University Press, pp.717-29.
Kaasa S, Malt U, Hagen S, Wist E, Moum T, Kvikstad A (1993). Psychological distress in cancer patients with advanced disease. *Radiother Oncol* 27: 193-7.
Kadan-Lottick NS, Vanderwerker LC, Block SD, Zhang B, Prigerson HG (2005). Psychiatric disorders and mental health service use in patients with advanced cancer. *Cancer* 104: 2872-81.
Kathol RG, Mutgi A, Williams J, Clamon G, Noyes R Jr (1990a). Diagnosis of major depression in cancer patients according to four sets of criteria. *Am J Psychiatry* 147: 1021-4.

Kathol RG, Noyes R Jr, Williams J, Mutgi A, Carroll B, Perry P (1990b). Diagnosing depression in patients with medical illness. *Psychosomatics* 31: 434-40.

Kelsen DP, Portenoy RK, Thaler HT, Niedzwiecki D, Passik SD, Tao Y, Banks W, Brennan MF, Foley KM (1995). Pain and depression in patients with newly diagnosed pancreas cancer. *J Clin Oncol* 13: 748-55.

Kissane DW, Clarke DM, Street AF (2001). Demoralization syndrome: a relevant psychiatric diagnosis for palliative care. *J Palliat Care* 17: 12-21.

Kübler-Ross E (1997). *On death and dying*. New York: Simon & Schuster. 〔鈴木晶訳『死とその過程について』中央公論新社〕

Lansky SB, List MA, Hermann CA, Ets-Hokin EG, DasGupta TK, Wilbanks GD, Hendrickson FR. (1985). Absence of major depressive disorder in female cancer patients. *J Clin Oncol* 3: 1553-60.

Levine PM, Silberfarb PM, Lipowski ZJ (1978). Mental disorders in cancer patients: a study of 100 psychiatric referrals. *Cancer* 42: 1385-91.

Lloyd-Williams M, Dennis M, Taylor F (2004a). A prospective study to compare three depression screening tools in patients who are terminally ill. *Gen Hosp Psychiatry* 26: 384-9.

Lloyd-Williams M, Dennis M, Taylor F (2004b). A prospective study to determine the association between physical symptoms and depression in patients with advanced cancer. *Palliat Med* 18: 558-63.

Lloyd-Williams M, Friedman T, Rudd N (1999). A survey of antidepressant prescribing in the terminally ill. *Palliat Med* 13: 243-8.

Lloyd-Williams M, Spiller J, Ward J (2003). Which depression screening tools should be used in palliative care? *Palliat Med* 17: 40-3.

Lloyd-Williams M, Shiels C, Dowrick C (2006). The development of the Brief Edinburgh Depression Scale (BEDS) to screen for depression in patients with advanced cancer. *J Affect Disord* 99: 259-64.

Lynch ME (1995). The assessment and prevalence of affective disorders in advanced cancer. *J Palliat Care* 11: 10-8.

Maguire P, Hopwood P, Tarrier N, Howell T (1985). Treatment of depression in cancer patients. *Acta Psychiatr Scand Suppl* 320: 81-4.

Masand PS, Gupta S (1999). Selective serotonin-reuptake inhibitors: an update. *Harv Rev Psychiatry* 7: 69-84.

Massie MJ (2004). Prevalence of depression in patients with cancer. *J Natl Cancer Inst Monogr* 32: 57-71.

Massie MJ, Holland JC (1990). Depression and the cancer patient. *J Clin Psychiatry* 51 (Suppl): 12-7, discussion 18-9.

McDaniel JS, Musselman DL, Porter MR, Reed DA, Nemeroff CB (1995). Depression in patients with cancer. Diagnosis, biology, and treatment. *Arch Gen Psychiatry* 52: 89-99.

Miller KE, Adams SM, Miller MM (2006). Antidepressant medication use in palliative care. *Am J Hospice Palliat Care* 23: 127-33.

Minagawa H, Uchitomi Y, Yamawaki S, Ishitani K (1996). Psychiatric morbidity in terminally ill cancer patients. A prospective study. *Cancer* 78: 1131-7.

Mitchell AJ, Coyne JC (2007). Do ultra-short screening instruments accurately detect depression in primary carer? *Br J Gen Pract* 57: 144-51.

Musselman DL, Lawson DH, Gumnick JF (2000). Paroxetine for the prevention of depression induced by high dose interferon alfa. *N Eng J Med* 344 (13): 961-6.

Nelson C, Rosenfeld B, Breitbart W, Galietta M (2002). Spirituality, depression, and religion in the terminally ill. *Psychosomatics* 43: 213-20.

Nelson JC (2001). Tricyclic and heterocyclic drugs. In: Schatzberg AF, Nemeroff CB (ed.). *The American Psychiatric Publishing textbook of psychopharmacology* (3rd edn). Washington DC: American Psychiatric Publishing, pp.207-30.〔樋口久訳「三環系および四環系薬剤」兼子直・尾崎紀夫監訳『精神神経薬理学大事典』西村書店〕

Noorani NH, Montagnini M (2007). Recognizing depression in palliative care patients. *Palliat Med* 10: 58-64.

Noyes R Jr, Kathol RG, Debelius-Enemark P, Williams J, Mutgi A, Suelzer MT, Clamon GH (1990). Distress associated with cancer as measured by the illness distress scale. *Psychosomatics* 31: 321-30.

Nutt DJ (2002). Tolerability and safety aspects of mirtazapine. *Human Psychopharmacol* 17 (Suppl. 1): S37-41.

Olin J, Masand P (1996). Psychostimulants for depression in hospitalized cancer patients. *Psychosomatics* 37: 57-62.

Periyakoil VS, Kraemer HC, Noda A, Moos R, Hallenbeck J, Webster M, Yesavage JA (2005). The devdopment and initial validation of the Terminally Ill Grief or Depression Scale (TIGDS). *Int J Methods Psychiatr Res* 14: 202-12.

Pessin H, Olden M, Jacobson C, Kosinski A (2005). Clinical assessment of depression in terminally ill cancer patients: a practical guide. *Palliat Support Care* 3: 319-24.

Power D, Kelly S, Gilsenan J, Kearney M, O'Mahony D, Walsh JB, Coakley D. (1993). Suitable screening tests for the cognitive impairment and depression in the terminally ill—a prospective prevalence study. *Palliat Med* 7: 213-8.

Prommer E (2006). Modafinil: is it ready for prime time? *J Opioid Manage* 2: 130

-6.

Razavi D, Delvaux N, Farvacques C, Robaye E (1990). Screening for adjustment disorders and major depressive disorders in cancer in-patients. *Br J Psychiatry* 156: 79-83.

Robins LN, Helzer JE, Croughan J, Ratcliff KS (1981). National Institute of Mental Health Diagnostic Interview Schedule. Its history, characteristics, and validity. *Arch Gen Psychiatry* 38: 381-9.

Rosenfeld B, Krivo S, Breitbart W, Chochinov HM (2000). Suicide, assisted suicide, and euthanasia in the terminally ill. In: Chochinov HM, Breitbart W (ed.). *Handbook of psychiatry in palliative medicine*. New York: Oxford University Press, pp.51-62. 〔明智龍男訳「終末期患者における自殺，自殺幇助および安楽死」内富庸介監訳『緩和医療における精神医学ハンドブック』星和書店〕

Rudd MD, Joiner T (1999). Assessment of suicidality in outpatient practice. In: VandeCreek L, Jackson T (ed.). *Innovations in clinical practice: a sourcebook*, Vol. 17. Sarasota, FL: Professional Resource Press, pp.101-17.

Shakin EJ, Holland J (1988). Depression and pancreatic cancer. *J Pain Symptom Manage* 3: 194-8.

Solano JP, Gomes B, Higginson IJ (2006). A comparison of symptom prevalence in far advanced cancer, AIDS, heart disease, chronic obstructive pulmonary disease and renal disease. *J Pain Symptom Manage* 31: 58-69.

Spiegel D, Bloom JR (1983). Pain in metastatic breast cancer. *Cancer* 52: 341-5.

Spiegel D, Bloom JR, Yalom I (1981). Group support for patients with metastatic cancer. A randomized outcome study. *Arch Gen Psychiatry* 38: 527-33.

Spiegel D, Wissler T (1987). Using family consultation as psychiatric aftercare for schizophrenic patients. *Hosp Community Psychiatry* 38: 1096-9.

Spitzer RL, Williams JB, Kroenke K, Linzer M, deGruy FV III, Hahn SR, Brody D, Johnson JG (1994). Utility of a new procedure for diagnosing mental disorders in primary care. The PRIME-MD 1000 study. *JAMA* 272: 1749-56.

Stiefel FC, Breitbart WS, Holland JC (1989). Corticosteroids in cancer: neuropsychiatric complications. *Cancer Invest* 7: 479-91.

Stommel M, Given BA, Given CW, Kalaian HA, Schulz R, McCorkle R (1993). Gender bias in the measurement properties of the Center for Epidemiologic Studies Depression Scale (CES-D). *Psychiatry Res* 49: 239-50.

Taylor MJ, Freemantle N, Geddes JR, Bhagwager Z (2006). Early onset of selective serotonin reuptake inhibitor antidepressant action: systematic review and meta-analysis. *Arch Gen Psychiatry* 63: 1217-23.

Trask PC (2001). Assessment of depression in cancer patients. *J Natl Cancer Inst*

Monogr 32: 80-92.
Weissman MM, Bland RC, Canino GJ, Faravelli C, Greenwald S, Hwu HG, Joyce PR, Karam EG, Lee CK, Lellouch J, Lépine JP, Newman SC, Rubio-Stipec M, Wells JE, Wickramaratne PJ, Wittchen H, Yeh EK (1996). Cross-national epidemiology of major depression and bipolar disorder. *JAMA* 276: 293-9.
Williamson GM, Schulz R (1995). Activity restriction mediates the association between pain and depressed affect: a study of younger and older adult cancer patients. *Psychol Aging* 10: 369-78.
Wilson KG, Chochinov HM, de Faye BJ, Breitbart W (2000). Diagnosis and management of depression in palliative care. In: Chochinov HM, Breitbart W (ed.). *Handbook of psychiatry in palliative medicine.* New York: Oxford University Press, pp.25-49. 〔秋月伸哉・稲垣正俊・内富庸介訳「緩和ケアにおけるうつ病の診断とマネージメント」 内富庸介監訳『緩和医療における精神医学ハンドブック』星和書店〕
Wilson KG, Chochinov HM, Skirko, Allard P, Chary S, Gagnon PR, Macmillan K, De Luca M, O'Shea F, Kuhl D, Fainsinger RL, Clinch JJ (2007). Depression and anxiety disorders in palliative cancer care. *J Pain Symptom Manage* 33: 118-29.

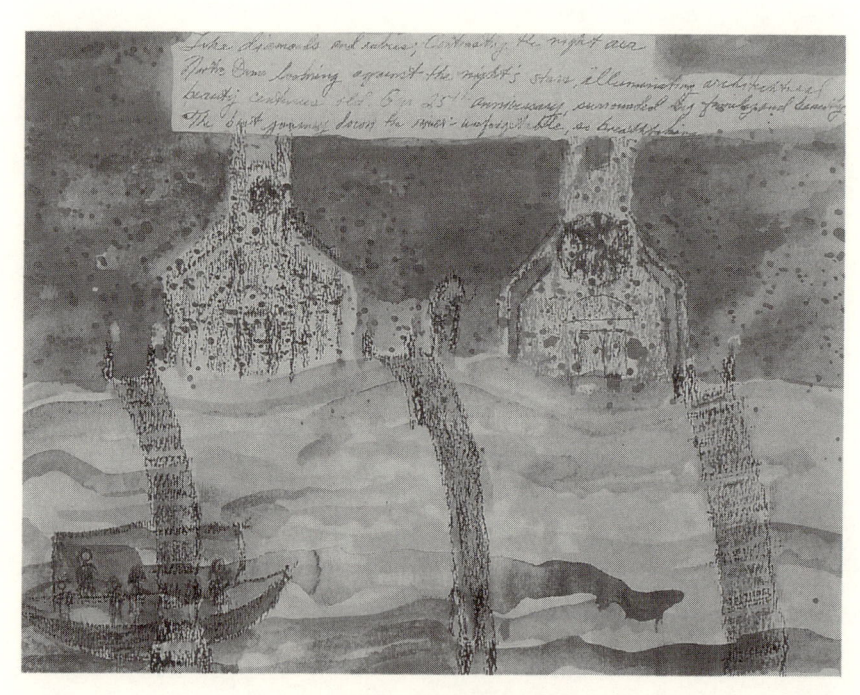

（カラーは星和書店の本書 Web ページでご覧いただけます）

第8章

緩和ケアにおける精神療法的介入

フリードリッヒ・スティーフル，マシュー・ベルナール

はじめに

　緩和ケアを受けている患者は限られた未来と向き合っている。この状況のゆえに，これまでの人生を振り返ったり，歩んできた道をまとめ上げたり，大切な人との関係について考えたり，自分の存在の意味を捜し求めたりすることが多い。精神療法は，まさにそうした問題に焦点を合わせるものである。それは，余命が限られ，精神的な憂苦を抱える患者を支え，助けるものとなりうるだろう。緩和ケアは患者をあらゆる面から治療することを目的としている。したがって精神療法は，緩和ケアにおいて精神的な苦しみを和らげる主要なアプローチの一つとして重要な役割を果たす。

　本章の目的は，精神療法の定義について論じ，確立されている従来の諸精神療法の理論および実践についてその概要を紹介し，そして，そうした諸精神療法の緩和ケアにおける臨床的意義（relevance）と科学的根拠とを示すことにある。あわせて，あらゆる精神療法に備わっている要素，すなわち人間関係の要素と，あらゆる精神療法に共通して備わる技術面の要素とが役割を果たしていることについて述べ，最後に精神療法を緩和ケアに組み入れることについて論ずる。

精神療法の定義

あらゆる精神療法を網羅する一般的な定義は次のようなものである。「精神療法とは、人間としてより良好に日々を送るのに特別の援助が必要だと考えられる一人あるいは複数の人と、そうした特別の援助を提供しうると考えられる一人あるいは複数の人とが係わり合う関係である」(Orlinsky et al. 2004)。

フランクとフランク (Frank and Frank 1991) は、あらゆる精神療法のアプローチに共通する4つの成分を明示した。すなわち、①患者と、その患者から、治す能力を備え、自分の幸福を案じていると確信されている治療者、この両者からなる人間関係、②社会で治療の場として認められている場所での臨床、③患者の苦しみとその解決法を説明する理論的枠組みないしは「神話」、④患者の健康を回復させるにふさわしい手段だと患者も治療者も信じ、さらに両者が積極的に関与することを要する一連の手続き、の4つである。そして、フランクとフランク (Frank and Frank 1991) は、精神療法は不調 (disability) に対する広い意味での治療法の一部だと考えている。

> 苦しみや不調を和らげようとする試みは、通常、治療 (treatment) と呼ばれる。治療は、一般に、治療者と苦しんでいる人との個人的な人間関係を伴う。治療法 (therapy) のなかには、主に、治療者が、苦しんでいる人のなかにある治癒力の働きを心理学的手法によって高めることで成り立つものがある。こうした形態の治療は一般に精神療法と名づけられよう。

「苦しんでいる人のなかにある治癒力の働きを心理学的手法によって高める」アプローチは、どのようなものであっても精神療法と言えるのだろうか？「患者と良好な人間関係を築くこと」は精神療法と呼べるのだろう

か？　ある介入法が精神療法の一般的な定義に当てはまるからといって，その介入法の適切さや効果が保証されるわけではないし，その介入法を行う者が治す能力を備えていることを意味するわけでもない。別の言い方をすれば，上述の一般的な定義は，すべての精神療法的介入を含ませるには十分敏感だが，あるアプローチを精神療法の一つとして位置づけるには明確さが欠けている。

　この明確さが欠けているために，ウォンポルド (Wampold 2001) やランバートとオウグルズ (Lambert and Ogles 2004) といった研究者は，精神療法は，ある水準の技術を持った専門家による，人を援助する一つの形態の活動ないしサービスであると主張している。援助技術という点での専門家は，養成機関と資格授与団体によって公的に認められていることが必要である。さらにウォンポルド (Wampold 2001) は，心理学の理論に根差し，承認を得ている心理学的概念に基づくものだけを，精神療法的介入と考えている。したがって，「オカルトや，土着民の精神衛生や行動に関する文化的認識(ビリーフ)，またニューエイジ[1]流の考え方，あるいは宗教に基づく治療法」は精神療法とは言えない。

　精神療法の治療は，確固とした理論的枠組みに基づき，もし可能ならば，科学的根拠に支えられているばかりではなく，訓練を受け，特定の技術と知識を身に付け，臨床経験を積み，定期的にスーパービジョンを，また絶えず卒後教育を受けている精神衛生の専門家によって提供されるものである。したがって多くの国では，精神療法の治療は，資格を持ち，訓練を受けた精神科医や心理士のみが提供している。精神療法士という身分資格は通常，専門家から構成される協会から与えられ，監督機関 (regulating bodies) から承認されるものである。

　次節で，最も多用されている精神療法のアプローチを4つ示す。すなわち，力動精神療法，システム論的精神療法，認知行動療法，体験過程療法である。これらにはすべて共通した特徴がある。すなわち，①長い歴史をかけて理論や枠組みを発展させてきたこと，②効果を確証する相当数の科

学的根拠があること,③資格の付与される専門の訓練課程(プログラム)が設けられていること,④臨床的適用が限定的でないこと,である。次節で,それぞれのアプローチについて,まず理論的背景を述べ,ついで緩和ケアにおける臨床的意義,そして,もし可能ならば,緩和ケアにおけるその効果の科学的根拠について論ずる。

緩和ケアにおける精神療法のアプローチ

◈ 力動精神療法
理論的背景

力動精神療法には,フロイトに由来する自我心理学,クライン(Klein)やウィニコット(Winnicott)に由来する対象関係論,サリヴァン(Sullivan)の対人関係論に由来する自己心理学など,何を基礎とするかによっていくつかの学派がある(Lewin[2] 2005)。力動精神療法の目的は,自己理解を進め,かつて他者との間で生じた問題が再現されることについて洞察を深めることである。治療過程で症状や対人的問題に焦点が合わされ,治療関係のなかで得られた洞察や経験は「治療以外の場」でも当てはまるという考え方に基づいて解釈される(Kaplan and Sadock 1998)。

いくつかの学派に分かれてはいるが,力動精神療法には共通した重要な仮定がいくつかある。すなわち,①無意識というものがあり,私たちの思考や感情や行動に影響を及ぼしている,②人生早期の経験がのちの人生に影響を及ぼす,③心には構造があり,論理的思考や予想を行う自我,性的また攻撃的衝動の源泉であるイド,そして,これらの衝動を抑制し,一般に「罪意識(guilty conscience)」と呼ばれる超自我からなる,④脅威となる感情や観念が生じた場合,合理化,投影,否認といった(無意識的な)防衛機制によって個人の均衡が守られる,⑤患者の未解決になっている問題が治療の場で再び頭をもたげてくる様を観察し,それを解釈し,話

し合い,その変容を図る,である。
　力動精神療法には,抑圧され意識されていないものを明るみに出し,自律を回復させる**洞察指向精神療法**から,不安を呼び起こす無意識的なものを押しとどめ,自我機能と適応的防衛とを育むことを目指す**支持的精神療法**まで,いくつかのものがある (Lewin[2] 2005)。本章で論じるほかの精神療法アプローチの治療者と同じく,力動精神療法を指向する療法家は一貫した理論的枠組みのなかで仕事をしているが,臨床の場でどのように治療を進めるかは柔軟である。通常,患者と1対1で精神療法を行い,過去の重要な体験を見い出すことを得意とするが,必要に応じ,「いま,ここ」に焦点を合わせたり,患者にとって重要な他者を治療の場に加えたりもする。

緩和ケアにおける力動精神療法
　緩和ケアにおいて種々の力動精神療法が用いられるが,必要となることが最も多いのは**支持的精神療法**である。というのは,大多数の患者にとって,目標は,適応を高め,問題発生の原因となっている不適切な対処法の使用を減らし,精神的憂苦を軽減し,精神的な健康(well-being)を高めることだからである (Stiefel et al. 1998; Rodin and Gillies 2000; Guex et al. 2000)。
　洞察指向療法は,自我機能が損なわれておらずそれほど脆くない患者で,否定的な経験をしているときに,その考え方や感情を探って多様な反応を伸ばすことを念願する患者に適している (Rodin and Gillies 2000)。力動精神療法のなかで特殊なものが**力動的人生語り法**（ナラティブ）で,力動的介入法として理解することもできるが,身体的な病に対するいろいろな思いを整理する方法として理解することもできる。同法は,特に,身体的な病によって心の均衡が乱れた人に向いている。力動的人生語り法の目的は,患者に力添えして,病気に対する現在の心理的反応を,これまでの人生の歩みの重要な要素と関連づけて,深く理解していこうとするものである。この種の治

療を通して，明らかに混沌的(カオス)と言える状況で，患者は，強い統制と首尾一貫の感覚（a sense of control and coherence）を持つことが可能となる（Viederman 2000）。

身体的な病の人に対する力動精神療法の効果を評価した臨床試験はほんのわずかしかないが（Ando et al. 2007），この1～2年のあいだに単一例をとりあげた事例研究がいくつか発表されている（Lacy and Higgins 2005; Redding 2005; Tepper et al. 2006）。

科学的根拠を追い求めるこんにちの医学の趨勢は，身体的な病を抱える人の精神療法の領域にも及んできている。こうした潮流のせいで大きな混乱が2つ生じている。すなわち，①科学的に評価されていない治療法(アプローチ)は「効果がない」と見なされてしまう可能性があること，そして，②緩和ケアに「適した新たな治療法（modalities）」を開発・評価するために莫大な時間と労力とが費やされる傾向にあることである。精神療法の主要な4つのアプローチは，いずれも十分に確立され，効果が認められているということを心得ておかなければならない（Luborsky et al. 1999; Wampold 2001; Lambert and Ogles 2004; Zimmermann et al. 印刷中[3]）。ただし，科学的根拠との関係という点では4アプローチに違いがある。たとえば，精神力動を指向する治療者は長いあいだその治療法を科学的に評価しようともがき続けているが，認知行動療法の治療者は科学的研究を難なく受け入れ治療に当たっている。それでも認知行動療法のほうが効果的であると結論するのは誤りである。

第二の問題についてであるが，私たちは「緩和ケアに適した新たな治療法」の開発は十分でないと考えている。上述したように，精神療法の主要な4つのアプローチは患者の問題に合わせて柔軟に用いられている。周知のように，いずれの精神療法にも長所と短所がある。しかし最も重要なことは，心理的問題や精神障害が異なれば，効果も異なるということである。「新たな治療法」を開発しようとしても，それは確固とした理論的枠組みや臨床概念を欠くことが多く，これまでの精神療法の豊富な長所を受け継

げないかもしれない。したがって,「新たな治療法」を開発するよりも,どういう患者,またどのような場合に,確立されている4つの精神療法のどれが有効か,それを明確にするほうが重要であろう。

❖システム論的精神療法

理論的背景

　システム論的精神療法は一般システム理論（general system theory）に基づき,たとえば家族を,組織性を備えた一つのシステムとして理解するものである。主要な原理は,システムの各要素それぞれの働きのみならず,要素間の相互関係をも理解することである。システム論的精神療法は,家族をはじめ,複数の人がともに存在することで成り立っている様々の形態の集団を,各部分の寄せ合わせ以上のもの,つまり複雑で統合された全体として見るものである（Sameroff 1983; Minuchin 1988）。家族療法の治療者は特有の技法を用いて,家族面接を行い,家族の一体性（cohesion）や力関係といった変数,あるいは家族の役割（roles）や規則（rules）に焦点を合わせる（Bressoud et al. 2007）。システム論的家族療法の科学的根拠を取り上げた最近の研究で,ストラットン（Stratton 2005）は,もともとはシステムという考え方を共通点として始まった治療法ではあるが,過去50年のあいだに多様な方向に枝分かれしていったと述べている。確かにシステム論的療法と関連のあるアプローチには各種のものがある。そのうち最も重要なのはベイトソン（Bateson）とパロ・アルト（Palo Alto）チームの治療法（Jackson 1968 a, b）,ミニューチン（Minuchin 1974）に由来する構造的家族療法,ヘイリー（Haley 1976）とマダネス（Madanes 1981）によって開発された戦略的家族療法,そしてセルヴィニ＝パラツォーリとミラノ・チーム（Selvini Palazzoli 1978, 1991）の治療法である。

　システム論的療法の治療者であるからといって,人々からなるシステムのみを治療の対象とするわけではなく,個々の患者をも治療する。しかし,

おそらくは患者が抱える問題をシステムの観点から眺めがちであり，数世代にまたがる家庭内の問題や，そうした問題を解決するのに役立つものを総合的にとらえようとするだろう。

緩和ケアにおけるシステム論的精神療法

システム論的精神療法には種々のものがあるが，そのすべてが緩和ケアにおいて有益だろう。以下に例として，科学的評価を受けているものを一つ紹介する。

それは，家族焦点型悲嘆療法（Family-Focused Grief Therapy; FFGT）で，危険度の高い家族に予防的に介入するというものである（Kissane et al. 2006）。末期患者を最も身近で世話しているのは家族であり，家族がどのように機能しているかが患者に決定的な影響を及ぼすという仮定に基づいている（Kissane et al. 1996 a, b）。FFGTの目的は，家族の機能を最適なものにし，死別の悲しみを家族同士が分かち合うことを促し，心理社会的な問題を最小に抑えようとすることである。FFGTは時間制限のある介入法（1回90分のセッションを4〜8回）で，9〜18カ月間かけて柔軟に行うよう計画される。指針(ガイドライン)と臨床的説明を伴うマニュアルはキセインら（Kissane et al. 2006）が作成している。彼らは2006年に，無作為化比較試験の結果を発表したが，それによれば，FFGTの全般的な有効性は適度で，患者の死亡13カ月後で家族の憂苦の軽減が認められている。キセインらは「家族環境尺度（Family Environment Scale）」（Moos and Moos 1981）を用いて家族を評価し，うまく機能していない家族，あるいは機能が中等度に留まる家族は，FFGTによる予防的介入が特に適していると結論している。

患者に精神療法を行うばかりでなく，システムという視点で物事を捉えるのに長けた治療者は特に治療チームに対し適切な助言や指導を提供することができる。それは緩和ケアの場で重要な役割を果たす。

❖認知行動療法

理論的背景

認知行動療法は，認知療法，論理行動療法（rational behaviour therapy），論理生き方療法（rational living therapy），スキーマ焦点療法（schema focused therapy），弁証法的行動療法（dialectical behaviour therapy），論理情動行動療法（rational emotive behaviour therapy）といった類似した特徴を有するいくつかのタイプの治療法の総称である。認知行動療法は，心理的問題の原因また持続を最も左右する変数は自ら意識している思考と行動であるという仮定に基づいている。認知行動療法は自宅で課題を行うことで進められることが多く，不適応な思考や行動を変え，新たな対処法を示すことによって，適応的対処を高め，心理的憂苦を減らそうとするものである（Hollon and Beck 2004）。

認知療法（Beck 1991）は，不適応な思考は統合された知識構造（スキーマ）の一部であり，何か判断を行なう場合に，そのスキーマが物事の判断の仕方に影響を与えると考えるものである。認知療法において，患者は，自分の思い込み，判断，情報処理のやり方を系統だって顧みるよう勧められ，そして治療者が提供した新しい見方を用いて，今までの対処の進め方を変えてみるよう促される（Beck et al. 1979）。認知療法には，自己コントロール療法（Rehm 1977）や心理教育療法（Lewinsohn et al. 1986）や問題解決療法など，さまざまなタイプのものがある。**行動療法**は表にあらわれた行動と，それを変える戦略（ストラテジー）とに焦点を合わせるものである。それは，古典的な刺激-反応理論を築いたパブロフとガント（Pavlov and Gantt 1928），そしてその後の理論家，たとえば「効果の法則」を研究したソーンダイク（Thorndike 1932），オペラント行動や強化といった補完的な概念を導入したスキナー（Skinner 1961），ある状況における人々の行動と反応に焦点を合わせたワトソンとワトソン（Watson and Watson 1949）の考え方に基づいている。

最初の治療アプローチは，精神分析に異を唱えたエリス（Ellis 1959）

によって開発されたが，それは，人は物事そのものによってではなく，それをどう認識するかによって左右されると主張するストア派の哲学者に基づくものである。1960年代に，たとえばベック（Beck 1991）やモルツビー（Maultsby 1971）といった臨床家が認知行動療法の発展に貢献した。1980年以降，認知行動療法はバーンズ（Burns 1999）やフリーマンら（Freeman et al. 2004）の活動から影響を受けている。

　認知療法ないし行動療法は思考や行動を変えるのに有益な役割を果たすが，治療を進める上で治療的関係もつねに重要な役割を演ずる。思考や感情や行動は，対処や防衛の仕方，社会的支援やパーソナリティ，これまでの人生の歩みといった，相互に影響し合うさまざまな要因によって修飾されている。ほとんどの認知行動療法の治療者は，これらの要因を考慮に入れて治療に当たっている。

緩和ケアにおける認知行動療法

　身体的な病の人に対する認知行動療法は，痛み，とりわけ癌には由来しない痛みをはじめとする諸症状のコントロールを図る際に取り上げられ（Turk and Feldman 2000），緩和ケアにおけるこうしたアプローチを評価した研究がいくつかある（Graffam and Johnson 1987; Sloman 1995）。認知行動療法は，治療者と患者とが1対1で行うのが最適であるが，ほとんどの医療機関では，時間不足のために，印刷教材や録音教材を患者に提供することで行っている。クリューバーら（Cluver et al. 2005）は，癌患者10名を対象として直接対面法の代わりにテレビ電話を用いた遠隔セッションを6回行い，遠隔認知療法の実現可能性を調べた。その結果，用いた手法が異なっているにもかかわらず，患者は物事を肯定的に見なし，受け入れるようになることを明らかにした。最近，アンダーソンら（Anderson et al. 2006）は，薬物療法を受けている癌患者59名を対象に，痛みに対する認知行動的アプローチ（肯定的気分介入法 positive mood intervention，リラクセーション法，注意そらし法）の有効性を調べるた

めに無作為化臨床試験を行った。試験の結果，リラクセーション群と注意そらし群の患者では，テープを聞いたあとで痛みの軽減が認められた。2週間のフォローアップ後，両群間で痛みや自己効力感に関して有意差は認められなかった。そのほかにも，癌による痛みをコントロールするのに認知行動療法がどのくらい効果的かを評価した研究がいくつかある（Kolcaba and Fox 1999; Redd et al. 2001; Jacobsen et al. 2002; Dalton et al. 2004）。

　癌患者が，認知行動療法を受けてストレス管理（マネージメント）技術を身に付け，肯定的な心（mind）の状態への焦点合わせ（フォーカシング）（Seligman and Csikszentmihalyi 2000）によって，QOLが改善されることを確かめた研究もいくつかある（Penedo et al. 2004; Penedo et al. 2006）。医療の場においては他の治療法よりも実施が容易であることから，ホプコら（Hopko et al. 2005）は短期型行動療法（ブリーフ）の利点に光を当て，抑うつの短期型行動活性化治療（brief behavioural activation treatment）の予備的研究で，抑うつ症状の軽減や，QOLの改善や医療指示の順守や満足度といった点で良好な成果を示している（手順の全貌はLejuez et al. 2002参照）。ただし，サンプル数が小さいこと，そして対照群がないことから，この結果を一般化することはできない。

❖体験過程療法

理論的背景

　体験過程療法（experiential psychotherapy）は人間性心理学を背景としたものである。人間性心理学は，行動主義と精神分析の両方に異を唱えるものとして1950年代に興り，人間性という視点から，人の心を捉えること，また心理学の理論を組み立てることに関心を持っている。ブーゲンタール（Bugental 1964）は，人間性心理学の主要原理の前提を次の5つにまとめている。すなわち，①人間は要素に還元することができない，②人間はその人独自の文脈のなかで生きている，③人間の意識は，他者とと

もに存在している自分に対する気づきを伴う，④人間には，選択の自由と責任を負う義務がある，⑤人間は意志を持ち，意味や価値や創造を希求する，である。体験過程療法に関連した精神療法として，人間中心ゲシュタルト療法，過程-体験療法，フォーカシング指向心理療法，実存療法がある。ヤーロム（Yalom 1995）やシュミット（Schmid 1998）といった研究者による体験-インターパーソナル療法も，「体験」という名を冠していることからこのグループに含められてきた（Greeberg et al. 1994, 1998）。これらのアプローチにはすべて，ある共通した理論的仮定があるが，そのなかで最も重要な仮定は，人間を「生まれながらにして，本質的に信頼するに値し，成長することを指向し，選択して歩んでいく」（Elliot et al. 2004）存在と考えるものである。

　体験過程療法は，おそらくは緩和ケア・スタッフにとってたいへん魅力的なものであろう。というのは，体験過程療法は，患者を人間として捉え，個々の患者を総合的に理解する見方を提供し，実存的な問題を取り扱うからである。緩和ケアの場で体験過程療法への関心が高まっていることは，緩和ケアにおいて実存療法つまり自分の存在の意味に焦点を合わせるアプローチが最近復活していることによっても明らかである（これについては後述する）。しかし，あるタイプの精神療法がある臨床の場で生起する問題に焦点を合わせているといっても，同療法がその場に適している，あるいは特に効果的であるということを意味するわけではない。たとえば，精神分析療法は，これまでの人生の歩み（biography）の把握に焦点を合わせるといっても，発達過程でひどい外傷を経験した患者に特に効果的というわけではない。

緩和ケアにおける体験過程療法

　リッチマン（Richman 1995）によれば，末期患者に**実存精神療法**を行う場合，すべての人は最後まで生きるに値するという考え方に基づいて行なうのが良い，という。治療の目的は，人生最後の日々を充実して過ごす

こと，やり残した仕事をうまく解決すること，他の人や社会また家族との絆を強めること，そして「良い」死に向けて心の準備をすることである。過去数年にわたり，終末期患者が直面する困難な問題の解決に寄与する重要な心理学的概念として，緩和ケア領域において「スピリチュアリティ」と「意味」に注目が集まっている。実存精神療法は，ニーチェやキルケゴールやショーペンハウアーといった哲学者の思索に基づく実存主義の延長線上に興ったものである。幾人もの精神療法家が，実存哲学に基づくさまざまな治療法の概念化（conseptualization）に貢献している（Yalom 1995; Spira 2000）。

つい最近，ミラーら（Miller et al. 2005）は，心理社会-スピリチュアリティという枠組み（Mc Skimming et al. 1997）のなかの「スピリチュアリティ」の次元から集団療法を開発した。この集団療法は，**「深刻な病を抱える人に対する支持的-心の触れ合い集団療法（Life-Threatening Illness Supportive-Affective Group Experience; LTI-SAGE)」**と名づけられたが，それは，「死が差し迫っているとしても，よく生きることを目指して，スピリチュアルな側面，また心理面，そして人間関係の側面に焦点を合わせ，経験を分かち合い，学ぶグループ」（Miller et al. 2005, p.334）として計画されたものである。この介入法（12 カ月で最大 12 回のセッションを行う）は無作為化試験によって評価されている。抑うつ，不安，スピリチュアルな次元での平安（well-being），死と関連する憂苦の程度について LTI-SAGE 群と対照群とを比較したところ，脱落例を除くと，この集団療法を受けることで抑うつとスピリチュアルな平安に関して改善が認められている。

最もよく用いられる実存療法の一つはヴィクトール・フランクルの**ロゴセラピー**（Logotherapy; Frankl 1997）である。それは第二次世界大戦中，ナチ強制収容所に入れられた彼の体験に基づいたものである。ロゴス（Logos）は「意味（meaning）」を意味するが，それはこの治療法が意味の追求と関連していることを示している。フランクルは，人は，3 つの大

きな領域，すなわち，①創造，②何者かとの関係，そして，③自分がここにいるという感覚を超越した大きな存在感覚，の3領域において意味を感じ取ると考えた。グリーンシュタイン（Greenstein 2000）やグリーンシュタインとブライトバート（Greenstein and Breitbart 2000）は，たとえば，意味中心精神療法（meaning-centered psychotherapy）に基づく，進行癌患者に対する介入法の進め方を説明している。最近，野口ら（Noguchi et al. 2006）も，フランクルの実存療法に基づき，存在が脅かされている患者におけるスピリチュアリティと否定的思考に照準を当てることを提案し，スピリチュアル・ケアに関してロゴセラピーが持つ種々の可能性を強調している。ただしロゴセラピーの有益性を評価する臨床試験は行われておらず，伝統的な精神療法との比較はなされていない。

❖補完・代替医療

　補完・代替医療は精神療法的介入と見なすことができないが，ここで手短かに，緩和ケアにおいてこうした介入法が心理的改善をもたらすことを示す研究成果をいくつか概観したいと思う。これらの研究によって，あらゆる種類の精神療法に共通して備わっており，ある特定の治療法には限定されない要素（後述する）が，心理的憂苦の改善に寄与することが示されるのである。

　補完・代替医療は「診断，治療，そして（and/or）予防であり，全身まるごと（common whole[4]）高めることで，こんにち主流の医療ではうまく解決できない問題に対応して，あるいは医療そのものの概念的枠組みを多様にして，主流の医療を補完しようとするもの」（Ernst et al. 1996）と定義されている。こんにち，灸，瞑想，アロマセラピー，酵素療法，ホメオパシー，催眠療法，マッサージ，リフレクソロジー，リラクセーション法，絵画療法や音楽療法といったさまざまな補完・代替医療がすべて終末期のケアに組み入れられている。

　マッサージと瞑想について言えば，ラファティら（Lafferty et al.

2006)は27の臨床試験を概観し，そのうち26の研究で，不安，心理的憂苦，不快感，痛みといった諸症状の改善に寄与していると結論している。こうした研究には限界がある。試験のデザインとサンプル数に関して本質的な問題があるのである。ラファティらは，二重盲検法をマッサージや瞑想に関して行うことは不可能であるが，今後少なくとも，治療を行う者とデータ収集を行う者とを分けるべきであると述べている。

癌患者に対する**催眠療法**については2つの論文（Rajasekaran et al. 2005; Liossi 2006）がレビューを行い，異なった結論を得ている。まず前者（Rajasekaran et al.）は，臨床試験の水準が非常に低く，また対象者が多様な患者から成っているために，結果に問題が残るとしている。一方，後者（Liossi）は，小児および成人の癌患者に催眠療法を行った研究を広く概観し，そのなかから方法論とデザインが厳密な研究（無作為化試験）のみを選びだし，種々の項目（痛み，化学療法の効果，QOL，免疫反応）で検討した結果，多くの研究で催眠療法による患者の憂苦の軽減が示されていると結論している。

絵画療法は，自分がどのようなことを体験しているか，また心の奥底でどのような感情を抱いているか，そうしたことに気づき，それを表現するのを促そうとするものである。絵画療法がQOLや具合の好調さ（well-being）に及ぼす効果を調べている研究のほとんどは，単一例の事例研究か，あるいはごく少数のサンプルに基づいたものである（Favara-Scacco et al. 2001; Gabriel et al. 2001; Walsh et al. 2004）。最近，治療の前後を評価する擬似実験的（quasi-experimental）なデザインを用いて1回の治療セッションに伴う症状の変化が調べられ，痛みや倦怠感，抑うつや不安，眠気や食欲といった諸症状が軽減されることが明らかになっている（Nainis et al. 2006）。

音楽療法は質的研究あるいは事例研究によって評価されてきた（Daveson 2000; Hilliard 2001; Magill 2001; Krout 2003）。ギャラガーら（Gallagher et al. 2006）は，量的測定を行っている15の研究（患者数

200人，治療前後を評価する前方視的デザイン（プロスペクティブ））を用いて癌患者に対する音楽療法の効果を検討し，不安や抑うつの改善，痛みの軽減，自身の胸中の言語化の向上，身体運動および顔での感情表出の増進といった点で良好な結果を認めている。ただし絵画療法も音楽療法も効果の持続期間については明らかにされていない。

あらゆる精神療法に共通する要素，技術，患者－治療者間の人間関係，そして精神療法の成否

❖あらゆる精神療法に共通する要素

各精神療法固有の技術や患者-治療者間の人間関係とは別に，あらゆる精神療法に共通する要素も精神療法の成否（アウトカム）に影響を及ぼすことが明らかになっている。こうした要因として，たとえば「学習要因」がある。それは，経験から学ぶということを言い表すものである。もっと厳密に言えば，治療を通しての人間関係を媒介として生じた自己の発達を土台に，（感情と認知とを）結びつけ，抱えている問題への諸対処法を統合し，そして分離体験を克服して，自立の達成を図るというものである。つまり学習要因は，さらに，治療を通しての人間関係の要素と，たとえば情報処理といった認知行動的要素によって成り立っている。

❖精神療法の技術か人間関係か

そのほかの問題として，精神療法の技術と，患者-治療者間の人間関係とではどちらのほうが精神療法の成否に大きな役割を果たしているのかということがある。臨床においては，各精神療法の技術（たとえば，患者が示した事柄の分析とフィードバック，患者の成長力と限界とを適切に見い出すこと）と，人間関係の要素（たとえば，患者への共感 empathy[5]，信頼，柔軟性，広い心）の両方が重要な役割を果たす。さらに，その技術と人間関係の働きは関連し合う（Chambless et al. 2006）。適切な精神療法

には，その精神療法固有の技術と人間関係の両方が不可欠である。あらゆる精神療法に共通する人間関係の要素が重要なことは，プラシーボ効果によっても説明されている。

❖精神療法の成否を左右する多様な要因

　最近の精神療法の研究（Lambert and Ogles 2004; Chambless et al. 2006[6]）で，さまざまな変数を導入しても，精神療法の成否は，半分しか説明されないことが示されている。成否に関与することが明らかになっている変数は，患者の症状の精神病理性ないし重症度（約25％），患者-治療者間の人間関係に関する諸要素（約10％），治療者に関する諸要素（約10％），そして各精神療法の技術に関する諸要素（約5％）である（Beutler et al. 2004）。こうした知見から，精神療法の技法やそれに基づく技術がなくとも，「同情（sympathy[5]）」をもって患者に接すれば事足りる，と言うことはできない。各精神療法の技術，および理論に関する知識は重要な道具である。そのお陰で，治療者は，患者との人間関係に関する諸要素——たとえば，ある状況を把握することによってかなり決定される患者への共感（empathy[5]）——に通じ，それを十分生かすことができるのである。ただしこのように，精神療法の技術や理論が同療法の成否にどの程度関与しているかを検討していくと，精神療法の各「流派」のイデオロギーを，そして特に緩和ケアの場で行われている「新たな」精神療法的アプローチの開発を疑うことにつながろう。

❖精神療法を提供するのは誰か，精神療法を受けるのは誰か

　精神療法を提供するのはどのような人が良いのだろうか？　ランバートとオウグルズ（Lambert and Ogles 2004）は，精神療法は「現代の都市社会において，養成機関，資格授与機関，専門家集団での審査を経て，援助技術に関する専門知識が公式に認められた人によって，専門サービスとして提供される」と明記している。確かに，精神療法は，弱い存在である

患者と係わる介入法であるほかの治療法と同様に，訓練を受け，特定の技術と理論に関する知識を身に付け，定期的にスーパービジョンを受けている専門家によって行われるものである。精神療法は，薬物療法と同様に有効性を備えた強力な手段であることを忘れてはならない（Casacalenda et al. 2002; Gray 2004）。

　では精神療法によって誰が恩恵を得るのだろうか？　患者に精神療法を無理強いすることがあってはならない。通常，精神療法を求める患者は，「苦しんでいる，ないしは不調を来していると診断可能な様子」（Frank and Frank 1991）をしており，自分の生活ないしは人生に，人間関係に，そして自分自身に暗鬱な思いを抱いている人である。患者の中には精神療法による援助を「受ける」よう無理強いされたと感じている人がいるかもしれないが，そのようなことはあってはならない。というのは，憂苦の軽減には，たとえば社会的支援や薬物療法といったように種々のアプローチがあるからである。

　一方，精神的な憂苦を経験し，精神的な援助を受けたいと思っている人のなかには，もちろんすべての人がそうだというわけではないが，確かに精神療法的治療がふさわしい人もいる。ただし精神療法は即座に効果が現れる魔法ではない。精神療法には，患者自身の積極的な参加，自分の憂苦と向き合い，それについて話し合いたいという意欲，考えたくないことや辛い感情や対人的な問題を明確にしたいという意欲，そして信頼関係を築く能力が必要である。加えて，精神療法はある限られた場でのみ提供されるものである。したがって患者は，セッションとセッションの間に経験する欲求不満に耐え，無制限に精神療法が行われるのではないというルールを受け入れることができなければならない。別の言葉で言えば，精神療法は，苦闘が強いられる試みである。このため精神療法を受けない患者，精神療法を中断する患者，あるいはほかの治療法を行うことを好む患者もいる。

展　望

　精神療法に関する文献は年々増加し，緩和ケアの場で精神療法が有益であることを示す研究成果が増えつつある。このことは驚くに当たらない。というのは，すでに精神療法は身体的な病の人にも効果的であることが明らかになっているからである（Huyse and Stiefel 2006）。しかし精神療法全般（Lambert and Ogles 2004），また身体的な病の人に対する精神療法（Stiefel et al. 印刷中[3]）の効果が無作為化臨床試験によって示されてはいるが，緩和ケアの場で無作為化臨床試験を行うのは，参加者の募集，脱落率の高さ，わずかな数名を無作為に割り付けることに伴う倫理的問題といった点で困難である。

　我々が，緩和ケアの場で無作為化比較試験を行ったり，あるいは緩和ケア向きの精神療法的介入法を開発したりするよりも重要だと強く考えているのは，どのような患者またどのような精神的問題に対して，従来の十分に確立されている精神療法のうち，どれが最もふさわしいか，それを調べることである。それには，最初に精神療法および治療者の資格を明確にまた厳密に定義しておくことが必要である。さもないと，精神療法の特徴と長所とが失われ，緩和ケアの場から，精神的憂苦を軽減することが知られている介入法が除かれてしまう恐れがある。精神療法とは一体何なのか，また精神療法は誰が提供するものなのか，こうしたことを明確にすることで，重篤な患者の心理的問題に継続して対応してゆけるアプローチが可能になり，こうした心理的に脆弱なことの多い患者を相手に仕事をしている人にとって理論的な枠組みと意味とが明確になる。

　精神療法的介入は重篤な患者の問題に合ったものでなければならないとか，緩和ケアの場で働く精神療法家は柔軟でなければならない（Guex et al. 2000）と言われるが，これはまったく正しいことである。しかし精神療法の臨床的，理論的，概念的，そして科学的研究成果が百年にわたり積

み重ねられ，粗略に扱えないというのも事実である．人はそれぞれ異なり，たとえば，重病に直面したとき，死が近いことを知ったとき，また死が差し迫ったとき，といったように時期によっても異なる．しかし，各人の類似性，また身体的に健康な人と病気の人との類似性は，差異よりずっと大きい．そのため，精神療法は，とりわけすでに確立している力動精神療法，システム論的精神療法，体験過程療法，認知行動療法といった精神療法のアプローチは，緩和ケアの場で生じる問題にもたやすく対応することができるのである．

＊訳注
1）近代合理主義や伝統的キリスト教に対する懐疑から，1960年代以降に興った，神秘主義や東洋思想を取り入れ精神世界あるいは霊的世界を強調ないしは追求する運動の総称．
2）LewinはGabbardの誤り．文献欄の訳者注参照．
3）2008年に刊行された．下の文献欄では"2008"とした．
4）第1章訳注1参照．wholenessは個々人の全き状態の意と解する．
5）sympathyはギリシャ語*sympatheia*に由来し，symは「ともに」，pathyは「苦しむ」「感情」で，結局「ともに苦しむ」「一緒の感情を持つ」という意．compassionは上記ギリシャ語から作られたラテン語*compassio*に由来し（comはsym，passionはpathyに同じ），意味はsympathyと全く同一だが，同情の気持ち，助けたいという気持ちはsympathyより強い．その背景は不明だが，ラテン語*compassio*がキリスト教会で用いられたことが関係するか（そもそもPassionには「イエスの受難」という意味もある）．一方empathyはドイツ語*Einfühlung*の訳語で，「他人の苦難や感情を我がことのように体験する，理解する」という意．
6）Norcross JC, Lambert MJ（2006）の誤りと考えられる．本文献に関しては文献欄の訳者注参照．

◆文献
Anderson KO, Cohen MZ, Mendoza TR, Guo H, Harle MT, Cleeland CS (2006). Brief cognitive-behavioral audiotape intervention for cancer-related pain: immediate but not long-term effect. *Cancer* 107: 207-14.
Ando M, Tsuda A, Morita T (2007). Life review interview on the spiritual well-being of terminally ill cancer patients. *Support Care Cancer* 15: 225-31.
Beck AT (1991). Cognitive therapy: a 30-year retrospective. *Am Psychol* 46: 368

Beck AT, Rush AJ, Shaw B, Emery G (1979). *Cognitive therapy of depression.* New York: Guilford Press. 〔神村栄一・清水里美・前田基成訳『うつ病の認知療法』岩崎学術出版社〕

Beutler LE, Malik M, Alimohamed S, Harwood TM, Talebi H, Noble S, Wong E (2004). Therapist variables. In: Lambert MJ (ed.). *Bergin and Garfield's handbook of psychotherapy and behavior change* (5th edn). New York: Wiley, pp.227-306.

Bressoud A, Real del Sarte O, Stiefel F, Mordasini P, Perey L, Bauer J, Leyvraz PF, Leyvraz S (2007). Impact of family structure on long-term survivors of osteosarcoma. *Support Care Cancer* 15: 525-31.

Bugental JFT (1964). The third force in psychology. *J Humanistic Psychol* 4: 19-25.

Burns DD (1999). *The feeling good handbook* (revised edn). New York: Plume/Penguin Books. 〔関沢洋一訳『フィーリングGoodハンドブック：気分を変えてすばらしい人生を手に入れる方法』星和書店〕

Casacalenda N, Perry JC, Looper K (2002). Remission in major depressive disorder: a comparison of pharmacotherapy, psychotherapy and a control condition. *Am J Psychiatry* 159: 1354-60.

*Chambless DL, Crits-Christoph P, Wampold BE (2006). What should be validated? In: Norcross JC, Beutler LE, Levant RF (ed.). *Evidence-based practices in mental health: debate and dialogue on the fundamental questions.* Washington DC: American Psychological Association, pp.191-256.

Cluver JS, Schuyler D, Frueh BC, Brescia F, Arana GW (2005). Remote psychotherapy for terminally ill cancer patients. *J Telemed Telecare* 11: 157-9.

Dalton JA, Keefe FJ, Carlson J, Youngblood R (2004). Tailoring cognitive-behavioral treatment for cancer pain. *Pain Manage Nurs* 5: 3-18.

Daveson BA (2000). Music therapy in palliative care for hospitalized children and adolescents. *J Palliat Care* 16: 35-8.

Elliott R, Greenberg LS, Lietaer G (2004). Research on experimental psychotherapies. In: Lambert MJ (ed.). *Bergin and Garfield's handbook of psychotherapy and behavior change* (5th edn). New York: Wiley, pp.493-539.

Ellis A (1959). What is psychotherapy? *Ann Psychother* 1: 1-57.

Ernst E, Resch KL, Hill S (1996). Referrals between GPs and complementary practitioners. *Br J Gen Pract* 46 (409): 494.

Favara-Scacco C, Smirne G, Schilirò G, Di Cataldo A (2001). Art therapy as support for children with leukemia during painful procedures. *Med Pediatr Oncol*

36: 474-80.

Frank JD, Frank JB (1991). *Persuasion and healing: a comparative study of psychotherapy*. Baltimore, MD: Johns Hopkins University Press. 〔杉原保史訳『説得と治療：心理療法の共通要因』金剛出版〕

Frankl VF (1997). *Man's search for ultimate meaning*. New York: Plenum Press.

Freeman A, Mahoney MJ, DeVito P, Martin D (ed.) (2004). *Cognition and psychotherapy* (2nd edn). New York: Springer Publishing.

Gabriel B, Bromberg E, Vandenbovenkamp J (2001). Art therapy with adult bone marrow transplant patients in isolation. *Psycho-oncology* 10: 114-23.

Gallagher LM, Lagman R, Walsh D, Davis MP, Legrand SB (2006). The clinical effects of music therapy in palliative medicine. *Support Care Cancer* 14: 859-66.

Graffam S, Johnson A (1987). A comparison of two relaxation strategies for the relief of pain and its distress. *J Pain Symptom Manage* 2: 229-31.

Gray GE (2004). *Concise guide to evidence-based psychiatry*. Washington DC: American Psychiatric Publishing.

Greenberg LS, Elliott R, Lietaer G (1994). Research on humanistic and experiential psychotherapies. In: Bergin AE, Garfield SL (ed.). *Handbook of psychotherapy and behavior change* (4th edn). New York: Wiley, pp.509-39.

Greenberg LS, Watson JC, Lietaer G (ed.) (1998). *Handbook of experiential psychotherapy*. New York: Guilford Press.

Greenstein M (2000). The house that's on fire: meaning-centered psychotherapy pilot group for cancer patients. *Am J Psychother* 54: 501-11.

Greenstein M, Breitbart W (2000). Cancer and the experience of meaning: a group psychotherapy program for people with cancer. *Am J Psychother* 54: 486-500.

Guex P, Stiefel F, Rousselle I (2000). Psychotherapy for the patient with cancer. *Psychother Rev* 2: 269-73.

Haley J (1976). *Problem-solving therapy: new strategies for effective family therapy*. San Franscico, CA: Jossey Bass. 〔佐藤悦子訳『家族療法：問題解決の戦略と実際』川島書店〕

Hilliard RE (2001). The use of music therapy in meeting the multidimensional needs of hospice patients and families. *J Music Ther* 17: 161-6.

Hollon SD, Beck AT (2004). Cognitive and cognitive behavioral therapies. In: Lambert MJ (ed.). *Bergin and Garfield's handbook of psychotherapy and behavior change* (5th edn). New York: Wiley, pp.447-542.

Hopko DR, Bell JL, Armento MEA, Hunt MK, Lejuez CW (2005). Behavior therapy for depressed cancer patients in primary care. *Psychother Theory Res Pract Train* 42: 236-43.

Huyse F, Stiefel F (ed.) (2006). *Integrated care for the complex medically ill*. The medical clinics of North America. New York: Elsevier.

Jackson DD (ed.) (1968a). *Human communication, Vol. 1. communication, family and marriage*. Palo Alto, CA: Science and Behavior Books.

Jackson DD (ed.) (1968b). *Human communication, Vol. 2. therapy, communication and change*. Palo Alto, CA: Science and Behavior Books.

Jacobsen PB, Meade CB, Stein KD, Chirikos TN, Small BJ, Ruckdeschel JC (2002). Efficacy and costs of two forms of stress management training for cancer patients undergoing chemotherapy. *J Clin Oncol* 20: 2851-62.

Kaplan HI, Sadock BJ (1998). *Kaplan and Sadock's synopsis of psychiatry: behavioral sciences/clinical psychiatry* (8th edn). Baltimore, MD: Williams and Wilkins. 〔第9版の訳：井上令一・四宮滋子監訳『カプラン臨床精神医学テキスト』メディカル・サイエンス・インターナショナル〕

Kissane DW, Bloch S (2002). *Family focused grief therapy: a model of family-centered care during palliative care and bereavement*. Buckingham: Open University Press. 〔青木聡・新井信子訳『家族指向グリーフセラピー――がん患者の家族をサポートする緩和ケア』コスモス・ライブラリー〕

Kissane DW, Bloch S, Dowe DL, Snyder RD, Onghena P, McKenzie DP, Wallace CS (1996a). The Melbourne family grief study, I: perceptions of family functioning in bereavement. *Am J Psychiatry* 153: 650-8.

Kissane DW, Bloch S, Dowe DL, Snyder RD, Onghena P, McKenzie DP, Wallace CS (1996b). The Melbourne family grief study, II: psychosocial morbidity and grief in bereaved families. *Am J Psychiatry* 153: 659-66.

Kissane DW, McKenzie M, Bloch S, Moskowitz C, McKenzie DP, O'Neill I (2006). Family Focused Grief Therapy: a randomized, controlled trial in palliative care and bereavement. *Am J Psychiatry* 163: 1208-18.

Kolcaba F, Fox C (1999). The effects of guided imagery on comfort of women with early stage breast cancer undergoing radiation therapy. *Oncol Nurs Forum* 26: 67-72.

Krout RE (2003). Music versus distraction for procedural pain and anxiety in patients with cancer. *Am J Hospice Palliat Care* 20: 129-34.

Lacy TJ, Higgins MJ (2005). Integrated medical-psychiatric care of a dying patient: a case of dynamically informed 'practical psychotherapy'. *J Am Acad Psychoanal Dynamic Psychiatry* 33: 619-36.

Lafferty WE, Downey L, McCarty RL, Standish LJ, Patrick DL (2006). Evaluating CAM treatments at the end of life: a review of clinical trials for massage and meditation. *Complementary Ther Med* 14: 100-12.

Lambert MJ, Ogles BM (2004). The efficacy and effectiveness of psychotherapy. In: Lambert MJ (ed.). *Bergin and Garfield's handbook of psychotherapy and behavior change* (5th edn). New York: Wiley, pp.139-93.

Lejuez CW, Hopko DR, Lepage J, Hopko SD, McNeill W (2002). *The Brief Behavioral Activation Treatment for Depression (BATD): a comprehensive patient guide*. Boston, MA: Pearson Custom Publishing.

**Lewin K (2005). The theoretical basis of dynamic psychiatry. In: Gabbard GO (ed.) *Psychodynamic psychiatry in clinical practice: the DSM-IV edition*. Washington DC: American Psychiatric Press. pp.29-63.

Lewinsohn PM, Munoz RF, Yougreen MA, Zeiss AM (1986). *Control your depression*. Englewood Cliff, NJ: Prentice Hall. 〔熊谷久代訳『うつのセルフ・コントロール』創元社〕

Liossi C (2006). Hypnosis in cancer care. *Hypnosis* 23: 47-57.

Luborsky L, Diguer L, Luborsky E, Schmidt KA (1999). The efficacy of dynamic versus other psychotherapies: is it true that 'everyone has won and all must have prizes'?: an update. In: Janowsky DS (ed.). *Psychotherapy indication and outcomes*. Washington DC: American Psychiatric Press, pp.3-22.

Madanes C (1981). *Strategic family therapy*. San Fransisco, CA: Josey Bass.

Magill L (2001). The use of music therapy to address the suffering in advanced cancer pain. *J Palliat Care* 17: 167-72.

Maultsby MC (1971). Systematic, written homework in psychotherapy. *Psychother Theory Res Prac* 8: 195-8.

McSkimming SA, Super A, Driever MJ, Schoessler M, Franey SG, Fonner E Jr (1997). *Living and healing during life-threatening illness*. Portland, OR: Supportive Care of the Dying: A Coalition for Compassionate Care.

Miller DK, Chibnall JT, Videen SD, Duckro PN (2005). Supportive-affective group experience for persons with life-threatning illness: reducing spiritual, psychological, and death-related distress in dying patients. *J Palliat Med* 8: 333-43.

Minuchin P (1988). Relationships within the family: a systems perspective on development. In: Hinde RA, Stevenson-Hinde J (ed.). *Relationships within families: mutual influences*. New York: Wiley, pp.7-26.

Minuchin S (1974). *Families and family therapy*. Cambridge, MA: Harvard University Press. 〔山根常男監訳『家族と家族療法』誠信書房〕

Moos RH, Moos BS (1981). *Family Environment Scale manual*. Stanford, CA: Consulting Psychologists Press.

Nainis N, Paice JA, Ratner J, Wirth JH, Lai J, Schott S (2006). Relieving symptoms in cancer: innovative use of art therapy. *J Pain Symptom Manage* 31: 162-9.

Noguchi W, Morita S, Ohno T, Aihara O, Tsujii H, Shimozuma K, Matsushima E (2006). Spiritual needs in cancer patients and spiritual care based on logotherapy. *Support Care Cancer* 14: 65-70.

Orlinsky DE, Ronnestad MH, Willutzky U (2004). Fifty years of psychotherapy process: outcome research: continuity and change. In: Lambert MJ (ed.). *Bergin and Garfield's handbook of psychotherapy and behavior change* (5th edn). New York: Wiley, pp.307-89.

Pavlov IP, Gantt WH (1928). *Lectures on conditioned reflexes: twenty-five years of objective study of the higher nervous activity (behavior) of animals.* New York: Liverwright Publishing Corporation.

Penedo FJ, Dahn JR, Molton I, Gonzalez JS, Kinsinger D, Roos BA, Carver CS, Schneiderman N, Antoni MH (2004). Cognitive-behavioral stress management improves stress management skills and quality of life in men recovering from treatment of prostate carcinoma. *Cancer* 100: 192-200.

Penedo FJ, Molton I, Dahn JR, Shen BJ, Kinsinger D, Traeger L, Siegel S, Schneiderman N, Antoni M (2006). A randomized clinical trial of group-based cognitive-behavioral stress management in localized prostate cancer: development of stress management skills improves quality of life and benefit finding. *Ann Behav Med* 31: 261-70.

Rajasekaran M, Edmonds PM, Higginson IL (2005). Systematic review of hypnotherapy for treating symptoms in terminally ill adult cancer patients. *Palliat Med* 14: 100-12.

Redd WH, Montgomery GH, Duhamel KN (2001). Behavioral intervention for cancer treatment side effects. *J Natl Cancer Inst* 93: 810-23.

Redding KK (2005). When death becomes the end of an analytic treatment. *Clin Work Soc J* 33: 69-79.

Rehm LP (1977). A self-control model of depression. *Behav Ther* 8: 787-804.

Richman J (1995). From despair to integrity: an Eriksonian approach to psychotherapy for the terminally ill. *Psychotherapy* 32: 317-22.

Rodin G, Gillies LA (2000). Individual psychotherapy for the patient with advanced disease. In: Chochinov HM, Breitbart W (ed.). *Handbook of psychiatry in palliative medicine.* New York: Oxford University Press, pp.189-96. 〔下田和孝・岩崎優美訳「進行した疾患をもつ患者への個人精神療法」 内富庸介監訳『緩和医療における精神医学ハンドブック』星和書店〕

Sameroff AJ (1983). Developmental systems: context and evolution. In: Mussen PH, Kessen W (ed.). *Handbook of child psychology, Vol. 1. history, theory, and methods* (4th edn). New York: Wiley, pp.237-94.

Schmid PF (1998). 'Face to face': the art of encounter. In: Thorne B, Lambers E (ed.). *Person-centred therapy: a European perspective*. Thousand Oaks, CA: Sage Publications, pp.74-90.

Seligman MEP, Csikszentmihalyi M (2000). Positive psychology: an introduction. *Am Psychol* 55: 5-14.

Selvini Palazzoli M (1978). *Self starvation: from individual to family therapy in the treatment of anorexia nervosa*. New York: Aronson.

Selvini Palazzoli M (1991). Team consultation: an indispensable tool for the process of knowledge. *J Fam Ther* 13: 31-53.

Skinner BF (1961). *Cumulative record* (enlarged edn). East Norwalk, CT: Appleton-Century-Crofts.

Sloman R (1995). Relaxation and the relief of cancer pain. *Nurs Clin North Am* 30: 697-709.

Spira JL (2000). Existential psychotherapy in palliative care. In: Chochinov HM, Breitbart W (ed.). *Handbook of psychiatry in palliative medicine*. New York: Oxford University Press, pp.197-214. 〔佐藤武・山田健志訳「緩和ケアにおける実存的精神療法」 内富庸介監訳『緩和医療における精神医学ハンドブック』星和書店〕

Stiefel F, Guex P, Real O (1998). An introduction to psycho-oncology with special emphasis to its historical and cultural context. In: Bruera E, Portenoy R (ed.). *Topics in palliative care,* Vol. 3. New York: Oxford University Press, pp.175-89.

Stiefel F, Zdrojewski C, Bel Hadj F, Boffa D, Dorogi Y, So A, Ruiz J, de Jonge P. (2008). Effects of a multi-faceted psychiatric intervention targeted for the complex medically ill: a randomized controlled trial. *Psychother Psychosom* 77: 247-56.

Stratton P (2005). *Report on the evidence base of systemic family therapy*. Warrington: Association for Family Therapy.

Tepper MC, Dodes LM, Wool CA, Rosenblatt LA (2006). A psychotherapy dominated by separation, termination, and death. *Harv Rev Psychiatry* 14: 257-67.

Thorndike EL (1932). *The fundamentals of learning*. New York: Teachers College Bureau of Publications.

Turk DC, Feldman CS (2000). A cognitive-behavioral approach to symptom management in palliative care: augmenting somatic interventions. In: Chochinov HM, Breitbart W (ed.). *Handbook of psychiatry in palliative medicine*. New York: Oxford University Press, pp.223-39. 〔山本大誠・岡村仁訳「緩和ケアにおける症状管理への認知行動学的アプローチ」 内富庸介監訳『緩和医療におけ

る精神医学ハンドブック』星和書店〕

Viederman M (2000). The supportive relationship, the psychodynamic life narrative, and the dying patient. In: Chochinov HM, Breitbart W (ed.). *Handbook of psychiatry in palliative medicine.* New York: Oxford University Press, pp.215-22. 〔所昭宏・濱口杉大・中井吉英訳「支持的治療関係，精神力動的語り療法（Life Narrative），死にゆく患者」内富庸介監訳『緩和医療における精神医学ハンドブック』星和書店〕

Walsh SM, Martin SC, Schmidt LA (2004). Testing the efficacy of a creative-arts intervention with family caregivers of patients with cancer. *J Nurs Scholarsh* 36: 214-9.

Wampold BE (2001). *The great psychotherapy debate: models, methods and findings.* Mahwah, NJ: Lawrence Erlbaum Associates.

Watson JB, Watson RR (1949). Conditioned emotional reactions. In: Dennis W (ed.). *Readings in general psychology.* New York: Prentice Hall, pp.111-9.

Yalom ID (1995). *The theory and practice of group psychotherapy* (4th edn). New York: Basic Books.

Zimmermann G, de Roten Y, Despland JN (2008), Efficacy-effectiveness and appropriateness of psychotherapy: a review. *Swiss Arch Neurol psychiatry* 159: 119-26.

〔訳者注〕

＊ここに記された書籍 *Evidence-based practices in mental health: debate and dialogue on the fundamental questions* は全部で9章から構成され，'What should be validated?' は5章のタイトル。同章はさらに，Chambless DL，Crits-Christoph P による論稿 'The treatment method' (pp. 191-200)，Wampold BE による論稿 'The psychotherapist' (pp. 200-8)，Norcross JC，Lambert MJ による論稿 'The therapy relationship' (pp. 208-18)，Bohart AC による論稿 'The active client' (pp. 218-26)，Beuler LE, Johannsen BE による論稿 'Principles of change' (pp. 226-34)，そして諸著者による 'Dialogue: convergence and contention' (pp. 234-45)，および References (pp. 245-56) から成る。

＊＊次の誤り。Gabbard GO (2005). *Psychodynamic psychiatry in clinical practice: the DSM-IV edition.* Washington DC: American Psychiatric Press. 〔権成鉉訳『精神力動的精神医学―その臨床実践〔DSM-IV版〕』岩崎学術出版社〕

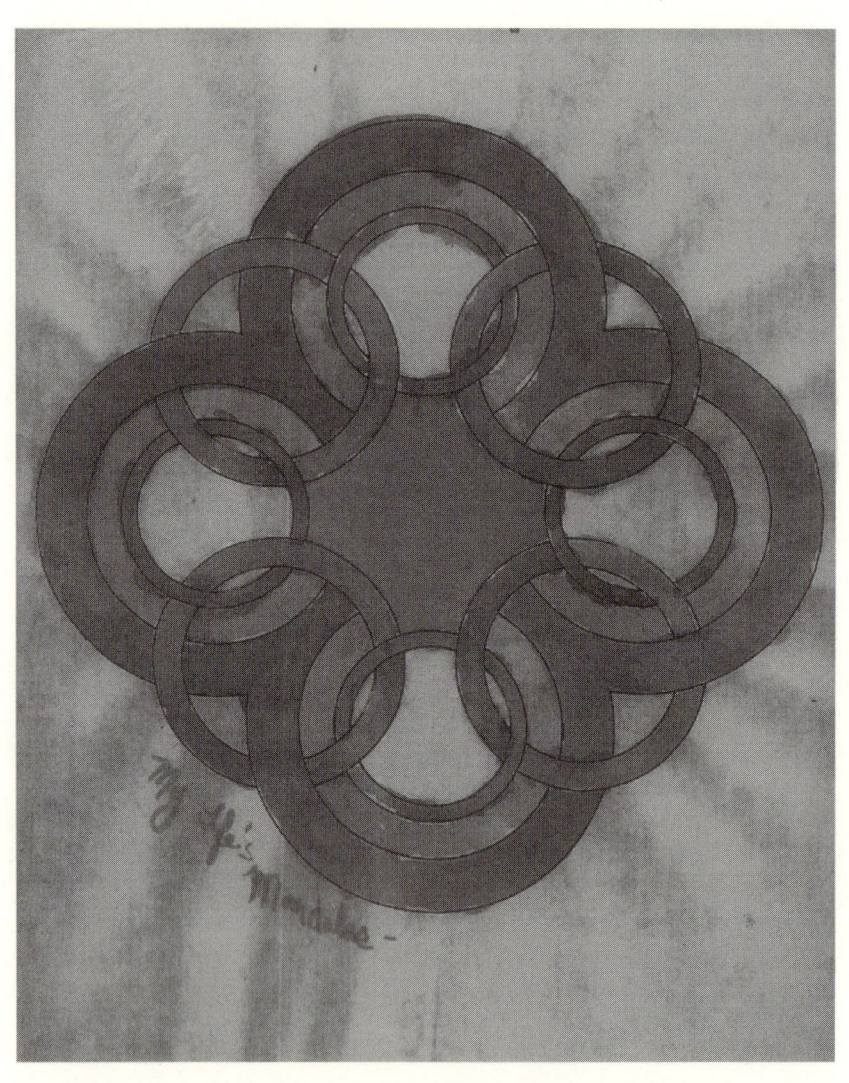

（カラーは星和書店の本書 Web ページでご覧いただけます）

第9章

補完療法

エツァート・エルンスト

　補完療法は，従来の標準的な医学では一般に用いられることのない質の異なる介入法である。それぞれ相異なる伝統を持ち，基本的に相異なった医療（healthcare）のアプローチだとされるが，共通点も次のようにいくつかある。

- ◆全体的（ホリスティック）な医療を強調する
- ◆天然の材料を用いており安全であることを主張する
- ◆治療者によって治療法が若干異なる
- ◆身体に自己治癒力が備わっていることを強調する
- ◆ほとんどは数百年にわたり用いられている
- ◆ほとんどは公的な支払いができない

　癌に関する補完療法の役割は多元的である。同療法は少なくとも相異なる3つの基本的な局面で用いられる。

- ◆癌の予防のため
- ◆癌の治療のため
- ◆癌の緩和・支持的ケアにおいて

　補完的と位置付けられてはいるが，癌のリスクを低下させうることを示する有望な研究成果が得られている治療法もいくつか存在する。たとえば，アリウム属の野菜（たとえばニンニク）や緑茶の定期的な摂取は胃癌や腸癌のリスクを低下させ，定期的な運動は結腸癌や乳癌のリスクを最小にし，

トマト製品（leucopene）の摂取は前立腺癌のリスクを減らす（Ernst et al. 2006）。

しかし，多くの「癌の代替療法」が癌の自然史を変えるほどまで効果的だとする研究結果はほとんどない。それどころか，不利益を生じさせる恐れのあるものさえもある。また「癌の代替療法」という考え方こそが，効果的な治療を迅速に行うのを妨げ，癌患者の死を早めている可能性もある（Ernst et al. 2006）。

緩和・支持的ケアにおいては，状況はまた根本的に異なっている。ここでは，補完医療は不利益以上に利益をもたらす可能性がかなりある。そのため患者からもまた医療従事者からもしだいに受け入れられるようになっている（Risberg et al. 2004）。補完療法の利用率に関しては数多くの報告がある。数値には幅があるが，概してその割合は高いことが明らかになっている（Ernst 2006）。

本章で，癌の緩和ケアにおける補完療法の有益性を肯定また否定する研究結果を概観しようと思う。まず癌と最も関連のある補完療法を順次検討していこう。そのあとで，緩和・支持的ケアにとってとりわけ重要な2つの症状を取り上げ検討を加えよう。

種々の補完療法

❖鍼

鍼は「中国医学において行われる手法で，エネルギーの滞りを除き，気の流れを高めるために，経絡に沿ったさまざまな点にある皮膚を鍼で刺すもの」（Jonas 2005）と定義することができよう。これにはいくつかの変法がある。刺激を与えるために，熱を用いるもの（灸），押すもの（指圧），電流を用いるもの（鍼通電療法）などである。癌患者に対しては，痛みを和らげたり，化学療法による嘔気や嘔吐を抑えたり，放射線療法による口腔乾燥を治療したり，血管運動症状を減らしたりするために用いら

れることが最も多い（Ernst et al. 2006）。

嘔気や嘔吐

化学療法に伴う嘔気や嘔吐を抑えるのに有益と考えられる心経6（P6あるいは内関）点を刺激するために種々の手法が用いられる（Ezzo et al. 2005）。極細鍼を刺入し手で刺激する（Streitberger et al. 2003），鍼を刺入し電気刺激を与える（Shen et al. 2000），経皮的に電気刺激を与える（Roscoe et al. 2002），非観血的に皮膚を押す（Roscoe et al. 2003）などである。これらのアプローチの利点と限界は2つの大規模な無作為化臨床試験によって調べられている。

◆ 乳癌の女性104名を対象とした無作為化臨床試験で，低周波鍼通電療法が評価された。対象者は催吐性の強い化学療法を受けている者で，鎮吐薬投与に加え，鍼通電療法を積極的に行う群，偽通電刺激を行う群，何も行わない群に割り付けられた（Shen et al. 2000）。5日間の嘔吐の出現回数（エピソード）は，鍼通電療法を行った群では，偽通電刺激を行った群や，鎮吐薬のほかは何も行わなかった群よりも有意に少なかった（嘔吐出現回数の中央値はそれぞれ5，10，15回）。9日間フォローアップしたところ，3群間で有意差が認められなくなり，観察された効果は長時間持続しないことが示唆された。

◆ 造血幹細胞の自己移植とともに高用量の化学療法を受けた患者80名を対象として無作為化臨床試験が行われた。オンダンセトロン（ondansetron）に加え，P6点に鍼を行う群と皮膚非貫通型偽鍼を行う群とに割り付けられた（Streitberger et al. 2003）。両群間で，嘔吐や嘔気，また鎮吐薬の使用に関して有意差は認められなかった。

このように得られた結果は矛盾しており，これまでに行われたすべての試験結果をまとめて検討することが推奨される。11の無作為化臨床試験（癌患者数は計1247名）の結果について系統的レビューが行われている（Ezzo et al. 2005）。全体としては，鍼治療群では非治療群よりも急性嘔

吐を経験する患者の割合が有意に低かった（22％対31％）。しかし嘔吐出現の回数は有意に少ないとは言えず，遅発性の嘔吐を抑える効果は見られなかった。鍼通電法が最も効果的なようであった。

痛みのコントロール

癌性の痛みを和らげるのに鍼が有益であることを示す研究がいくつかあるが，信頼できるすべての無作為化臨床試験のデータについて我々が2005年に行った系統的レビューで，鍼の有用性は確かめられなかった（Lee et al. 2005）。つい最近行われた複数の無作為化臨床試験では矛盾した結果が得られており，全体像はいまだ明白になっていない。

血管運動症状

前立腺癌のためゴナドトロピン類似物質（アナログ）投与を受けている男性において，血管運動症状の治療に鍼が有益であることを示唆する予備的な研究がある。それはハンマーらの研究（Hammar et al. 1999）で，1回30分間の鍼通電療法を週2回2週間続け，ついで週1回10週間続けた場合，2週間以上治療を受けた男性6名にて，1日当たりののぼせ出現回数が有意に減少していた（ベースラインは7.9回で，10週間の治療後は2.5回）。

❖催眠療法

催眠療法は「病気の治療に催眠を用いる手法」（Jonas 2005）である。癌の緩和ケアにおいて痛みや嘔気ないし嘔吐を和らげるのに催眠療法が有益であることを示す（ほとんどが小規模な）無作為化臨床試験がいくつかある（Mills 1992; Jacknow et al. 1994）。催眠療法は，化学療法に伴う予期嘔吐を減らすのにとりわけ有益だろう（Redd et al. 2001）。小児において，腰椎穿刺や骨髄穿刺といった処置に関する不安や痛みを予防するのにも有益だろう（Richardson et al. 2006）。

放射線療法を受けている各種の癌の患者69名を対象として，放射線療

法と併せて行った催眠療法の有用性が無作為化臨床試験によって調べられている（Stalpers et al. 2005）。不安やQOLに対する効果は認められなかったが，主観的な全般的および精神的健康状態（well-being）を向上させることが報告されている。

催眠療法の効果とされているものが，催眠療法自体によるものなのか，それとも催眠療法以外によるもの（プラシーボ効果）なのか明らかでない。これまでに発表された催眠療法の臨床試験をすべて調べたレビューによると，癌患者の不安や痛み，また嘔気や嘔吐を和らげるのに催眠療法が有益なことを示す有望な研究結果もあるが，説得力に欠けていると結論されている（Genuis 1995）。

❖行動的介入

行動的介入（behavioural intervention）にはさまざまな技法があり，単独であるいは組み合わせて用いられる。患者115名を対象とした無作為化臨床試験で，認知的，心理的，身体的，社会的，スピリチュアルな介入を含む構造化された集学的プログラムが，進行癌で放射線療法を受けている患者に有益であることが示されている（Rummans et al. 2006）。この補助療法を4週間行った群では同治療期間のあいだQOLが維持されたが，行わなかった対照群ではQOLが有意に低下していた。ただし介入から6カ月後では両群のQOLはほぼ同等であった。このように効果は短期間しか持続しないようであり，したがって臨床的価値についてはさらなる議論が必要であろう。

❖リラクセーション療法

イメージ法（Syrjala et al. 1992; Sloman et al. 1994; Walker et al. 1999），呼吸法（Sloman et al. 1994），徒手マッサージ（Sims 1986; Ernst and Fialka 1994; Ahles et al. 1999; Cassileth and Vickers 2004），音楽療法（Beck 1991），絵画療法（Nainis et al. 2006），リフレクソロ

ジー（Ernst and Köder 1997; Stephenson et al. 2000）といったリラクセーション療法は，癌患者の症状を緩和し，QOL を高めるために用いられる（Beck 1991; Syrjala et al. 1992; Sloman et al. 1994; Walker et al. 1999）。ある無作為化臨床試験で，はじめて乳癌と診断され化学療法を受けている女性を，リラクセーション訓練とイメージ法とを定期的に行う群と，標準的ケアのみを行う群とに割り付けて比較試験を行ったところ，試験群は対照群よりも QOL が高いことが認められた（Walker et al. 1999）。

徒手マッサージは心身両面にリラクセーション作用を及ぼす（Ernst and Fialka 1994; Ahles et al. 1999; Cassileth and Vickers 2004）。癌患者 1290 名を対象に，痛み，倦怠感，不安，嘔気がマッサージ施術前後でどのように変化するかを後方視的（レトロスペクティブ）方法によって評価すると，中等度から重度の症状がおおよそ半減していた（Cassileth and Vickers 2004）。治療の有益性は，外来患者で少なくとも 48 時間続いた。

❖アロマセラピー

アロマセラピーは，「精神（spirit）と心（mind）と体の活力と健康を高めるために精油（エッセンシャル・オイル）をコントロールして用いること」（Jonas 2005）である。アロマセラピーは芳香植物から抽出された油を用いるもので，その際穏やかなマッサージを併用することが多い。小人数の臨床試験から，アロマセラピーは自己報告による症状の緩和にいくらか有益な可能性が示唆されている（Fellowes et al. 2004）。つい最近，マッサージ併用アロマセラピーが多施設協同試験によって評価されている。癌患者 282 名を，無作為に，アロマセラピーを週 1 回 4 週間行う群と，そうした補助療法を行わない対照群とに割り付けたところ，臨床試験の第 1 期終了時（治療開始 10 週後）にて有益性を示す結果は得られなかった（Wilkinson et al. 2007）。治療開始 2 週後で患者は改善を示したが，治療 6 週後にはなくなっていた。

❖ サプリメント

倦怠感と薬用人参

　化学療法に伴う倦怠感に対する薬用人参（ginseng）の有益な効果が，患者20名を薬用人参投与群とプラシーボ投与群に割り付けた小規模な予備的無作為化臨床試験によって見い出されている（Younus et al. 2003）。薬用人参投与群では，倦怠感の有意な低下と，全般的健康およびQOL感の有意な向上が見られた。ただしこれはきわめて小規模な試験であり，確実な結論を得るにはさらに決め手となる臨床試験が必要である。

症状緩和と魚油

　魚油にはω-3系脂肪酸が含まれており，癌患者の食欲不振／悪液質（cachexia）に対する効果が調べられている。しかし一貫した結果は得られておらず，確信をもって言うには程遠いのが現状である（Jonas 2005）。

　さまざまな癌の患者60名を，無作為に，標準的な治療に加えて，魚油カプセルを与える群と，プラシーボを与える群とに割り付けた（Bruera et al. 2003）。2週間の投与終了時点で（治療中に27名がこの臨床試験を続けることができず，脱落した），魚油の補助的投与は，食欲，倦怠感，嘔気，体重減，カロリー摂取，栄養状態，主観的健康状態のいずれにも効果がなかった。

症　状

　次に，緩和ケアを受けている患者を直接対象としたものではないが，不安と抑うつに対して行われた補完療法の成果について概観する。不安も抑うつも緩和ケアにおいてよく見られる問題であることから，本章で触れておきたい。

❖ 不　安

　患者が補完・代替医療（CAM）の使用を考える場合，不安の緩和が大きな目的である。ほとんどの補完・代替医療にはリラックス作用があると考えられ，不安緩和作用を調べるために多くの比較臨床試験が行われている。さまざまな手法のなかで不安緩和に関して有望な成果が認められたのは以下である（Ernst et al. 2006）。

　◆鍼
　◆アロマセラピー
　◆自律訓練
　◆バイオフィードバック
　◆誘導イメージ療法
　◆催眠療法
　◆マッサージ
　◆瞑想
　◆音楽療法
　◆リラクセーション訓練

　比較臨床試験で効果が認められなかった治療法としては，ホメオパシー，フラワー・レメディ，カイロプラクティックがある（Ernst et al. 2006）。一方，たとえば，ジャーマン・カモミール，カバ（kava），レモン・バーム，パッションフラワーといったさまざまなハーブに不安緩和作用があることが明らかになっており，これまでのところ，カバにて最も良い結果が得られている（Ernst et al. 2006）。不幸なことに，カバには深刻な肝障害を引き起こす恐れのある成分が含まれており，そのため英国をはじめ，いくつかの国で禁止されている。

❖ 抑うつ

　いくつかの補完・代替医療で，抗うつ作用の比較臨床試験が行われている。概して，一貫した結果を得るに至っていない（Ernst et al. 2006）。有

望な結果が認められているのは以下である (Ernst et al. 2006)。
- ◆ 自律訓練
- ◆ 定期的な運動 (ただし補完・代替医療とは言えまい)
- ◆ マッサージ
- ◆ 音楽療法
- ◆ リラクセーション訓練
- ◆ ヨガ

そのほかの治療法——鍼，誘導イメージ療法，マインドフルネス・ストレス低減法 (mindfulness-based stress reduction) ——に関しては，一貫した結果が得られていない，あるいは第三者による確認がなく，結論を確言できない，というのが現状である。イチョウの葉，ラベンダー，サフラン，セイヨウオトギリソウ (Saint John's wort) といったハーブについても調べられており (Ernst et al. 2006)，セイヨウオトギリソウについてのみ効果が確定されている。セイヨウオトギリソウの抗うつ効果を調べた無作為化臨床試験は約 40 あるが，その大多数で，軽度から中等度の抑うつが安全かつ確実に軽減されることが示されている (Linde et al. 2005)。しかしほかの薬剤と併用した場合，重大なハーブ－薬剤相互作用が引き起こされる可能性がある。たとえばセイヨウオトギリソウはシトクロム P 450 酵素を刺激し，そのためそこで代謝される薬剤の血漿中濃度を著しく低下させる (Mills et al. 2004)。

安全性の問題

癌に対して行われる多くの補完療法に危険性はほとんど，ないしはまったくないと言っても，100％安全と断言はできない。安全性の問題としては，施療や手順による直接的な危険，併用薬剤と相互作用が生ずるという間接的な危険，病状の深刻な患者が補完療法のみを用い，同病状に対して効果の確立している従来の標準的な治療法を行わない，ないしは行うのが

遅れるといった危険がある。

❖施療や手順による直接的な危険

ハーブ療法によって深刻な副作用が生ずることがあり，ハーブの調合の質の管理が大きな問題であろう。これと関連する問題として，同じハーブと言っても，異なる株あるいは産地によって生物学的効能に優劣があること，カビやバクテリアが付着している可能性があること，誤って別の植物種を使用してしまうこと，そして消費者への不正がある（Murch et al. 2000）。ハーブの調合の誤りから問題が生じた最も深刻な例の一つは，体重減のために粉防已（*Stephania tetrandra*）を飲んでいると思っていたが，実は製造過程の過失から広防已（*Aristolochia fangchi*）を飲んでいた人にて腎不全や尿路上皮癌が発生したというものである（Nortier et al. 2000; Lord et al. 2001）。ハーブを常用することによって副作用が生じた例は数多く存在する（Ernst et al. 2006）。

鍼に伴う危険としては，針を刺す際の，あるいは破損したり放置されたり誤用された針による病原菌の感染，気胸，一過性の低血圧，少量の出血，接触皮膚炎，痛みの発生がある（Kaptchuk 2002）。マッサージ療法は，とりわけ抗凝固療法を受けている患者，あるいは血小板減少症の患者にて，血腫を引き起こす可能性があり，またそのほかの深刻な副作用も報告されている（Ernst 2003）。

❖相互作用

ハーブやサプリメントには薬理作用があり，従来の標準的な治療法との間で相互作用が生ずる恐れがある。

- ◆ セイヨウオトギリソウはCYP3A4を誘導する（Budzinski et al. 2000）ため，CYP3A4によって代謝される抗癌剤（たとえば，タキ酸系抗癌剤 taxanes，イリノテカン irinotecan，イマチニブ imatinib）と併用した場合，同抗癌剤の血中濃度を治療効果のないレ

ベルにまで低下させてしまう可能性がある。
◆エイジアック（Essiac）には複数の生物学的作用成分が含まれているため，抗癌剤と併用した場合，CYP 3 A 4 を阻害して，あるいは含有するアントラキノンの細胞毒性作用ないしは免疫抑制作用によって，抗癌剤との間で相乗作用が生じる可能性がある（Dy et al. 2004）。
◆緑茶中のポリフェノールは薬剤の代謝に関与する多数のシトクロム P 450 酵素を阻害し，またほかの薬剤代謝酵素を誘導する。
◆オオアザミ（milk thistle）はシトクロム P 450 系を阻害する可能性があり，パクリタキセル paclitaxel（Zuber et al. 2002; Werneke et al. 2004）やドキソルビシン doxorubicin（Kivisto et al. 1995）といった細胞毒性薬と併用すると，その代謝を低下させる可能性がある。
◆薬用人参（*Panax ginseng*）やイチョウの葉（*Ginkgo biloba*）には，CYPファミリーのいくつかの薬剤代謝酵素の機能的活性を高める作用があり，CYP 3 A 4 や CYP 2 C 19 によって代謝される細胞毒性薬との併用は避けるべきである。
◆植物性製剤のなかには，たとえば黄蓮（Huang lian）の成分であるベルベリン（berberine）のように，それで癌細胞を前処置すると，癌細胞が化学療法誘発アポトーシスに対して耐性を獲得してしまうものがある（Lin et al. 1999）。

❖間接的な危険

　補完療法を用いることで，ある病状に対する有益性が確認されている従来の標準的な治療の使用が大幅に遅れる可能性がある（Coppes et al. 1998; Ernst 2001; Brienza et al. 2002; Davis et al. 2006）。さらに，補完療法の治療者の中には，人工的に合成された物質を用いるとせっかくの治療が台無しになると主張し，補完療法を行っているあいだは天然のもののみを用いるよう勧める者もいる（Anon 1993）。このため，重度の痛みがあるにもかかわらず，オピオイド鎮痛薬といった有効な医学的治療が拒否

されてしまう可能性がある (Markman 2002)。

結論

癌緩和ケアにかなり有益と考えられる補完療法がいくつかある。同様に，各種の補完・代替医療は不安や抑うつを軽減するのに有益だとする有望な研究成果も示されている。今後，ある状況で何が最善かを明らかにするために系統だった厳密な研究を行うことが必要である。

◆文献

Ahles TA, Tope DM, Pinkson B (1999). Massage therapy for patients undergoing autologous bone marrow transplantation. *J Pain Symptom Manage* 18: 157-63.

'Anon' (1993). Questionable methods of cancer management: 'nutritional' therapies. *CA Cancer J Clin* 43: 309-19.

Beck SL (1991). The therapeutic use of music for cancer related pain. *Oncol Nurs Forum* 18: 1327-37.

Brienza RS, Stein MD, Fagan MJ (2002). Delay in obtaining conventional healthcare by female internal medicine patients who use herbal therapies. *J Women's Health Gender-Based Med* 11: 79-87.

Bruera E, Strasser F, Palmer JL, Willey J, Calder K, Amyotte G, Baracos V (2003). Effect of fish oil on appetite and other symptoms in patients with advanced cancer and anorexia/cachexia: a doubl-blind, placebo-controlled study. *J Clin Oncol* 21: 129-34.

Budzinski JW, Foster BC, Vandenhoek S, Arnason JT (2000). An in vitro evaluation of human cytochrome P450 3A4 inhibition by selected commercial herbal extracts and tinctures. *Phytomedicine* 7: 273-82.

Cassileth BR, Vickers AJ (2004). Massage therapy for symptom control: outcome study at a major cancer center. *J Pain Symptom Manage* 28: 244-9.

Coppes MJ, Anderson RA, Egeler RM, Wolff JEA (1998). Alternative therapies for the treatment of childhood cancer. *N Eng J Med* 339: 846-7.

Davis GE, Bryson CL, Yueh B, McDonell MB, Micek MA, Fihn SD (2006). Treatment delay associated with alternative medicine use among veterans with head and neck cancer. *Head Neck* 28: 926-31.

Dy GK, Bekele L, Hanson LJ, Furth A, Mandrekar S, Sloan JA, Asjei AA (2004).

Complementary and alternative medicine use by patients enrolled onto phase I clinical trials. *J Clin Oncol* 22: 4810-5.

Ernst E (2001). Intangible risks of complementary and alternative medicine. *J Clin Oncol* 19: 2365-6.

Ernst E (2003). The safety of massage therapy. *Rheumatology* 42: 1101-6.

Ernst E (2006). Prevalence surveys: to be taken with a pinch of salt. *Comp Ther Clin Pract* 12: 272-5.

Ernst E, Fialka V (1994). The clinical effectiveness of massage therapy—a critical review. *Forsch Komplementarmedizin* 1: 226-31.

Ernst E, Köder K (1997). An overview of reflexology. *Eur J Gen Pract* 3: 52-7.

Ernst E, Pittler MH, Wider B, Boddy K (2006). *The desktop guide to complementary and alternative medicine* (2nd edn). Edinburgh: Elsevier Mosby.

Ezzo J, Vickers A, Richardson MA, Allen C, Dibble SL, Issell B, Lao L, Pearl M, Ramirez G, Roscoe JA, Shen J, Shivnan J, Streitberger K, Treish I, Zhang G (2005). Acupuncture-point stimulation for chemotherapy-induced nausea and vomiting. *J Clin Oncol* 23: 7188-98.

Fellowes D, Barnes K, Wilkinson S (2004). Aromatherapy and massage for symptom relief in patients with cancer. *Cochrane Database of Systematic Rev, Issue* 3. Art No. CD002287.

Genuis ML (1995). The use of hypnosis in helping cancer patients control anxiety, pain, emesis: a review of recent empirical studies. *Am J Clin Hypn* 37: 316-26.

Hammar M, Frisk J, Grimas O, Hook M, Spetz AC, Wyon Y (1999). Acupuncture treatment of vasomotor symptoms in men with prostatic carcinoma: a pilot study. *J Urol* 161: 853-7.

Jacknow DS, Tschann JM, Link MP, Boyce WT (1994). Hypnosis in the prevention of chemotherapy-related nausea and vomiting in children: a prospective study. *J Dev Behav Pediatr* 15: 258-64.

Jonas WB (2005). *Mosby's dictionary of complementary and alternative medicine.* St Louis, MO: Elsevier Mosby.

Kaptchuk TJ (2002). Acupuncture: theory, efficacy and practice. *Ann Intern Med* 136: 374-83.

Kivisto KT, Kroemer HK, Eichelbaum M (1995). The role of human cytochrome P450 enzymes in the metabolism of anticancer agents: implications for drug interactions. *Br J Clin Pharmacol* 40: 523-30.

Lee H, Schmidt K, Ernst E (2005). Acupuncture for the relief of cancer-related pain: a systematic review. *Eur J Pain* 9: 437-44.

Lin HL, Liu TY, Wu CW, Chi CW (1999). Berberine modulates expression of mdr1 gene product and the responses of digestive track cells to Paclitaxel. *Br J Cancer* 81: 416-22.

Linde K, Mulrow C, Berner M, Egger M (2005). St John's wort for depression. *Cochrane Database of Systematic Rev, Issue* 2. Art No. CD000448.

Lord GM, Cook T, Arlt VM, Schmeiser HH, Williams G, Pusey CD (2001). Urothelial malignant disease and Chinese herbal nephropathy. *Lancet* 358 (9292): 1515-6.

Markman M (2002). Safety issues in using complementary and alternative medicine. *J Clin Oncol* 20 (18, Suppl): 39S-41S.

Mills E, Montori VM, Wu P, Gallicano K, Clarke M, Guyatt G (2004). Interaction of St John's wort with conventional drugs: systematic review of clinical trials. *BMJ* 329: 27-30.

Mills GK (1992). Comments on Syrjala et al., Pain 48 (1992): 137-46. *Pain* 50: 237-8.

Murch SJ, KrishnaRaj S, Saxena PK (2000). Phytopharmaceuticals: problems, limitations and solutions. *Sci Rev Altern Med* 4: 33-8.

Nainis N, Paice JA, Ratner J, Wirth JH, Lai J, Shott S (2006). Relieving symptoms in cancer: innovative use of art therapy. *J Pain Symptom Manage* 31: 162-9.

Nortier JL, Martinez MC, Schmeiser HH, Arlt VM, Bieler CA, Petein M, Depierreux MF, De Pauw L, Abramowicz D, Vereerstraeten P, Vanherweghem JL (2000). Urothelial carcinoma associated with the use of a Chinese herb (Aristolochia fangchi). *N Eng J Med* 342: 1686-92.

Redd WH, Montgomery GH, DuHamel KN (2001). Behavioral intervention for cancer treatment side effects. *J Natl Cancer Inst* 93: 810-23.

Richardson J, Smith JE, McCall G, Pilkington K (2006). Hypnosis for procedure-related pain and distress in pediatric cancer patients: a systematic review of effectiveness and methodology related to hypnosis interventions. *J Pain Symptom Manage* 31: 70-84.

Risberg T, Kolstad A, Bremnes Y, Holte H, Wist EA, Mella O, Klepp O, Wilsgaard T, Cassileth BR (2004). Knowledge of and attitudes toward complementary and alternative therapies: a national multicentre study of oncology professionals in Norway. *Eur J Cancer* 40: 529-35.

Roscoe JA, Morrow GR, Bushunow P, Tian L, Matteson S (2002). Acustimulation wristbands for the relief of chemotherapy-induced nausea. *Altern Ther Health Med* 8: 56-63.

Roscoe JA, Morrow GR, Hickok JT, Bushunow P, Pierce HI, Flynn PJ, Kirshner JJ, Moore DF, Atkins JN (2003). The efficacy of acupressure and acustimulation wrist bands for the relief of chemotherapy-induced nausea and vomiting. A University of Rochester Cancer Center Community Clinical Oncology Program multicenter study. *J Pain Symptom Manage* 26: 731-42.

Rummans TA, Clark MM, Sloan JA, Frost MH, Bostwick JM, Atherton PJ, Johnson ME, Gamble G, Richardson J, Brown P, Martensen J, Miller J, Piderman K, Huschka M, Girardi J, Hanson J (2006). Impacting quality of life for patients with advanced cancer with a structured multidisplinary intervention: a randomized controlled trial. *J Clin Oncol* 24: 635-42.

Shen J, Wenger N, Glaspy J, Hays RD, Albert PS, Choi C, Shekelle PG (2000). Electroacupuncture for control of myeloablative chemotherapy-induced emesis: a randomized controlled trial. *JAMA* 284: 2755-61.

Sims S (1986). Slow stroke back massage for cancer patients. *Nurs Times* 82: 47-50.

Slomam R, Brown P, Aldana E, Chee E (1994). The use of relaxation for the promotion of comfort and pain relief in persons with advanced cancer. *Contemporary Nurse* 3: 6-12.

Sparreboom A, Cox PG, Achiron A, Figg WD (2004). Herbal remedies in the United States: potential adverse interactions with anticancer agents. *J Clin Oncol* 22: 2489-503.

Stalpers LJ, da Costa HC, Merbis MA, Fortuin AA, Muller MJ, van Dam FS (2005). Hypnotherapy in radiotherapy patients: a randomized trial. *Int J Radiat Oncol Biol Phys* 61: 499-506.

Stephenson NL, Weinrich SP, Tavakoli AS (2000). The effects of foot reflexology on anxiety and pain in patients with breast and lung cancer. *Oncol Nurs Forum* 27: 67-72.

Streitberger K, Friedrich-Rust M, Bardenheuer H, Unnebrink K, Windeler J, Goldschmidt H, Egerer G (2003). Effect of acupuncture compared with placebo-acupuncture at P6 as additional antiemetic prophylaxis in high dose chemotherapy and autologous peripheral blood stem cell tansplantation: a randomized controlled single-blind trial. *Clin Cancer Res* 9: 2538-44.

Syrjala KL, Cummings C, Donaldson GW (1992). Hypnosis or cognitive behavioral training for the reduction of pain and nausea during cancer treatment: a controlled clinical trial. *Pain* 48: 137-46.

Walker LG, Walker MB, Ogston K, Heys SD, Ah-See AK, Miller ID, Hutcheon AW, Sarkar TK, Eremin O (1999). Psychological, clinical and pathological effects of relaxation training and guided imagery during primary chemotherapy. *Br J Cancer* 80: 262-8.

Werneke U, Earl J, Seydel C, Horn O, Crichton P, Fannon D (2004). Potential health risks of complementary alternative medicines in cancer patients. *Br J Cancer* 90: 408-13.

Wilkinson SM, Love SB, Westcombe AM, Gambles MA, Burgess CC, Cargill A, Young T, Maher EJ, Ramirez AJ (2007). Effectiveness of aromatherapy massage in the management of anxiety and depression in patients with cancer: a multicenter randomized controlled trial. *J Clin Oncol* 25: 532-9.

Younus J, Collins A, Wang X, Saunders M, Manuel J, Freake C, Defen P (2003). A double-blind, placebo-controlled pilot study to evaluate the effect of ginseng on fatigue and quality of life in adult chemo-naïve cancer patients. *Proc Am Soc Clin Oncol* 22: 733a.

Zuber R, Modrianský M, Dvořák Z, Rohovský P, Ulrichová J, Simánek V, Anzenbacher P (2002). Effect of silybin and its congeners on human liver microsomal cytochrome P450 activities. *Phytother Res* 16: 632-8.

第10章

スピリチュアル・ケア

マーク・コッブ

はじめに

　命には終りがあるという本質は，人間の身体面あるいはその生物学的側面と係わる科学や医療に多くの難題を突き付ける。生死に係わる病を患うという経験も，病気の意味について，苦しみの意味について，人間性を保つことの脆さについて，そして死について根本的な疑問を我々に突き付ける。マイケル・メイン（Michael Mayne）は，その死後に出版された著書『永遠のメロディ（*The Enduring Melody*）』（Mayne 2006）のなかで，顎癌を抱えて生き，その癌のために人生の幕を閉じようとしている自分の経験のことを綴った。すでに指摘されていることではあるが，彼は，病気（illness）と疾患（disease）の微妙な違い，つまり主観的な意味合いを持つ語と客観的な意味合いを持つ語の違いを認識した。臨床の場で疾患が断片化されて捉えられる一方で，メインにとって癌を患うという個人的な経験は，「命が目に見えて潰えていく」というものであった。彼は考察を進め，疾患を治すことと，一人の人間として患者を治すこととは区別されないできたと論じる。「疾患を治す（treat）とは，その進行を妨げ，願わくば体がそれを打ち倒す，ないしは抑え込むのを手伝うこと，一方，患者を治す（treat）とはその人が生きるのを見守り，育み，養い，その人の言

うことに耳を傾けること」(p.236) だというのである。

　スピリチュアル・ケアは，死が差し迫った人の声に耳を傾ける一つの方法として存在する。それは，病気によってスピリチュアルな側面が脅かされている人を守る方法であり，また人間の経験のスピリチュアルな側面が表現され，探られ，養われる，そうしたことが可能となる空間を提供するものである。そこで，スピリチュアルな観点からある人の生に耳を傾けるには，その人が生に意味を与え，また意味を見い出すやり方を形作っている信念や価値観，また何ものかとのつながり（connections）に対する感受性や洞察が不可欠である。人生の旅路が遮られ，あるいは崩壊の危機に瀕するとき，その人が，またその人とともに歩んでいる人が，病気にどのように対応し，ケアにどのような態度をとり，治療をめぐってどのような意思決定を行い，死期が迫ることそして死にどのように向き合うか，そうしたことを理解する上で，彼らがスピリチュアルな事柄にどのような関心を抱いているかが重要な意味を持つだろう。したがって，スピリチュアリティは，終末期にある人のケアと係わるすべての人に重要な視点を提供するだろう。生がその終焉に向かって歩を運んでいるときであっても，その人を全体的に捉え，その人間性を育み，意味や価値や希望の源泉との間につながりを築こうとする際に。

生の終焉に向けてのスピリチュアルな問題

　本章はスピリチュアルな次元の事柄について叙述するものであるが，とりわけ緩和ケアの場でスピリチュアルなアプローチをどのように行うかについて論究する。スピリチュアリティという概念はなおざりにされていたわけではなく（Cobb 2001），ホスピス運動において常に一要素となっており，緩和ケアの場で重要な課題となってきた（Wright 2001）。スピリチュアリティという言葉はユダヤ教-キリスト教の伝統に淵源を持ち，強い宗教的色彩を帯びている（Sheldrake 2007）。しかし緩和ケアにおいて

は，信仰（faith）の伝統や，物的に表現された信念（belief）を持ちださずとも存在するであろう人間性（personhood）の内在的特徴を言い表す際に用いられる語である。したがって今日，スピリチュアリティという語は，伝統的なものから非伝統的なものまで，個人的なものから集団的なものまで，ある特定のものに留まることなく，豊かで多様な意味を持つものとなっている。多様なスピリチュアリティの系譜的説明あるいは比較については，これを省き，これから緩和ケアに特に関連のある4つの側面について考察していくことにする。すなわち，信仰と信念，信仰に根ざした行い，苦しみ，そして死である

❖信仰と信念

　人はそれぞれ，病気や死に対して異なった態度(スタンス)をとっており，その態度は，自分の人生あるいは自分の生きている世界をどう考えるかによって，言い換えれば，その人の信念によって影響を受ける。そうした信念は，人が社会・文化的な環境，またこれまでの人生の歩みと向き合い，現実を把握しようとする際に，確固とした意味の枠組みを提供し，その枠組みのなかで人は自分の体験や出来事を理解し，対処する。この意味が，物質的な説明を超え，超越した存在を含むとき，信仰（faith）に関する問題を扱っていることになる（Cottingham 2003）。信仰という語は，人にとって根本的に重要なないしは確固たる事柄(リアル)に言い及ぶものであり，超越的な世界(リアリティ)は，西洋の文脈では，伝統的に，たとえば神（God）や聖なるもの（the Holy）あるいは永遠なるもの（the Eternal）といった語と結びついている。主要な宗教的伝統は究極的な世界を描き出しており（Hick 1999），それに基づいて，どう生きるか，どう進むかが組み立てられる。しかし，特定の信仰を持ってはいない人でも，スピリチュアルな姿勢を捨て去ったわけでなく，超越的なものが存在する世界観を持っていることがある。こうして，単に知的構成概念であるばかりではなく，認知的，精神的，行動的要素から成り立つ（Argyle 2000）スピリチュアリティを基に，

人は定義され，生が経験されるのである。

　自分の死についてじっくり考えなければならないとき，人は，自分の終焉と，この世で存在しなくなることについて考えざるを得なくなる。余命いくばくもないと診断されることで，命は無くなりうるものであり，この世で自分の体験と生活とを成り立たせている衰え弱った体は，自分の思いとは無関係に終焉に向かってその歩みを進めていることを知る。命あるものは必ず死ぬという本質は，生を問うことであり，自分が抱いている生に関する信念を問うことである。「どうして私が」という問いから死後の世界に関する問いまで，生に関する信念は，健康悪化そして最終的には死に対して，私たちがどのような態度をとるか，そのやり方を決定する。信念は一生を通して変貌を遂げていくが，重要な基礎は，私たちが，信仰，希望，愛の感覚を紡ぐ幼少期に築かれる。子どもは，教えられずとも，命のスピリチュアルな側面に敏感であるが，しかしおよそ12歳までにそのスピリチュアルな意識や経験や表現は，社会のものの考え方の影響を受けて押し込められ始め，もし支えられ育まれないならば，それ以上発達することはない (Hay and Nye 2006)。人生の旅路が断ち切られるということを理解しようとするとき，潜在的な，つまり幼少期の信念が頭をもたげる。このため，死を前にして感情と信念の不一致に苦しんでいる人や，なぜ「良い」人に「悪い」ことが起こるのか答えを求めている人において，その人の幼少期からのスピリチュアルな歩みあるいは歴史を探ると有益なことがある (Puchalski and Romer 2003)。

　人が末期の病気にどう対処するかは，その人のスピリチュアルな信念によって影響を受ける。したがって，スピリチュアルな信念は緩和ケアと大きく関係するだろう。たとえば悪性黒色腫患者の研究で，宗教的ないしはスピリチュアルな信念を重視する人は，前向きな認知を行う対処法をとる傾向にあることが明らかになっている。研究者は，そうした信念が，自分は何ものかとつながっているという感覚や，何ものかと係わっているという感覚，あるいは自分の経験に何か意味があるという感覚をもたらし，そ

れでさほど問題なく病気を受け入れられるのではないかと考えている (Holland et al. 1999)。しかし，信念が対処にプラスに働くといっても，すべての人がそうだとは言えない。そうでなかったり，あるいはかえってマイナスに働いたりする人もいるかもしれない。ストレスを生じさせる人生上の重大な体験はその人の世界観を脅かし，信念に緊張をもたらすだろう。信念が大きく揺らいでいるとき，否定的な対処に伴って，疑惑や混乱，あるいは葛藤や憂苦が引き起こされるだろう。気を付けるべきことは，臨床医が患者は何か問題を抱えているようだと解釈するとき，患者は信念と格闘しようと，あるいはそれを位置づけしなおそうと，もがいている最中かもしれないということである (Pargament et al. 1998)。そこで次のようなことが示唆される。すなわち，まもなく死ぬという自分の経験にどのような意味があるのか，それを知ろうと苦闘することにはスピリチュアルな成長ないし深まりという側面があるだろうということである。

　スピリチュアルな信念に基づいて，経験に意味が与えられる。ただし，実際の場面では，同信念に基づいて，ケアに対してどのような態度をとるか，どのような治療を受けるか，死とどのように向き合うかが決められていくことが多い。したがって，スピリチュアルな信念という抽象的なものも，各人を取り巻く，より広い社会的・文化的なネットワークと関連する世界の中に確かに存在する。人はスピリチュアルな信念をいくつも持つが，それらは，その人が存在する社会・文化のなかで首尾一貫しており，また緩和ケア・サービスの哲学と一致しているかもしれない。あるいは，ケアや治療に関する意思決定と直接係わる複数の信念のあいだに矛盾が生じているかもしれない (Hamel and Lysaught 1994)。QOL，痛みの性質と意味，人生終焉の課題を全うしたいという欲求，死の受容といったことをめぐる諸問題はすべて信念の違いを浮き彫りにし，その信念の違いを調整したり解決したりすることが必要になるかもしれない。医療従事者が患者と違う見解を強調したり，とりわけ否定的ないしは曖昧な態度をとったりすると，患者は，医療従事者が自分に関心を持っていない，あるいは自分の

持っている信念を否定的に見ていると受け取るかもしれない。

❖信仰に根ざした種々の行い

　信念や信仰が単なる哲学的概念であることはほとんどない。というのは，それらは，人間としてどう生きるか，あるいは意味をもってどう生きるかといった問題と結びついているからである。スピリチュアリティは，行動や社会や物質の次元で表されたり現れたりする（Smart 1996）。行動として表現されたものに，儀礼や祈りや瞑想，聖典の読誦や聖礼典[1]，また巡礼といったものがあろう。スピリチュアリティは社会的形態をとっても表現される。同じ信仰を持つ者同士から成る信者コミュニティの形をとって，また彼らが表現する価値観や信念や倫理の中にまぎれもなく存在している。こうしてスピリチュアリティは人の現実の生活や行為のなかにあらわれるが，また具体的な物的形態をとっても表現される。チャペル，寺院，モスク，イコン，ロザリ，聖典，絵画や彫刻といったものはすべてスピリチュアリティの物的表現と考えることができる。したがって，スピリチュアルな問題を取り扱おうとするとき，その内容のみならず形態についても，また，こうした物的形態をとったものが，スピリチュアル・ケアを進めるに当たって重要な役割を果たす事柄に対してどのような意味を持っているか，それについても考察することが重要である。

　患者は，その信仰のゆえに守り続けたいと思っている習慣（practices）や儀礼を持っていることがあろう。病気のために，あるいは病気のせいで生じた種々の問題のために，自分の存在の意味を支えてくれる習慣や日課が妨げられるかもしれない。医療が入り込んでくることで信仰に根ざした習慣が妨げられ，患者は，信者コミュニティから，あるいは広く宗教的な信念や習慣という点で自分を支え，助けてくれる人たちから容易に切り離されてしまうかもしれない。とりわけ少数派(マイノリティ)の宗教的伝統を持っている人は，必要な支援を得るのに困難を経験するかもしれない（Gilliat-Ray 2001）。また患者の中には，病人として守らなければならな

いことや病気のせいでできないことがあって，信者コミュニティとの結びつきが断ち切られ，かつての信者仲間と行き来しなおそうとしても，あるいは新たな人間関係を築こうとしても，それができないという人もいるかもしれない。

　人が，信仰に根ざした習慣や儀礼，あるいは祭典や式典を守るのには，さまざまな理由がある。特に変転したり見通しがつかなかったりする事柄に直面したとき，そうした習慣や儀礼などを積極的に維持しようとするかもしれない。信仰に根ざした習慣は，信者コミュニティと糸がつながっているという感覚と同時に，個人のアイデンティティの感覚を保つのに役立つかもしれない。このため，信念や習慣はその社会における文化の動きと密接に係わっている。そうした習慣は不変のものではない。背景が忘れられたり，単純な図式で理解されたり，形だけのものになったりして，各個人の現実的な願いが埋没してしまうかもしれない。患者がある宗教的信仰をはっきり持っている場合は，特定の習慣が見い出されよう。しかし，宗教的関与が名ばかり，あるいは目立たない人であっても，祈りや瞑想といった習慣を積極的に行い，宗教儀礼に参加したいと思っているかもしれない。積極的な宗教的対処法をとる人はQOLが良好であることを示唆する研究（Tarakeshwar et al. 2006）もある。信者コミュニティに参加している患者はそこから社会的な支援や社会的ケアを得るかもしれない。

　最後に，緩和ケアの文脈で儀礼や習慣を考察する場合，死者に係わる儀礼や習慣についても考察することが必要である。死をめぐる儀礼は，生から死への移行を強調し，個人的な出来事をより広い集合的文脈の中に位置づける。さまざまな信仰に根ざした伝統において，死をめぐる儀礼は，死期が近づいたときに行われるものから，死後，毎月ないし毎年行われる追悼儀礼まで，長期にわたる。死後まもなく行われる葬儀は故人にとって最後の儀式で，遺体処理というたいへん実際的な課題を遂行するのに役立っている。のみならずそうした儀式は，死に関する意味や信念や行動の枠組みを提供し，遺族が故人の死を理解し受け入れるのに貢献している

(Davies 1997)。

　信仰の伝統は，人が用いることのできる種々の儀礼の豊かな源泉となっている。信者コミュニティとつながりのない人も，その悲しみに対して信仰を背景とした習慣の様式をとった表現を求めることがよくある。

❖苦しみ

　全き存在（integrity）としてあらんとする人間にとって，末期の病気を患うというのは，それが脅かされる経験であり，苦しみが経験されることになろう。患者は，疾患のゆえに身体的次元で苦しみを味わうばかりでなく，人間としてのもろもろの次元でさまざまな苦しみを経験しよう。こうして末期の病気は，社会的な役割やアイデンティティ，また他者との関係性，あるいは安寧（well being）や生きる目的の感覚といったものに影を落とし，その人の世界において，その人の存在を脅かすとともに，その人のライフ・コースを脅かす。そこで人は，人としての統合性が損なわれたときや，何らかの回復不能な喪失を被ったとき，苦しみを経験するかもしれない。わけも分からず何ものかに翻弄されるとき，とりわけ自身が持っている意味の枠組みでは自分の置かれた状況が位置づけられないとき，苦しみはスピリチュアルな次元と関連するだろう（Van Hooft 1998）。そこで同じく苦しみや痛みをもたらすといっても，スピリチュアルな要因と身体的要因また心理的要因とを区別することが大切である（Mako et al. 2006）。

　苦しみは人を損なうかもしれない。しかし多くの人は苦しみが圧し掛かってきたとしても，回復に向けて歩みだす。険しい道を強いられるが，結果的に，損なわれたところのない，新たな全き存在（wholeness[2])）という感覚を求めて努力し，姿をあらわした自分が病気を組み入れて，ないしは超越して生きるに至るかもしれない。超越することで，苦しみを大きな舞台のなかで位置付け，また究極的な意味や希望の根源に近づき，何ものかとの間で絆を築き，苦しみを異質な断片とすることはなくなる（Cassel

1982)。世界の宗教的伝統はそれぞれ苦しみの解釈法を備え，多くは，祈りや瞑想や儀礼といった現実の自分を超越することを可能にする信仰に根ざした習慣を具備している。そうした宗教的伝統は，現実の苦しみを認める一方で，宇宙の究極的な善，そして苦しみを超えた魂（soul）の充実を目指している。

存在をめぐる疑問やスピリチュアルな混乱は，ある人にとっては，それに圧倒されてしまうほど計り知れないものであろう。こうした状況で，人は不公正，絶望，暗闇，気力喪失といったことを口にする。どのような信仰を持っていようと，それは打ち砕かれ，患者は捨て去られたように感じ，生き地獄にいるかのように思う。スピリチュアルな苦しみは，この段階でうつ病と関連することがある。治療によって改善が期待できる気分障害を患っているのではないか，あるいは自殺の危険性はないかといったことを見定めるのに，精神医学的な評価が有益だろう。この深刻な苦しみは，患者の周りにいる人にとって耐えがたいものであろう。問題を抱えた精神（spirit[3]）を晴れやかにする即効薬はない。患者はまさに，諦め，心を閉ざし，人々とつながりを絶ってしまうかもしれない。ケア提供者にとってスピリチュアルな次元での課題は，この捨て去られたという感覚を十分受け止め，他者との絆そして愛が存在しうることを示す確固たる存在になり続けることである。

❖ 死

死という事実をその人の視点から理解するのは困難であろう。そこで末期の病気を患っている人は自分の生の終焉については考えないようにするかもしれない。しかしそれを沈思熟考する人にとっては，免れ得ない死（mortality）について考えたあとで，スピリチュアリティをめぐる重大な問題が浮上するかもしれない。死はただ無になること（Nagel 1986），あるいはもっと正確に言えば，この世からの永遠の不在で，遺された人が喪失を経験することと考える人もいよう。宗教と係わりを持っている多くの

人は，死を，永遠なる世界に至る超越的な機会のなかに位置づけ，それに備えて人生を生きようとする。しかしこうした考え方の中に共通して存在するのは，人間の運命についての問いである。これこそが，患者が自分だけの関心から探ろうと願うものであろう。

末期患者9名の最後の数カ月間の詳細な研究で，患者は，スピリチュアリティないしは宗教に対する関心がどのようなものであれ，「死後も生が連続することの明白な証拠」(Staton et al. 2001) を捜し求めたとされている。こうした人にとって，肉体の死を超越することは，永遠に続く何ものかとのつながりを見い出すことといくぶん重なり合う。そうしたつながりを見い出すことは，自分の最期を受け入れることと関連し，物質的な次元で，たとえば思い出の品や形見の品といったものを譲り渡そうとすることで，また非物質的な次元で，たとえば他者や宇宙や超越したものとのスピリチュアルな結びつきを築こうとすることで表される。こうして，死は，生の終焉であると同時に，自分と，自然あるいは永遠なるものとの再統合が果たされる，何かスピリチュアルな境界のようなものとして見られるだろう。

死は何を意味するのか，それを探ると，その人の内奥にある恐怖や希望が浮かび上がってくることがよくある。しかし逆説的なことだが，肉体の消滅や死を予期することのなかに，自由になることへの期待が含まれる。象徴的なイメージや説話は死について深く考えさせる手段であることが多く，多くの例を宗教的伝統のなかに見い出すことができる。ただし現代の文化においては，死や運命といった概念は小説や歌や映画を通して表現されることも多い。こうして死を捉え，そのなかに意味を見い出そうとするのは，患者にとって死に関する模索の出発点となる可能性があり，このときにこそ芸術が，患者に模索を進める上での言葉や手段を提供する。しかし，患者が死についてああなのかこうなのかと模索しても，医療従事者は，特に自分もいつかは死ぬ存在だということを考えない，あるいは死ぬことを恐れている医療従事者は，そのことに気づかなかったり，あるいは意図

せず患者の模索を妨げたりしてしまうかもしれない。その結果，患者は，自分の経験している，この死にゆくということの意味と取り組むのが妨げられてしまう。

スピリチュアル・ケアを提供する

　緩和ケアの哲学は，人間性 (personhood)――その中にはスピリチュアルな次元も含まれるのだが――の理解に基づいている。しかし，この哲学が空疎なものでないとすると，ケアを提供するに当たり，この哲学を実行に移すことが必要である。しかし，患者のスピリチュアルな問題をどのように理解し，どのように対応すれば良いのだろうか。言うまでもなく，宗教的と高度に区分されうるものから，信仰の伝統と関連がなく著しく人間的 (humanistic) で個人的なものまで，広範囲にわたるスピリチュアルな関心を考慮した幅広いアプローチが必要である。こうすることで，さまざまな患者に認められる多様なスピリチュアリティを含めることができる。しかし，これは，広範囲にわたるスピリチュアルな関心と関心の間に存在する本質的な相違をいい加減に扱うということではなく，また最大公約数の水準にとどめるということでもない。人それぞれ異なるスピリチュアリティに応じてアプローチしなければならないということなのである。

　ある地域でケアを受ける人々にて存在する多様なスピリチュアルな信念や経験や習慣は，その地域の人口学的，文化的，社会的要因に左右される。宗教は明らかにスピリチュアルな世界の一部を構成するものである。英国の人口の60％は特定の宗教を信じていると推測されている (Self and Zealey 2007)。宗教的な生活の特徴として社会的また文化的に重要なことは，組織や，礼拝の場所，また聖職者や信者コミュニティといったものがあるということである (Weller 2000)。しかし特定の宗教を背景とする信念を持ってはいても，信者コミュニティと積極的な係わりを持っていないという人もいよう。あるいは人生上の重大な体験をしたときのみ，た

だその信念に回帰していくという人もいよう (Davie 2000)。ほとんどの医療機関で患者の「宗教」が記録される。ただし通常は宗教を大まかに尋ねるにとどまり，患者のスピリチュアリティをさらに尋ねるという段階に進みはしないようである。しかし患者を対象とした研究から，スピリチュアルな問題は，医療従事者が考える以上に姿を現し，重要な事柄だということが明らかになっている (Murray et al. 2004)。

　医療従事者に，自分のスピリチュアリティを率直に話したり，あるいは自分のスピリチュアリティを信仰に係わる習慣や儀礼やシンボルを通して間接的に示したりする患者もいるが，そうでない患者もずっと多い。一方の医療従事者は，この領域を探ったり，患者のスピリチュアリティに関する気掛かりを見い出したりする関心や自信，理解や技術を持ち合わせていないことが多いようである。患者は，スピリチュアリティに関する自分の問題に自分でうまく対処できているふりをして，あるいはそれを医療従事者に解決してもらえなさそうに感じて期待を抱かず，その気掛かりを表にあらわさないかもしれない (Heaven and Maguire 1997)。スピリチュアルな領域は偏見や思い込みや無視の対象となることがある。そのため，患者は，医療従事者から疎外されているとか，支えられていないと感じることがある。このことから次のようなことが言える。すなわち，医療従事者は，患者がそのスピリチュアルな信念や習慣を表にあらわせるような機会を怠りなく設け，また緩和ケア・サービスは一貫したアプローチをとって，患者のスピリチュアルな問題を見逃すことのないようにするのが良い，ということである。次節で，ケアの過程の3つの側面，つまり，評価，進め方，そしてスピリチュアル・ケアを進めるに当たって重要な役割を果たすものについて考察を進めよう。

❖ 評　価

　英国の支持的・緩和ケアに関する指針によって，患者そして患者の看病や介護を担っている人のスピリチュアルな問題を評価する機会を設けるこ

とが推奨されており（National Institute for Clinical Excellence 2004），共通した包括的な評価の枠組みが提案されている（Cancer Action Team 2007）。緩和ケアでの評価は，原因疾患，問題症状，健康悪化に焦点を合わせることが多い。スピリチュアリティは問題を生じさせる種となることがあるが，前向きの姿勢や満足をもたらす側面も持っている。したがって，スピリチュアリティについて評価する場合，患者が事態をどのように理解しているかを誠実に捉えるために，広い範囲でスピリチュアリティを調べることが必要である。ただし，初期の研究者の一人はスピリチュアリティの評価について，次のように述べている。

> 価値観や信念を，伝統的な宗教的言葉や儀礼を通して表す人もいれば，そうでない人もいよう。価値観や信念が漠然としていたり，話した内容と行動とが矛盾していたり，話し合うよう脅されていると感じる人もいよう。したがって，大切なことは，各人に，自分の価値観や信念を表す権利があるとともに，公表しない権利もあるということを認めることである。
>
> ストール（Stoll 1979）

スピリチュアリティは，人の生き方の深遠で聖なる部分と密接に係わっている。どのようなタイプの評価も，信頼と理解と尊敬を伴った倫理的枠組みのなかで進めることが大切である。加えて，感度が高く，信頼できる評価を行おうと考えるならば，患者にこれからすることについて伝え，了解を得ることが大切で，また内容によっては問題が生じる可能性について細心の注意を払わなければならない。このようにして始め，スピリチュアル・ケア・サービスを進めるに当たって，以下の点を考慮に入れなければならない。

◆評価の文脈，状況，環境。
◆サービスを利用する患者および患者の看病や介護を担っている人は，信念，文化，言語という点で多様だということ。

◆ 医療従事者が，評価に関する知識と技術，ならびに患者やその看病や介護をしている人の反応にうまく対処する能力を持っていること。

◆ 多様なスピリチュアルな問題に対し適切な支援や情報を利用できること。

◆ 評価過程をケア計画のなかに組み入れ，記録すること。

◆ 評価を継続すること。

　評価はまず，患者はスピリチュアルなことを重視しているか否かを尋ねることから始めなければならない。評価で最も基礎的なこの段階も，優れたコミュニケーション技術と十分な情報提供のアプローチがなければ，進めることはできない。質問の言葉づかいに注意するとともに，患者に関してすでに分かっていることを頭の中に入れておかなければならない（表10.1）。患者に関するこれまでの記録の中に，宗教との係わりについて記載があるかもしれない。そうした場合，これが質問の出発点となるであろう。「カルテの記載から，ユダヤ教を信じていらっしゃることを知りました。このことについてお話くださいませんか」。患者と会う前に分かっていることがないならば，的を絞りすぎず，自由に答えられるタイプの質問を用いることが必要である。「何か信じていらっしゃる宗教，あるいは心の拠り所となっている信仰のようなものはありますか」。こうした質問は評価の第一段階であり，こうして患者に，スピリチュアリティは大切なものだと自分たちは考えていること，そして，ケアを進めるに当たって，心や体などと同じくらい重大なものとしてスピリチュアルなことを取り上げるつもりであるということを示すのが良い。

　もし患者が，それは自分の人生にとって意味のあるものであり，それについて喜んで話をしたいと言うならば，評価は，患者のスピリチュアリティの内容と重要度とを大まかに聞き出すことに移る。患者のスピリチュアリティは明確な形態と内容を備えている場合もあるだろうし，抽象的な場合もあろう。どのような場合でも，評価を行っている医療従事者は，患者の説明を正しく理解することに努め，不明な点が残らないようにしなけれ

表10.1　最初の評価において有益な質問の例

1	「カルテの記載から，ユダヤ教を信じていらっしゃることを知りました。このことについてお話くださいませんか」 分かっていることがないならば 「何か信じていらっしゃる宗教，あるいは心の拠り所となっている信仰のようなものはありますか」 「それについてお話くださいませんか」
2	「信仰／スピリチュアリティ／宗教を持っていて良かったですか」 あるいは 「それはあなたにとってどのくらい大切ですか」
3	「信仰／スピリチュアリティ／宗教ということで，あなたのお力になれることはありますか」 あるいは 「信仰／スピリチュアリティ／宗教ということで，あなたのお力になれるよう，何かお手伝いしましょうか」 「信仰／スピリチュアリティ／宗教ということで，あなたのケアを進める上で知っておいたほうが良いことはありますか」
4	「こうしたことに関して誰かと話をしてみたいですか」 あるいは 「私たちのチームにはチャプレンもいます。チャプレンと話をしてみたいですか」 あるいは 「同じ信仰の人たちに連絡して，面会に来てもらいましょうか」

ばならない。ほとんどの患者は，自分からスピリチュアリティの内容と，自分にとってどのような意味を持っているかについて説明してくれる。このように進めることで，医療従事者は患者に，自分は患者のことを気にかけており，尊重しているということを示すことができる。

　いったん患者のスピリチュアルな姿勢の概要が得られたら，評価における次の段階は，それが患者にとってどのくらい大切か，心の支えとして役立っているか，それを確かめることである。簡単な質問で十分なことが多い。「信仰／スピリチュアリティ／宗教を持っていて良かったですか」あるいは「それはあなたにとってどのくらい大切ですか」。このとき，自分はある信仰を持っているが，大して意味はなく，そのことが心に引っかか

っていると言う患者もいる。そういう場合は，患者に，もしスピリチュアリティについて話をしたいと思ったら，ケア・チームのメンバーが喜んでそれに応じるということを確実に伝え，評価を終えても良い。もし患者がスピリチュアルな姿勢は自分にとって重要な意味を持っていると答えるならば，続けて，それに関してどのくらい患者の力になれるか見定めなければならない。質問は，自由に答えられるようなものでなければならない。「信仰／スピリチュアリティ／宗教ということで，何かあなたのお力になれることはありますか」，あるいは実際に何か行うことを強調して，「信仰／スピリチュアリティ／宗教ということで，あなたのお力になれるよう，何かお手伝いしましょうか」。緩和ケア・サービスは患者のスピリチュアルな姿勢の諸側面について知ることが大切である。スピリチュアルな姿勢は，あるケアにプラスに働いたりマイナスに働いたり，あるいは患者が意思決定を行う際に，拠り所として参考にするかもしれないからである。そこで，「信仰／スピリチュアリティ／宗教ということで，あなたのケアを進める上で知っておいたほうが良いことはありますか」と尋ねる。

　この最初の評価の終りに，患者に，誰かともっと話をする機会を設けておくと良い。「こうしたことに関して誰かと話をしてみたいですか」あるいは「チームの中にはチャプレン[4]もいます。チャプレンと話をしてみたいですか」。ここまでの話し合いから，患者がすでに信者コミュニティ，つまり信仰を同じくする人々からなる組織や集団に加わっていることが明らかになっているかもしれない。そういう場合，適切な質問は，「同じ信仰の人たちに連絡して，面会に来てもらいましょうか」であろう。

　この大まかな評価は人に焦点を合わせたもので，その人がどう反応するかを鋭敏に察知し，その人のペースで評価を進めるのが良い。もっと客観的で系統的なやり方で進めることが必要な場合は，アンケート式の調査用紙（King et al. 2001）を用いると良いだろう。その回答をもとに，もっと個人的で突っ込んだ話し合いをしていくのが良い。どのようなタイプの質問[5]を用いようと，評価を通して，緩和ケア・チームが患者のスピリチ

ュアルな姿勢を支え，また患者の信念や習慣に合致したケア計画立案に役立つ基礎的な情報が得られるようにするのが良い。評価面接には治療的意味合いがあり，患者にプラスに働く可能性があることは知っておくと良い。話をするということにカタルシスの作用があるからである。この大まかな評価を1回行って終わりにするのではなく，続けてそのほかのタイプの評価を行うことが必要である。患者の中には，最初スピリチュアリティについて話すのをためらうが，その後ある種のスピリチュアル・ケアを求めてくる者がいるということを覚えておくと良い。

　どのようなタイプの評価もケア計画の立案に組み入れることが大切である。また適切に記録しておくことも必要である。患者のスピリチュアルな信念や習慣に関して得られた情報は，様々な分野の専門従事者からなるチームでその患者のほかの側面とともに評価し，ケアや介入に関する決定を患者に伝える際に活かすと良い。しかしスピリチュアルな事柄は言葉ではうまく捉えられず，通常メタファーやシンボルや沈黙によって伝達される。したがって，ある人のスピリチュアリティの十全な理解は，スピリチュアルな旅をいくらか共にすることによってのみ可能となる。そのため，患者のスピリチュアリティを十全に理解することは困難である（Stanworth 2004）。

❖スピリチュアル・ケアの進め方

　スピリチュアル・ケアの形態や種類は，ケア・チームのメンバーと相談した上で，患者本人が決定するというのが最善である。患者の中には，スピリチュアル・ケアへの要望が，ケア・チームではなく同じ信仰を持つ信者コミュニティの人たちによって満されるという人もいよう。こういう場合，連絡を取り合ったり，スピリチュアル・ケアに必要な場などを提供できるようにしたり調整を図ることが必要である。そうした組織や団体とつながりをもたない患者，あるいはそれらと係わることを望まない患者，またそれらと連絡をとったりそれらを利用したりすることが困難な患者に

対しては，スピリチュアル・ケアはチームが行なうことが必要だろう。

スピリチュアル・ケアの原則的なやり方の一つは，ユダヤ教-キリスト教の牧会ケア（パストラル）の伝統に源がある。

> 牧会ケアは，苦しんでいる人と人間関係を築き，その人を支え助けるとともに，その人が自分と他者と神とをより深く理解し，人間として，またスピリチュアルな次元で成長するよう働きかけるものである。牧会ケアは，根源に，人間の意味と価値の肯定があり，人生で何が起ころうと，それに対して創造的に対応する能力を高めようとする。
>
> ライアル（Lyall 2001）

病院などで活動する牧師は，訓練を受け，経験豊かな牧会ケアの実践家であり，人それぞれ異なるスピリチュアルな旅路と深く向き合ってくれる者である。牧会ケアは，自分の話を聞いてほしいとして語られる，あるいは神学の助けを借りて，あるいは信者コミュニティの伝統を借りて，これまでの人生を顧みたいとして語られる，そうした患者の語り（ナラティブ）に耳を傾けることから始める。これは，信念や信仰や経験を尊重する「深大（critical）」な会話であり，人間の深みと聖なるもの（the Holy）についてより理解を深めようとするものである（Lartey 2006）。

スピリチュアリティが，目下焦点となっている信仰の伝統と方向が異なる患者，あるいは信者コミュニティと特につながりをもたない患者でも，牧会ケア・アプローチによって恩恵を得るだろう。双方が尊敬し合い，自身の尊厳を保つことが大切だろう。牧会ケアに限らず，スピリチュアル・ケアは，治療全体の枠組みのなかで役割を果たすだろう。この人間主義的なアプローチは，患者の世界観とその理解を土台として進められる。これが，積極的な対処と平安の増進とを目的とする支持的なスピリチュアル・ケアのアプローチである。人間主義的なスピリチュアル・ケア・アプローチを通して，患者は自分のスピリチュアルな信念や経験を探り，気掛かり

と向き合い,スピリチュアルな旅路をさらに続けることができるだろう。このアプローチは,カウンセリング技術を利用したところがあるようにも見える。しかしスピリチュアル・ケアの目的は,単に問題を解決することに留まらず,スピリチュアリティの積極的な側面を維持することにあろう。

❖スピリチュアル・ケアに重要な役割を果たすもの

患者

　まず患者を取り上げると言っても,患者を「ケアに役立つもの」として扱うというわけではない。人のスピリチュアルな遍歴や信念や経験に敬意を払うなかで,その人にとって重要な働きをしてきたスピリチュアルな事柄が浮かび上がり,一層重要な意味を持っていくことになる。患者は自分のスピリチュアルな信念や習慣についてケア・チームに教えることがたくさんあるかもしれない。しかし何か助けがないと患者は自分のスピリチュアルな信念や習慣を生かせないかもしれない。たとえば,毎日祈ることを日課としていても,入院病棟ではそれが困難かもしれない。定期的に祈ることができないと,患者はスピリチュアティという点で何ものかとのつながりが絶たれ,まったくのひとりぼっちだと感じるかもしれない。祈るためには,ある事柄に精神を集中させることが必要である。適切な助けや励ましや何か具体的な祈りの場といった手配があってはじめて,患者は,自分のスピリチュアリティの個人的で深く超越的なことを身近に経験できるようになるだろう。

　スピリチュアル・ケアを可能にさせる患者自身の要因として,スピリチュアルな信念や習慣,また影響を与えた人が挙げられよう。患者はスピリチュアリティという点で誰から影響を受け,誰に影響を与えたか,系　図(ジェノグラム)のようなものを緩和ケア・チームが心の中で描いておくと有益だろう。そこに登場してくる人物は,配偶者や家族といった個人的に大切な人と一致するかもしれない。あるいはすでに故人となってはいるが,依然として患者の世界観に強い影響を及ぼし続けている人かもしれない。あるいは,信

者コミュニティのメンバーかもしれない。こうしたことは，患者から話を注意深くまた繊細に聞きとって始めて明らかになるのであり，そうすることによって現在行っている評価が一層完璧なものになるだろう。

緩和ケア・チーム

おそらくチームのなかで，ほかのメンバーと異なった責任を持つ唯一の人物はチャプレンであろう。しかしチームのほかの多くのメンバーもスピリチュアル・ケアをある程度は提供できると考えられる。医師は，患者の安寧（well-being）や，思いやりのある医療に向けての全般的な気配りの一環として，スピリチュアルな側面に注意を払うことができよう（Brown et al. 2006）。また特に看護師はスピリチュアルな問題を自分が担当すべきことの一つと考えるだろう。看護師を対象に調べたある研究（Kuuppelomäki 2001）で，約半数の者は，自分たちは末期患者を，次のようにしてスピリチュアルな次元で支え，助けていると答えていた。つまり，患者を病棟でのスピリチュアルな催物に連れていったり，聖餐式や聖体拝領（Holy Communion）に参加するのを促したり，人生の意味や神についての話し合いに参加するのを勧めたり，チャプレンと相談する機会を設けたりしてである。しかし，と同時に，約半数の看護師はこの領域での自分の技術や知識は貧弱だと感じており，また3分の1以上の看護師はスピリチュアルなサポートを提供することに消極的であった。

もしチームがうまく機能しているならば，メンバー間で技術や知識を補い合うことが大切であろう（Speck 2006）。チャプレンがうまくチームの一員となっているならば，患者に対して直接ケアを行うばかりではなく，チームの助言役や相談役となってチームに貢献できるだろう。ケア全体の中で，誰が中心になってスピリチュアル・ケアを進めるか，その決定は患者を交えて行うべきである。このように，スピリチュアル・ケアは，周辺に置かれ，誰かが担当する一領域ではなく，チーム全体に係わる事柄である。チームのほかのメンバーもスピリチュアルな次元で貢献できることを

忘れてはならない。

施設や設備

緩和ケア・サービスがうまく提供できるか否かは建物によって左右される。空間的な問題や経済的な問題が生じるのである。かつて緩和ケアのために計画された施設や設備であっても，もはや現在の利用者の要望と適合せず，施設の新築や増築が必要になるかもしれない。地域を基盤とした (community-based) サービスにとって交通の便は重要な問題である。聖典，祈りの際に用いる敷物，ロザリといった小物の品々はいずれも複数そろえるのが良いが，それは容易であろう。しかし祈りの場といった，もっと恒久的な施設は長期的な計画と経済的関与とが必要である。施設や設備を計画する際に，利用者が加わって「紙の上で」検討を重ねておくと，意図した目的が確実に達成され，実際，有益である。サービスをうまく進めるのに，施設や設備に加えて，スピリチュアル・ケアに何が必要か，あらゆる観点から検討するのが良い。

信者コミュニティ

地元の信者コミュニティは大変有益なものであり，公的なサービスの一つと見なすこともできよう。スピリチュアル・ケアに関して言えば，地元の信者コミュニティから学べることはたくさんあり，学んだことをもとに効果的なサービスを開発することが必要である。信者コミュニティの人たちは喜んでサービスに参加してくれることが多く，たとえば少数派(マイノリティ)の患者も信者コミュニティの人たちから励ましや支えや助けを得られるだろう。信者コミュニティの人たちに参画してもらい，サービスを開発したり適切な助言を提供してもらったりするためには，宗教の相異なる宗教家による話し合い (Faith Forum) を設けると良いだろう。この宗教家同士の話し合いがあると，民族や宗教と言った点で少数派の人たちから成る信者コミュニティの聖職者(チャプレン)との間にうまく絆が築かれるかもしれない。

教育，訓練，そして専門能力の開発

スピリチュアリティは，さまざまなレベルの技術や知識また実技が必要な，入り組んだ領域である。もし緩和ケアにおいてスピリチュアリティが重要な次元であるとするならば，ケア従事者に，適切な基礎知識と臨床技術とを習得できるような訓練課程(プログラム)を提供することが大切である。現在，どのようなことが行われているかは専門分野や組織によって大きく異なるが，知識と技術の系統的な習得を図るには，緩和ケア教育のなかにスピリチュアル・ケアを含めること（Johnson 1998），そして共通のシラバスを用いて教育を行い，受講者の知識，技術，行動，実技を統一的に評価すること（Marr et al. 2007）が提案されている。

スピリチュアル・ケアはまた，理論や知識の適用の域に留まるものであってはならない。というのは，スピリチュアリティは必然的に沈思熟慮を伴う事柄だからである。この領域で仕事をする医療従事者は，何らかの形態のスーパービジョンを受け，次のようなことが可能とならなければならない。すなわち，患者との親密な出会いが自身のスピリチュアリティに及ぼす影響について探ること，技術を向上させること，自身の疑念や憂苦や偏見や防衛を直視すること（Hawkins and Shohet 2007）である。沈思熟考を伴う医療技術は，絵画などの使用と同じく，スピリチュアル・ケアを支えるだろう。

結　論

もし病に苦しんでいる人に対しあらゆる側面から援助の手を差し伸べるべきだとするならば，緩和ケアからスピリチュアル・ケアを除外することはできないだろう。もし患者の思いに耳を傾け，彼らのスピリチュアルな信念や経験や習慣に注意を払おうとするならば，スピリチュアル・ケアを医療に組み入れることが必要である。このことは困難を伴うかもしれないが，スピリチュアル・ケアこそが，死の淵を臨んでいる人であっても，そ

の心（spirit）を勇気づける（inspiring）のである。こうして考察を進めながら，スピリチュアリティは多様であり，したがってスピリチュアル・ケアは多様であろうということにあらためて気づかされた。しかしどのようなアプローチであろうと，スピリチュアル・ケアは，明確な目的を持ち，適切な要素のなか，明確な倫理的枠組みのなかで行わなければならない。この領域で技術や知識を展開させる専門従事者は必然的に自身のスピリチュアリティ，そして自分もいずれは死する存在であるということと取り組まなければならなくなるだろう。そうすることで，自身の人間性(ヒューマニティ)がもっと深まり，ほかの人のスピリチュアルな深遠な部分にもっとうまく対応できるようになるだろう。

＊訳注

1) カトリックでは「秘跡」と言い，洗礼，聖体，ゆるし，堅信，叙階，婚姻，病者の塗油の7つ。プロテスタントでは洗礼と聖餐の2つ。
2) whole については第1章訳注1参照。
3) spirit は，inspire（息を吸う，命を吹き込む，元気づける），expire（息を吐く，息絶える）などと同じく，ラテン語 *spirare*（動詞：「息をする」），*spiritus*（名詞：「息」「魂」）に由来する語。のちに「精神」も意味するようになった。形容詞 spiritual には「精神的」「精神の」のほか，「教会の」「超自然的」という意もある。soul は魂あるいは人そのものを意味し，死後の（あるいは死者の）魂，あるいは生まれる前の魂を指すときにも用いられる。mind は，memory（記憶），mental（知的な）などと同じく，「考える」「覚える」の意の印欧基語 *men-* に由来すると推測される語で，現在もそうした意味合いで用いられる。
4) 第5章訳注4参照。
5) スピリチュアリティの質問法としては，表10.1のほかにも，King DE の FAITH，Maugans TA の SPIRITual History，LaRocca-Pitts M の FACT，Puchalski CM の FICA，Koenig HG の CSI-MEMO，Anandarajah G and Hight E の HOPE などがある。

◆文献

Argyle M (2000). *Psychology and religion*. London: Routledge.
Brown AE, Whitney SN, Duffy JD (2006). The physician's role in the assessment and treatment of spiritual distress at the end of life. *Palliat Support Care* 4: 81

-6.

Cancer Action Team (2007). *Holistic common assessment of supportive and palliative care needs for adults with cancer: assessment guidance.* London: Cancer Action Team.

Cassel EJ (1982). The nature of suffering and the goals of medicine. *N Engl J Med* 306: 639-45.

Cobb M (2001). *The dying soul: spiritual care at the end of life.* Buckingham: Open University Press.

Cottingham J (2003). *On the meaning of life.* London: Routledge.

Davie G (2000). Religion in modern Britain: changing sociological assumptions. *Sociology* 34: 113-28.

Davies DJ (1997). *Death, ritual and belief.* London: Cassell.

Gilliat-Ray S (2001). Sociological perspective on the pastoral care of minority faiths in hospital. In: Orchard H (ed.). *Spirituality in health care contexts.* London: Jessica Kingsley, pp.135-46.

Hamel RP, Lysaught MT (1994). Choosing palliative care: do religious beliefs make a difference? *J Palliat Care* 10: 61-6.

Hawkins P, Shohet R (2007). *Supervision in the helping professions.* Maidenhead: Open University Press.

Hay D, Nye R (2006). *The spirit of the child.* London: Jessica Kingsley.

Heaven CM, Maguire P (1997). Disclosure of concerns by hospice patients and their identification by nurses. *Palliat Med* 11: 283-90.

Hick J (1999). *The fifth dimension: an exploration of the spiritual realm.* Oxford: Oneworld. 〔林陽訳『魂の探求：霊性に導かれる生き方』徳間書店〕

Holland JC, Passik S, Kash KM, Russak SM, Gronert MK, Sison A, Lederberg M, Fox B, Baider L (1999). The role of religious and spiritual beliefs in coping with malignant melanoma. *Psycho-oncology* 8: 14-26.

Johnson A (1998). The notion of spiritual care in professional practice. In: Cobb M, Robshaw V (ed.). *The spiritual challenge of health care.* Edinburgh: Churchill Livingstone, pp.151-66.

King M, Speck P, Thomas A (2001). The Royal Free Interview for Spiritual and Religious Beliefs: development and validation of a self-report version. *Psychol Med* 31: 1015-23.

Kuuppelomäki M (2001). Spiritual support for terminally ill patients: nursing staff assessments. *J Clin Nurs* 20: 660-70.

Lartey E (2006). *Pastoral theology in an intercultural world.* Peterborough: Epworth.

Lyall D (2001). *Integrity of pastoral care.* London: SPCK, p.12.
Mako C, Galek K, Poppito SR (2006). Spiritual pain among patients with advanced cancer in palliative care. *J Palliat Med* 9: 1106-13.
Marr L, Billings JA, Weissman DE (2007). Spirituality training for palliative care fellows. *J Palliat Med* 10: 169-77.
Mayne M (2006). *The enduring melody.* London: Darton, Longman and Todd.
Murray SA, Kendall M, Boyd K, Worth A, Benton TF (2004). Exploring the spiritual needs of people dying of lung cancer or heart failure: a prospective qualitative interview study of patients and their carers. *Palliat Med* 18: 39-45.
Nagel T (1986). *The view from nowhere.* New York: Oxford University Press, pp.223-31. 〔中村昇・山田雅大・岡山敬二・齋藤宜之・新海太郎・鈴木保早訳『どこでもないところからの眺め』春秋社〕
National Institute for Clinical Excellence (2004). *Guidance on cancer services: improving supportive and palliative care for adults with cancer. The manual.* London: National Institute for Clinical Excellence, p.98.
Pargament KI, Zinnbauer BJ, Scott AB, Butter EM, Zerowin J, Stanik P (1998). Red flags and religious coping: identifying some religious warning signs among people in crisis. *J Clin Psychol* 54: 77-89.
Puchalski C, Romer AL (2003). Taking a spiritual history allows clinicians to understand patients more fully. *J Palliat Med* 3: 129-37.
Self A, Zealey L (ed.) (2007). *Social trends,* No.37. Basingstoke: Palgrave Macmillan.
Sheldrake P (2007). *A brief history of spirituality.* Oxford: Blackwell.
Smart N (1996). *Dimension of the sacred.* London: Harper Collins.
Speck P (ed.) (2006). *Teamwork in palliative care: fulfilling or frustrating?* Oxford: Oxford University Press.
Stanworth R (2004). *Recognizing the spiritual needs in people who are dying.* Oxford: Oxford University Press.
Staton J, Shuy R, Byock I (2001). *A few months to live: different paths to life's end.* Washington DC: Georgetown University Press, p.255.
Stoll RI (1979). Guidelines for spiritual assessment. *Am J Nurs* 19: 1574-7.
Tarakeshwar N, Vanderwerker LC, Paulk E, Perrce MJ, Kesl SV, Prigerson HG (2006). Religious coping is associated with the quality of life of patients with advanced cancer. *J Palliat Med* 9: 646-57.
Van Hooft S (1998). Suffering and the goals of medicine. *Med Health Care Philos* 1: 125-31.
Weller P (ed.) (2000). *Religious in the UK: directory 2001-2003.* Derby: Uni-

versity of Derby.

Wright MC (2001). Spirituality: a developing concept within palliative care? *Prog Palliat Care* 9: 143-8.

第11章

遺族のケア，そして希望

シーラ・ペイン，マリ・ロイド＝ウィリアムズ，ヴィーダ・ケネディ

　学者も，詩人や小説家も死別とそれに伴う悲しみについて数多くの言葉を用いて書き表してきた。しかしこのような重大な体験をしたとき，私たちが日々の暮らしの中で最もよく経験するのは「言葉にならない」というものである。とりわけ死別直後。このとき，言葉で悲しみを表せないと感じるのが一般的である。また，大切な人を亡くしたばかりの人に何と声をかけて良いか分からず途方に暮れるというのもよく経験することである。医療従事者は，遺族の心を和らげようとして「不適切な (wrong)」ことを言ってしまうのではないかと心配したり，「適切な (right)」言葉はないか考えあぐねたりするかもしれない。子どもがあとに遺されるような場合，彼らを支え，助けるのにふさわしい言葉を見つけるのは増して困難だろう。医療スタッフが遺族に安らぎを取り戻してもらうために行うべき基本的な課題は，彼らの悲痛を，そのような気持ちになるのももっともなこと (normality) だとありのままに認め，受け入れることであり，大したことではないと考えたり，反対に病的であるとほのめかしたりすることではない。

　本章は，死別に関してこれまでにどのようなことが言われ，また論じられてきたか，それを概観するものである。前世紀に生みだされた諸説のいくつかに遡り，死別に関してどのようなことが考えられてきたか，それを見ていくことにする。

一般に，死別経験，あるいはそれに伴う特徴的な感情や経験や文化的慣習を説明する唯一の「正しい」ないしは「真の」理論はないということで意見が一致している（Payne et al. 1999; Hockey et al. 2001）。ポスト・モダンのものの見方は，人の多様性を何より重視しており，私たちは多様な文化的環境のなかでめいめいが自分なりのやり方で別れを経験していくと考えられている（Walter 1999）。このことは，患者あるいはクライアントによって反応は大きく異なるという多くの医療スタッフの経験や認識とよく一致している。英国では，死別を経験した場合どのように振る舞うかについて，合意された社会的ルールはないようにみえる。しかしホッケイ（Hockey 2001）は遺族がなすべき暗黙の決まりごとがあることを強調している。すなわち「遺族は，心のうちを表にあらわすべきである，その人が亡くなったという現実をありのまま受け入れるべきである，考えや感情をしかるべき他の人と分かち合うべきである」というのがそれである。こうした，クライアントが基本的に「なすべきこと」をもって，多くの遺族支援サービスが営まれている。

　本章は，死別に関する主要な諸理論が私たちの死別に関する理解をどのように形作っているか，それを探ろうとするものである。まず，精神医学的また心理学的な理論を簡単に紹介し，ついでストレスと対処に関する理論から導き出されたつい最近のモデルを紹介する。近年，複数の理論は関連し合っており，統合しうることが強調されている。そこで，このことが持つ意味についても検討しよう。西洋の文化基準を越えて死別を理解しようとする理論や研究をも努めて利用しようと思うが，本章の多くは，英国での私たちの研究と臨床に基づいている。多様性があることは承知しているが，短い1章のなかにそれを適切に反映させることはできない。本章では，いろいろな理論的着想の中からどのようにして，「通常の（normal）」悲嘆という考え方や，いわゆる「過程（process）」を先に進ませるのに医療スタッフが果たすべき役割という考え方が生み出されていったか，それについて見ていこう。英国においてホスピスが成人の遺族に対し

て行っている支援を調べた研究を利用しよう。こうした組織は，医療の枠組みのなかで，先駆けて遺族支援を行ってきた。遺族支援を自分たちのサービスに不可欠なものと考えているホスピスは多い。それでも，遺族支援サービスをどのように組み立て，提供するかという点では千差万別である。遺族支援サービスはこれまでのホスピスの発展のなかで最も評価されないできている領域の一つであることを主張し，その理由を明らかにしよう（Payne 2001 a）。最後に，遺児に対するサービスの役割と働きについて論じて結びとする。

悲嘆や死別に関する理論

　ほとんどの文化は，人は死後どうなるか，また遺された人はどのような思いを抱き，振る舞うか，といったことについて何らかの考え方を持っている。歴史学また考古学の資料は無数の例を提供してくれるが，そのなかでおそらく最もよく知られているのが，防腐処理を施された亡骸が副葬品とともに葬られている古代エジプト人の墓である。現代でも，死や死別に関連した信念や慣習あるいは儀礼は驚くほど多彩である（Parkes et al. 1997 参照）。ほとんどの宗教において，人は死後どうなるか説明がなされている。死が目前に迫ったならば，たとえば，ローマ・カトリックの司祭が信者に「臨終の秘跡」を執り行ったり，あるいはヒンドゥー教徒の口にガンジス川の水を含ませたりといったように，死亡直前にどのように思案し，どのように振る舞うかについて，何らかの定めがあることが多い（Firth 2001）。さらに主要な宗教のほとんどは，人が亡くなったあとについても，遺族はどのように対応するのが良いか，その指針を提供している。もっとも，そうした行動や慣習は，時を経て，あるいは，たとえばほかの文化圏への移住や，ほかの文化の受け入れによって変容していくだろう。たとえば，英国に住むインド人は，英国の火葬場の仕様に合わせて，火葬をはじめとする死をめぐる儀礼をどのように変化させていったかが報告さ

れている (Firth 2001)。またサンフランシスコに住む中国系アメリカ人は，邪霊を追い払うために爆竹の音と騒々しい音楽とをあたり一帯に響かせるという，かつて行っていた伝統的な埋葬儀礼を変え，こんにちでは，墓地までの葬列に音楽隊を加えるようになっている (Chung and Wegars 2005)。大切なことは，宗教に由来する考え方は変貌を遂げてきたし，これからも遂げ続けるということをありのまま認めなければならないということである。英国はますます宗教と無縁の社会になってきており，宗教の教えが昔よりも指針を提供しなくなっていることはほぼ間違いない。

　ここで，本章で用いる用語の意味について考察を加えておくことが適切だろう。bereavement と grief (reave) の2語に共通する語根は，略奪する，剝ぎとる，強奪するという意の古期英語reafian に由来する[1] (Oxford English Dictionary 1989)。このように，死別が持つ2つの側面——個人的な侵害の感覚と，霊魂 (soul) の重さ——がその言葉自身のなかに埋め込まれている (Payne et al. 1999)。死別反応 (bereavement) は通常，愛する対象を失う前後の過程として考えられている。本章の文脈では失うのは人であるが，しかし，重要な人間関係や生活様式，ペットや信念，あるいは個人的な意味を持つ何かを失うという場合も当てはまろう。この喪失に対する反応が悲嘆 (grief) である。悲嘆が死別や喪失に対する人間の普遍的な反応であるか否かについては議論が繰り広げられている。一方，哀弔 (mourning) は一般に，悲嘆が行動面，感情面，認知面に表されたものとされている。哀弔の様相は各文化また性別(ジェンダー)に特異的な基準によって大きく左右され，たとえば女性は葬儀に参加しないものとする文化がある。こうした喪失の諸側面を析出し整った定義を作っていくのは，単純にして明快なことのように見える。一方，スモール (Small 2001) は，そうした定義は，私たちの喪失の理論的な理解と深く結びついていると主張している。つまり，私たちが死別の悲しみを記述するのに用いる言葉は，私たちがこの経験をどう理解しているかを示すとともに，経験を方向づけてもいるのである。

❖過程の視点でとらえる諸理論

　最初に論じる一連の理論は，変化や進展という過程の視点に基づくものである。そうした理論では，死別反応は，ある到達点が存在する過程であると仮定される。過程（process[2]）という捉え方は，いくつかの相（phase）や段階（stage），あるいはなし遂げるべき課題（task）があるものとして表されるのが一般的である。変化や進展という考え方が基本にあるから，「先に進む」あるいは「前に行く（progress）」ことができない場合は「行き詰まっている」ことだと考えられることになる。一連の理論の関心は，精神内界つまり心の働きに焦点を合わせている。人がどのように考えるか，そしてとりわけどのような気持ちを抱くか，つまり感情に重点を置いたものである。また，人は自分の感情や思考をいくらか制御(コントロール)しており，その様相はその人と話し合うことを通して捉えられると仮定される。さらに，悲しむことを完了させるには，「悲嘆作業(グリーフ・ワーク)」と呼ばれる，苦しい精神的な作業が必要だとされる。完了できない場合が「異常（abnormal）」となる。しかしこうした考え方はどこから来たのであろうか。

　死別に関する理論のなかで，最も影響が強く，最も時期が早いそれは，精神分析学派から現れたが，そのなかで最も重要な理論はおそらくフロイト（Freud 1917）のそれであろう。フロイトは20世紀の思想に大きな貢献を果たし，その考え方は，こんにちの人間理解の枠組みを形作るのに大きな影響を及ぼしている。フロイトはまず1917年に古典的な著作『喪とメランコリー』のなかで悲嘆とうつ病の類似と相違について言及した。彼の論文は，通常（normal）の悲嘆と病的な悲嘆とに関して最初に記されたものの一つである。そのなかで論じられた考え方は，うつ病の精神分析学的理論を裏打ちするものであり，それを土台としてこんにちの数多くの悲嘆とその解決についての理論が成り立っている。悲嘆に関するフロイトの理論はその後の理論的発展に影響を及ぼしたが，驚くべきことに，フロイトにとって悲嘆は一つの心的過程に過ぎず，主たる関心事ではなかった。フロイトは論文のなかで，自分の欲求(ニーズ)を満たしてくれるがゆえに重要で，

自分の感情をその人に向けられる，そのような人に対して，人は愛着を抱くようになると主張した。愛は，愛する人の心的表象（psychological representation）への，精神的（emotional）エネルギーの付着として概念化される。その人との関係が重要であればあるほど，愛着は強くなると仮定される。フロイト派の理論に従えば，悲しむこと（grieving）はジレンマである。その人との関係を断ち切り，投入しただけのエネルギーを回復する必要性と，愛する対象との絆を維持したいという願望とが同時に存在するからである。精神的エネルギーを放出し，別のある対象に向けることができるようになるには，喪失の現実を受け入れることが必要である。失った対象からエネルギーを引き離す過程は「悲嘆作業」と呼ばれる。フロイトは，精神的エネルギーを再び投入し他者との新しい関係を築けるようになるには，故人との絆を絶つ，この精神内での作業過程が不可欠だと考えた。フロイトが喪失に関して貢献した最も重要なことは，ほぼ次の3点と言って良いだろう。

- ◆発達の視点を導入したこと（フロイトのパーソナリティ理論は早期幼児期（early childhood）を強調するものである）
- ◆「悲嘆作業」仮説を導入したこと
- ◆悲嘆とうつ病の違いを明確にしたこと

フロイトの考えは，重要な理論家を数名挙げるだけでも，リンデマン（Lindemann 1944）やフェニケル（Fenichel 1945）やサリヴァン（Sullivan 1956）をはじめ，多くの人たちによって取り上げられ，発展させられてきた。20世紀の後半，ボウルビー（Bowlby 1969, 1973, 1980）は精巧な理論を提出し，親しい人間関係，とりわけ母子関係がどのように形成されるか，またこうした関係が絶たれたときにどのようなことが生じるか説明した。彼は次のように考えた。つまり，人類進化の過程で，乳児が生存するために母子がきわめて接近する必要が生じた。この接近は，母子の，行動と感情とを返し合う相互作用の過程——これが愛着と呼ばれるものである——を通して達成される。一時的な分離は，不快（distress）また，

呼びかける，捜し求める，といった特徴的な感情や行動を引き起こすが，死別といった永続的な喪失も，こうした強い不快の感情や行動反応を生じさせる。このようなボウルビーの考え方は医療サービスや福祉サービスに取り入れられ，これを基に，たとえば，産後早いうちから母子が係わりを持つよう勧められている。ボウルビーの考え方は，また，パークスが喪失の理論（Parkes 1996）を形作るのに影響を与えた。ボウルビーもパークスも精神科医で，死別という衝撃を理解しようと苦しんでいる患者と係わっていた。パークス（Parkes 1971, 1993）は，死別は遺された人の日常世界を脅かす重大な心理・社会的転機（transition）として捉えるべきだと述べている。彼は，ほとんどの人は自分のいる世界をかなり安定したものと考え，自分で手綱を握っていると憶測している，と主張する。この認識は，死，とりわけ突然の死によって危機に瀕する。人間関係や社会的地位の変化（たとえば，妻から寡婦への変化），また経済状況の変化（たとえば財産の減少）に適応しなければならなくなるからである。パークスは，ボウルビーと同じように，人は，喪失を受け入れていくのに，いくつかの相（フェーズ）を経るという考えを述べている。

　最後に，よく知られている2つのモデルについて述べる。いずれも，緩和ケアに広く応用されているものである。キュブラー＝ロス（Kübler-Ross 1969）は精神分析の考え方に深く影響を受けた精神科医であるが，死にゆく過程に関して段階モデルを提案し，それを死別に応用している。同モデルは人生の最後の時期に感情がどのように推移していくかに焦点を合わせたものである。ワーデン（Worden 1982, 1991）は，悲嘆の相（フェーズ）と，彼が「喪（mourning）の課題」と呼ぶものを基に治療モデルを作成した。彼は，悲嘆は状態ではなく過程であること，そして完全な適応に至るには，喪失に対する反応を完了させなければならないと考えた。パークス，キュブラー＝ロス，ワーデンは，その後，その理論を修正・発展させており，以上の単純な記述は彼らの複雑な理論の説明としては不十分なものだろう。こうした理論はすべて批判を受け，とりわけ，相ないしは段階を直線的に

進んでいくという考え方と，「悲嘆作業」の必要性をめぐって，疑問が提出されている（たとえば，Wortman and Silver 1989 参照）。こんにちの研究によれば，遺族はかつて考えられていたよりは立ち直る力を持っており，それほど憂苦に沈むことはないことが明らかになっている（Bonanno 2004）。

❖ストレスと対処

　過去50年にわたり心理学および医学の分野において，ストレス（Selye 1956）と対処(コーピング)に関するいくつかの考え方が発表されている。そうした考え方の土台にある仮定は，ストレッサーと呼ばれるある事柄が十分な量をもって存在する場合，ストレス反応が引き起こされるというものである。このストレス反応は身心両面にわたる。私たちの環境内にあるほとんどの事柄は私たちの適応能力内にある。しかし，この適応による解決が困難を伴う場合，ストレスが引き起こされると考えるのである（Bartlett 1998）。ストレスをどのように概念化するか，数多くのモデルが提案されている。本章の目的にとって最も重要なものは，ラザラスとフォークマン（Lazarus and Folkman 1984）が唱えたストレスと対処の相互作用モデルである。彼らは次のように考える。すなわち，人は，どのような出来事に際しても，それがどの程度脅威を与えるか見積もり，認知的評価を行って，対処に役立つものを動員する，というのである。対処は，直接，脅威に働きかけることに力点を置くこともあれば，感情反応に焦点を合わせることもあり，それぞれ，「問題-焦点型（problem-focused）」対処，「感情-焦点型（emotion-focused）」対処と呼ばれている。こうした考え方をシュトレーベとシュット（Stroebe and Schut 1999）は死別の文脈内で発展させた。彼らは，死別を経験した人は，たとえば日常生活をうまく営むことに力点を置くという「回復-焦点型（restoration-focused）」対処と，たとえばその悲痛を表すことに焦点を合わせるという「悲嘆-焦点型」対処と，両者の間を揺れ動くと考えた。そして彼らは，人は，死別に際してこ

の2種類の対処の間を揺れ動くが，時間とともにしだいに「回復-焦点型」対処が中心になっていくと考えた。これは「二重過程モデル (dual processing model)」と呼ばれている。こうした考え方を基に彼らは，遺族が2つの対処法のバランスをとりつつ死別に対応していけるよう援助する治療法を編み出した。

❖継続性理論

三番目の考え方は，悲嘆の良い解決法は，故人をめぐる「気持ちを次の段階に進める (move on)」「忘れる (let go)」ことだとする従来の考え方に疑問を呈するものである。この新たな考え方は，人は継続 (continuity) 感を持ち続けたいと願っており，たとえ死とともに肉体あるいは物質の次元で関係が終わったとしても，そうした関係は姿を変え，個人あるいはコミュニティのなかで重要性を保ち続けるという仮定に基づいている。たとえば，第一次世界大戦のときに生じた幾多の死者の記憶は，それからおよそ百年たっても，英国をはじめ各国でさすらっているのである (Hockey 2001)。前線に行き，その戦争を直接体験したという人がほとんど亡くなっているにもかかわらず，戦死者に目を向ける儀式が公に行われ続けられ，そのなかには人気や重要性が増している儀式すらある。ウオルター (Walter 1996, 1999) は喪失の伝記 (biographycal) モデルを提出しているが，それは，彼が考えるところによれば，遺された人は，故人と，故人が生前に果たした役割との両方を描き出す語り(ナラティブ)を作りだそうとする，というものである。彼は，この語りは社会のものの見方が作用して作り上げられると主張している。クラスら (Klass et al. 1996) も同様の考え方を唱え，このことをさまざまな死者に関して描き出している。語り(物語)(ストーリー)を引き出すのはよく行われる治療的手法であり，そうすることで，故人，そしてその亡くなり方について，生前の姿を彷彿させる堅牢な記憶が作り上げられる，と主張している。

緩和ケア専門スタッフによる遺族支援

　ホスピスは，患者のみならずその家族にもケアを提供すること，そして患者本人が亡くなったあと遺族が強い悲しみを経験している期間にまで続けてケアを提供することを理念としている。しかし数多くのことが原因で，遺族支援は，ホスピスおよび緩和ケア専門スタッフのサービスの最も未発達な領域であると論じられている (Payne and Relf 1994; Payne 2001 a)。死別はストレスを生じさせる重大な体験であるが，そのことで身体的，心理的，社会的な機能が著しく損なわれる者は少数であるという仮定に基づいて，ほとんどのサービスが営まれている (Parkes 1996)。パークス (Parkes 1993) は，十分な内的な力また外的な援助資源を有する人にサポートを提供すると，かえって彼らの力を奪ってしまい，彼らの対処に害を及ぼす可能性があることを指摘している。研究によれば，遺族支援は，助けが必要だということを自ら気づいている人にとってはたいへん有益なものであるが，死別後に不調のサインを示していない遺族に先を見越した積極的な治療的介入を行うのはあまり適切とは言えないことが示されている。批判的な文献レビューは，「悲嘆作業」の考え方の妥当性に疑問を投げかけ，クライアントに死別について話をさせることに焦点を合わせるカウンセリングの基礎に異を唱えている (Stroebe et al. 2005)。

　本節では，ホスピスが提供している成人遺族に対する支援サービスの内容と役割を調べた最近の英国の研究を利用することにする（詳しい内容については，Field et al. 2004, 2006, 2007; Reid et al. 2006 参照)。2003 年に英国で成人遺族にサービスを行っているすべてのホスピスと緩和ケア病棟，合わせて 300 施設を対象に調査研究が，さらに 5 つのホスピスを対象にその遺族サービスの組織面について詳細な事例研究が行われた (Payne et al. 2007)。調査では，サービスを提供する側であるスタッフ（遺族コーディネーター，専門の悲嘆ワーカー，ボランティアを含む）と，サービ

スを受ける側であり，それを利用した遺族，そしてサービスを断った遺族，という複数の視点から，遺族支援の内容と役割について情報が収集された。同研究は，ホスピスが提供する遺族支援を複数の視点から調べた最初の研究の一つとなっている。次に得られた結果を概観する。

英国でホスピスが提供する遺族サービスのほとんど（73％）は入院部門と直結した関係にあり，少なくとも10年の歴史がある（Field et al. 2004）。同サービスを主に提供しているのは，看護師（56％），ソーシャルワーカー（46％），そしてカウンセラー（46％）であり，チャプレンや心理士や医師が加わることはそれほど一般的でなかった。多く（68％）のサービスで，ボランティアが遺族を支え，助けるのに重要な役割を果していた。典型的な遺族サービスは，有給のスタッフ2～3人とそれを助けるボランティア11～12人からなっていることが多く，このスタッフ数ではすべての領域にサポートを提供するのは困難であると約4分の1の遺族サービスが答えていた。ボランティアが係わることでサービスの領域が広がり，とりわけ地元の人またさまざまな少数派(マイノリティ)の人がボランティアとして係わることで，文化と言う点で適切なサービスの提供が可能となっていた。しかし，ボランティアの仕事をどの程度重んじるか，またボランティアに参加してもらう場合に生じる問題をどう解決するかについては議論がある（Payne 2001 b）。ボランティアは，募集，選抜，訓練，助言や指導が必要だが，調査によれば，助言や指導を行えていないサービスもごく少数あることが明らかになっている。レルフ（Relf 1998）は，遺族サポートにボランティアが係わることで生じる問題を解決するのは，豊富な経験を要し，容易でないことを指摘している。遺族は，経験豊かなボランティアの力添えがあったこと，とりわけボランティアと遠慮なく話し合えたことを評価するようである（Field et al. 2007）。

悲嘆に立ち会い，遺族を支援する人に求められる内的条件や資質は，技術と知識と感受性である。遺族支援には逆説的性質があり，一方では専門家として備えるべき知識と技術が求められ，また一方では思いやりのある

理解を行う温かさと感受性とが求められる。これは誰にとっても困難なことである。ボランティアや専門スタッフの訓練にはジレンマがある。彼らをこの道に進ませた同情心や思いやりが、悲嘆モデルに基づいて作られた枠組みをもって訓練されることで、抑え込まれてしまうのである。ただし繰り返し悲痛に晒されると、それに対処するのが困難になるかもしれないということは心得ておかなければならない。遺族ケア・ワーカーが、定期的に助言や指導を受けることができ、直面している問題について話し合い、それから精神的に解放される機会があることが良いと一般に考えられている (Payne et al. 1999)。

遺される人に対する支援は、死別を経験する前から始まっていよう。その時点で家族はボランティア・ワーカーを紹介され、患者死亡後もずっと関係を持ち続けていくことになるかもしれない。死亡前からそうしたサービスを受けることで、遺族は時間をかけて人間関係を築き上げていくことができ、死別直後のたいへん気弱な時期であっても心を閉ざすことなく過ごしていける。また遺族は、患者が最後の床にあるときに訪問看護師やホスピス・スタッフから受けたケアは、死別に対して心の準備をする上で役立ったと感じている (Reid et al. 2006)。「4カ月間ずっと私を助けてくださったお陰で、私は頭がおかしくならずに済んだと思います。もし最後の時期、1カ月といえば良いかしら、このような助けがなかったら、エルムは、私もそうですが、落ち込んで絶望的になっていたでしょう。まったくホスピスの皆様のお陰です」(サービスを受けたある女性遺族)。

遺族支援にはさまざまな活動があるが、最も一般的なものは、対面して、あるいは電話での1対1の支援、リーフレット類の提供、記念の行事、そして集団サポートである (Field et al. 2004)。

彼について思いっきり話をして悲しむことができたと思うわ。何でも聞いてもらえた。「頑張れ、元気だせ」なんて私に言わなかった。とてもありがたかった。2～3回私に電話してきて、「また電話していいかしら」と言ってくれるの。そ

表11.1 ホスピスおよび緩和ケア専門スタッフが行っている成人遺族支援

交流的活動	支持的活動	治療的活動
お悔やみのカードを渡すこと 命日にカードを送ること 死別に関する諸知識が書かれている情報リーフレットの提供 死別に関する諸知識が示されている資料（ビデオや書籍） スタッフの葬儀参加 夜の集まり 追悼式ないしはそのほかの儀式	ドロップ・イン・センター／朝のコーヒーの集い 自助グループ 情報支援グループ ボランティアの訪問ないしはビフレンディング	専門スタッフあるいは訓練を受けたボランティアとの1対1のカウンセリング 治療的支援グループ ドラマ療法，音楽療法，あるいは絵画療法 リラクセーション講座 補完療法 精神療法

れで私言ったの。「お話ができてよかったわ。でもどんなにお忙しいか知っているわ。私のために何でもしてくれてありがとう」って。

(サービスを受けたある女性遺族)

ビフレンディング[3]や1対1のカウンセリングを提供するサービスはほとんどなかった。遺族サービスは，表11.1に示すように，大まかに3カテゴリーに分けて考察すると有益だろう。ここで，あるカテゴリーに分類されてはいるが，別のカテゴリーの働きも併せ持っている，そのようなサービスがあることに気づかれると思う。明らかに，いくつかの活動は，目的という点でまた提供の仕方という点で重なり合う部分がかなりあろう。たとえば，「ドロップ・イン・センター」と呼ばれる，遺族が気軽に立ち寄っておしゃべりのできる場所は彼らを支える働きをするが，彼らはそこでソーシャルワーカーと1対1で話し合うこともできるから，それは治療的意味合いを持っているとも言えよう。同様に，絵画療法は治療を目的としたものだが，それに参加するために外出すると新しい人々と出会えるから，社会的な成果も得られると言えよう。

支援サービスを行ったほうが良い遺族を見い出す際に，複雑な（ないしは異常な）死別反応が生じているか否か知ることが重要である。抑うつや不安といった精神保健的問題は遺族にかなり一般的に認められることを理解した上で，複雑な死別反応とは何かについて論議が続いている。しかし通常は，過度に長引いた憂苦あるいは過度に強い憂苦を意味するとされている（Schut and Stroebe 2005）。英国のホスピスが行っている遺族サービスの半数近く（43 %）は，質問票やチェックリストといった一定の形式を備えたものを用いて，遺族がどのような状態にあるか，それを調べている（Field et al. 2004）。遺族はどういう人か，どのような環境にいるか，そして故人はどのような亡くなり方をしたか，この3つがよく知られた要因であり，それによって援助が必要な遺族を推察することができる（Saunders 1993）。これはリスク評価（アセスメント）と呼ばれるものである。たとえば過去に精神疾患を病んだ経験のある人が，たとえば仕事や家庭も同時に失った場合や，幼い我が子が突然交通事故で惨たらしく死ぬのを目撃した場合は，年老いた祖母が長患いの末に亡くなった場合よりも衝撃が大きいだろう。ただしリスク評価で危険の高低が示されても，それで十分とは言えない。またホスピスの遺族支援サービスは，遺族が，自分たちの解決能力を超える困難で複雑な問題を呈した場合，それを見い出し，しかるべき組織に紹介することができなければならない。たとえば精神科医や臨床心理士，あるいは専門の遺族支援リエゾン・サービス（たとえば自殺遺族支援グループ）といったほかのサービスと緊密な連携（リンク）をとることが必要であるが，5つの事例を調べた私たちの研究から，それは，長い順番待ちの問題があって，十分あるいは適切に行われていないことが明らかになっている（Field et al. 2007）。全般的に見れば，調査から次のように言うことができる。すなわち，英国のホスピスは，どのようなサポートが受けられるか，死別の悲しみとはどのようなものかについて情報を提供しているという点で，また，必ずしも専門スタッフによるサポートはなされていないが，全体としては多様なサポートを提供しているという点で，遺族から高い評価

を受けるとともに，国の勧告（National Institute for Clinical Excellence 2004）を満たした遺族支援を提供している。ただし，主にスタッフと援助資源の不足が原因で，専門スタッフによるサポートは十分行われてはいない。このことはまた，ホスピスで開発された技術が，病院やコミュニティで，遺族ケアを進展させるためにそれほど用いられるに至っていないということを，ほぼ間違いなく意味している（Field et al. 2007）。

子どもと死別

　8歳のトムと6歳のジェイクは父親の体調が悪いということを知っていた。二人とも，去年父親が一度も自分たちを外に連れていってくれず，ほとんど一日中ベッドに横たわっていることに気づいていた。ある土曜日の朝，二人は，これから1～2週間，特別に（学校が休みではなかったが），約80キロメートル離れた叔父さんと叔母さんの家に行ってて，と言われた。それから2週間近くたって母親が二人を迎えに来たが，そのとき，父親はすでに亡くなり，別の世界に行ってしまったと告げられた。葬儀は，二人が家に帰る前日に済まされていた。最初子どもたちは二人とも，皆が大事にしてくれるので，びっくりし，そして喜んだ。二人は，友だちから家に遊びに来るよう，また同級生からおやつを食べに来るようしょっちゅう誘われた。こんなに映画館やマクドナルドに行ったのは初めてのことだった。それから6カ月後，もう誘われることも特別扱いされることもほとんどなくなった。ジェイクはおねしょをするようになった。トムは学校で，粗暴で破壊的で，時にはほかの子どもたちに攻撃を向けるようになっていた。そこには，コツコツ勉強していたかつての面影はなかった。

　ここに記した事例は，親が末期の病気を患ったとき，その家族が直面する問題のいくつかを示している。何が起こっているのか子どもたちに知らせたほうが良いのだろうか？　もしそうだとして，いつ，どのように，また誰が知らせたら良いのだろうか？　臨終に立ち会わせたほうが良いのだ

ろうか，葬式に参列させたほうが良いのだろうか？

❖死別前の支援

　18歳未満の子どものうちで，毎年2％がその親を亡くしている。死因の多くは，たとえば事故や突然の心臓発作といったように予期せぬものであるが，相当数は末期癌である。親の死が目前に迫った時期そして親が亡くなったあとで，その子どもにどのような援助を提供すれば良いのだろうか？　親が癌で亡くなる場合は，それまでにその子どもやほかの家族は心の準備をする余裕があることが多く，たとえば自殺のように親が突然亡くなる場合よりも，子どもの抱える心理的問題は軽度であることが知られている (Pfeffer et al. 2000)。

　シーゲルら (Siegel et al. 1992) の研究は，末期患者の子どもの心理的適応を最初に取り上げたものの一つである。彼らは，各種の標準的な評定尺度を用い，親が病気で末期にある児童62名と一般の児童とを比較した。その結果，自己報告による調査ではあるが，末期患者の子どもは抑うつと不安が高く，自己評価が低いことを見い出した。シーゲルら (Siegel et al. 1992) は，同研究で，子どもの憂苦について3通りの考え方ができると述べている。すなわち，①それは喪の過程における重要な側面であり，したがって一時的なものであり，最終的には有益である，②それは病的な喪の先駆けである可能性があり，今後臨床水準の抑うつや不安に発展するかもしれない，そして／あるいは，③それは親が末期患者であることに伴う環境の「激変 (upheavals)」を反映したものである，の3つである。

　その後，シーゲルら (Siegel et al. 1996) は，子どもの抑うつと不安の程度は，死別後（親の死から7～12カ月後）よりも死別前のほうが高いことを報告した。この結果から，親が末期癌を患っている子どもは，親が亡くなったあとよりも，親が存命中で，ただし末期の床にあるときのほうが，精神面で脆い状態にあると考えることができる (Siegel et al. 1995, 1996)。このことは，きょうだいが末期癌を患っている子どもについても

示されている（Birenbaum et al. 1989）。なぜこのような結果になるのだろうか。一つには，親が末期になると，病苦が増大し，家族における役割が減少し，また容姿がやつれ，そのため子どもが思い悩むことが多くなるためと考えられる。あるいは，この時期に至ると病気が重いことをもはや隠しおおせず，親はこの時期を選んで我が子に自分の死期が近いことを告げるためかもしれない（Siegel et al. 1996）。

シーゲルら（Siegel et al. 2000）は，親を癌で亡くした子どもは自己評価が低く，この自己評価は，たとえば年若であるほど，不安が高いほど，自分が大事に育てられたと思っているほど，高いことを見い出した。彼らは，死別を経験する前に，自己評価の低下を防ぐことに焦点を合わせて子どもに援助の手を差し伸べると，子どもの憂苦を改善するのに有益だと考えている。

つい最近，ビールら（Beale et al. 2004）は，末期癌患者とその子ども29名に面接を行い，死期の迫った親の子どもは強い憂苦を経験していることを見い出した。また親の病気のことを通常推測される以上に理解していることも見い出した。ビールらは，子どもの高不安と，親の病気に関する情報不足との間に明瞭な関連があり，特に病気のことは聞いたが話し合う機会がないという子どもの不安が高いと述べている。同研究から得られた結論として，ビールらは，児童精神科医や精神保健の専門家が時期に適った介入を行って子どもを援助すれば，子どもは，親が死にゆくことにうまく対処してゆけるとしている。

親が存命中のあいだ，子どもと係わりを持とうとするのは容易なことではなかろう。遺されるもう一方の親は，自身が直面している苦しみを子どもに味合わせまいと必死になり，先に述べた事例の母親と同じように振る舞うかもしれない。あるいは，そうすることが子どもを守り，子どものためになると信じて疑わない他の家族メンバーからそうするよう強要されるかもしれない。しかし実際には，こうしたやり方は子どもを守るよう働かない。最初は悲痛を味合わせずに済むかもしれないが，いずれは親が亡く

なりもういないという現実やそれに伴う悲痛と向き合わざるを得なくなり，それに対処していくのに困難を覚えるだろう。

　最近，ケネディ（Kennedy 2008）は進行癌患者の子どもに面接を行い，子どもたち（8～18歳）は自分の親に何が起ころうとしているのか知りたいと思っていることを報告している。これから起こることに心の準備をするのに，また，持てる時間を病気の親やほかの家族と最大限利用できるようにするのに，知ることは重要な働きをする。

　〔知らされて〕良かったです。お父さんの病気のこと知りたいし，お父さんがどうなっていくのか知りたいし，大丈夫なのか知りたいし，病気だとしても，これから良くなっていくのか，それとももっと悪くなっていくのか知りたいの。それでとても辛い気持ちになったとしても，何が起こるのか知りたいの。いきなり悪いことが起こってほしくないし，これからどうなっていくのか分かっておきたいから，何でも知りたいの。

フィオン（14歳）

　しかし，子どもがどの程度知りたいと思っているかは，その子どもによって異なる。したがって子どもめいめいの欲求の違いに目を向けることが大切である。同研究で調べられた子どもたちはまた，子ども向けの信頼できる客観的な各種の情報やサポートを探せる公的サービスを求めているにもかかわらず，それができない，と力をこめて述べていた。子どもたちが公的サービスを用いなかった理由は，子どもたち自身の回答によれば，どのようなサービスがあるか知らなかったというもののほかに，自分が関心を持っていることを親が知ったら，親が動揺すると思って利用しなかったというものがあった。

　この研究では，扶養すべき子どもがいるにもかかわらず進行癌を患っている親のケアを担当している（ホスピスや癌センターの）医療スタッフにも面接が行われている。そうした医療スタッフは，ケアで最も困難なこと

は子どもの問題だということを認識していた。彼らは，子どもたちが苦しい立場に置かれている（とりわけ情報不足で）ことに気づいており，子どもたちに援助の手を差し伸べたいと思っていたが，問題があってそうした子どもに接触できず，欲求不満を覚えていた。医療スタッフが挙げた問題とは次のようなものである。すなわち，子どもと接触するのを親が妨げる（親は子どもに本当のことを知らせたくないと考えており，門衛となって子どもと接触させないようにする），接触しようとすると時間が子どものスケジュール（授業時間）と重なってしまう，援助に役立つもの（たとえば資金，時間，訓練，そしてたとえば家族の状況といった情報）が不足している，などである。

> 児童保護法（children's protection laws）には，子どもが何か危険な状態にあるらしいって分かったら介入することができるって書いてあるけど，子どもたちと係わるのに親が同意する必要があるのよ。うまくいくと思う？ 子どもを苦しめまいと思ってのことなんだけど，親は私たちが子どもと係らないのが一番と信じて疑わないの。それで，親と対立したいとも思わないし。子どもの気持ちが無視されているのに気づいたら，親がどう思おうと，子どもと会う手筈を整えるというのはとても難しいわ。
>
> ホスピスの医療スタッフ

　ある資料によれば，子どもが家族以外の人と相談するのを，親に認めさせること，また子どもも利用できるサービスの情報を親に提供することが大切だとされている。また，子どもが，たとえば学校のスタッフや医療スタッフといった，親以外の人から援助を受けられるようにしておくことも大切だとされている。
　親が病気で末期にある，そうした子どもが利用できる援助について検討を加えた研究もある。バーマンら（Berman et al. 1988）は，一方の親を癌で亡くした青年に面接を行い，支えてくれたり助けてくれたりする人や

組織に関して親子で見方が異なっていることを見い出した。つまり親は医師や学校スタッフを挙げていたが、一方の子どもたちは家族の友だちや家族や仲間を挙げていた。さらに子どもたちは、親が末期の床にあるとき、医療スタッフからの支えや援助はほとんどなく、孤立感を抱いたとも述べていた。

親が亡くなる前、臨終のとき、そして亡くなったあとに、子どもがどのような支えや助けを受けたかが、子どもの悲嘆過程に大きな影響を及ぼすことが見い出されている（Elizur and Kaffman 1983）。それゆえ、死別前のみならず、長い死別後の悲しみの期間に子どもに援助の手を差し伸べるには、そもそも子どもは死別前に何にまた誰に支えられ、助けられたか、それに関する情報を得ておくことが不可欠であろう。

英国臨床英知機構の癌サービスに関するガイドライン「成人癌患者の支持的・緩和ケアの改善 (Improving Supportive and Palliative Care for Adults with Cancer)」(National Institute for Clinical Excellence 2004) は、家族にも精神的ケアを提供することが望ましいとしている。しかし今日にいたるまで、そうしたサービスはあまり行われておらず、とりわけ子どもに焦点を合わせたそれはほとんどない（Watson et al. 2006）。

その上、病身の親は非常に体調が悪く、長いあいだ子どもと係わることができないかもしれない。ときには最終局面で親と家族の間に垣根が設けられ、そのため子どもが親と意味ある係わりを持つことが一層難しくなるかもしれない。子どもを促して、短時間でも親のもとに寄らせ、話をしたり絵を描いたりすることは、係わりを保つ一つの方法であろう。年長の子どもならば、何が起こっているか、それをかなり現実的に理解するだろう。しかしどんな子どもであれ、何が起ころうと、自分は愛され、大事にされているという安心感を持てることが大切である。でもこれは困難かもしれない。というのは、もう一方の親、つまり患者の配偶者は死の淵に臨む患者の世話にかかりっきりになっており、子どもに寄り添う心の余裕や時間がないことが多いからである。こんにち多くの子どもが片親家庭で育つよ

うになっており，彼らが親——たった一人しかいない親——を失う可能性は非常に高くなっている。今後，死期を間近に控えた親の看病や介護をしている子どもを支え，助けるのに，より拡大家族メンバーの助力が必要になるかもしれない（Segal and Simkins 1993）。

　状況によっては，家族のなかで子どもがその病気の親の看病や介護を中心的に担っているというようなこともあろう。看病や介護を担う立場に置かれた子どもの存在についてしだいに認識されるようになり，「ケアを行う子ども（Young Carers）」という語も作り出された。保健省（Department of Health 1996）は，それを「日常的にかなりの量の看病や介護」を行っているか，行おうとしている子どもと定義している。2001年のセンサスによれば，英国には「ケアを行う子ども」が17万5000人いると推定されるが，実際はもっと多いのではないかと考えている研究者（Bibby and Becker 2000）もいる。しかし現在のところ，末期の者を看病・介護している「ケアを行う子ども」の数ははっきりしない。

　病身の親あるいは家族の看病や介護をすることは，子どもの，身体面，社会面，教育面，心理面，行動面などさまざまな側面に影を落としうることが認められている（Aldridge and Becker 1999; Thomas et al. 2003）。「ケアを行う子ども」の生活にさまざまな問題が生じていることが認識されるようになり，そうした状況にある子どもたちを十分支え，助けるべきだという声が上がった。末期の病気を抱えた人を物心両面で支えている子どもに援助と情報を提供するための一助として，最近『ケアを行う子どものためのガイド（*Help the Hospice young carer*）』（Help the Hospices 2006）が作られた。このガイドは，どこに行けば援助や情報が得られるか詳しく説明するとともに，気持ちの面や個々の病気について詳しい助言を提供している。加えて，「ケアを行う子ども」と係わる専門スタッフにも役立つようにと，どのようにして「ケアを行う子ども」を見い出し，支援するかに1節を充てている。

　クリスト（Christ 2000）は，88家族とその子ども157名を対象に，親

が癌で末期にある6カ月のあいだ、そして親が亡くなってから14カ月のあいだに子どもはどのような経験をするか、それを調べている。分析の結果、子どもの反応の仕方は、親を亡くしたとき子どもがどの発達段階にあったかによって大きく異なることを見い出した。またクリストは、子ども時代における親の死は、単一の経験として捉えるべきではないとも述べている。というのは、親が末期を迎えて以降、病気のせいで家族機能が変容したり、両親による子育てから片親によるそれへと推移したり、あるいは遺された親が再婚し新たな家庭が形成されたりと、さまざまなことを体験していくことが多いからである。こうしたことはどれ一つとっても苦労を伴うが、増して遺児にとっては自分一人では対処しづらく翻弄されることの多い体験である。したがって、子どもが大人に成長するにつれて、こうした体験の一つあるいはその組み合わせによって、死別に対する心理的反応をはじめ種々の問題が引き起こされる可能性がある。

❖死別後の支援

前述したように、シーゲルら（Siegel et al. 1996）の研究から、親が末期癌を患っている子どもは、その病気の親が亡くなったあとよりも親が存命中のときのほうが心理的に強い憂苦を経験していることが明らかになっているが、だからといって、親との死別後に心理的憂苦を経験しないというわけではない。たとえば、親やきょうだいを亡くした子どもは、心理的、社会的、行動的問題（たとえば不安や抑うつや攻撃）を来すリスクが高いと考えられている（Worden 1996; Thompson et al. 1998）。

予期せぬ死別を突然経験した子どもはとりわけ問題を来すリスクが高いと考えられている。事故や自殺といった悲惨な出来事を目撃した子どもの場合、恐ろしいイメージが蘇り、それと闘わなければならないかもしれない。ごく少数であるが、外傷後ストレス障害を来すかもしれない（Cerel et al. 1999）。

しかしダウドニー（Dowdney 2000）の文献レビューによれば、親の死

を経験した子どもたちが示す心理的影響は「さまざまである (heterogeneous)」。影響がさまざまだということは，親の死後，心理的問題を来すか否かに関して，媒介因子や緩和因子が重要な働きをしていることを示唆する (Dowdney 2000; Christ and Christ 2006)。特に，親からどのように育てられたか，また子どもの生活で死別以外に何かストレスを生じさせるようなことを体験してはいないかといったことが媒介因子や緩和因子として指摘されている (Harris et al. 1986; Kwok et al. 2005; Christ and Christ 2006)。わけても，子どもと遺されたもう一方の親とがどのような関係にあるかが，重要な媒介因子として挙げられている。遺された親が前向きの (active) 対処を行い，抑うつの程度が低く，家族の絆が強い場合，子どもは心理的問題を来すリスクが低いと考えられる (Kwok et al. 2005)。これに加えて，包み隠さないコミュニケーションを行っている場合や，親の死に関して多くの情報を分かち合っている場合も，子どもは心理的問題を来すリスクが低いと考えられる (Siegel et al. 1996; Raveis et al. 1999)。

　セレルら (Cerel et al. 2006) は，親を亡くした子ども（6～17歳）ともう一方の遺された親，計360組に対して，親の死から2年間に4回の面接を行い，この遺児と親の症状を，地域の一般の子ども，うつ病の子ども，そしてその親のそれと比較した。その結果，死別反応と精神科症状の増大との間に関連があることを見い出した。さらに，遺された親の抑うつ度が高い子ども，死別以外にもストレスを生じさせる出来事を家庭内で体験している子ども，社会-経済的に低い階層の子どもは，精神科症状を来すリスクが高いことを見い出した。このような知見は，媒介因子や緩和因子が重要な役割を果たすという先に述べたことを裏付けるものである。この知見をもとにセレルら (Cerel et al. 2006) は，こうした危険因子を抱えている子どもに一層の注意を払うべきだと述べている。さらに，遺されたもう一方の親に援助の手を差し伸べることは，子どもの回復を間接的に助けることにつながると述べている。

一般に，もし子どもが葬儀に参加することを希望し，それが可能ならば，さらにその際子どもが何らかの役割を担うことができるならば，有益だと考えられている。しかし，大人が遺児に付き添っていて，その子が望むなら，いつでもその場から立ち去れるようにしておくことも重要なことである。遺されたもう一方の親が，自身の悲痛であまりにも打ちひしがれていて，葬儀のあいだ子どもの心を支えられないかもしれないからである。また，絵を描いたり，思い出や手紙を書いたりするよう子どもに勧め，場合によってはそれを柩のなかに収めると，子どもが別れの過程を歩むのに役立つかもしれない。子どもは死の意味を理解していないと依然信じられているが，研究によれば，5～6歳の子どもといえども死が何を意味するのかはっきりと理解していることが明らかになっている (Lansdown and Benjamin 1985)。シルバーマン (Silverman 2000) は米国とイスラエルで遺児の縦断的研究を行い，家族が亡くなった場合，非常に幼くても子どもに何が起こっているのか明確に説明すると有益だろうと主張している。子どもには，何が起こっているのか彼らが理解できる言葉で伝えることが大切である (Black 1998)。「遠くに行った (passed away)」や「ずっと眠っている (gone to sleep)」といった婉曲な表現は避けるのが良い。子どもは，末期の病気について，たとえば「癌って何？」「化学療法って何？」というように多くの疑問を持っていることが多い。こういう場合も，子どもが理解できる言葉でそうした疑問に答えることが大切で，そうした疑問について子どもと快く話し合ってくれる医師の支えや助けは計り知れないほど重要である (Monroe and Kraus 1996; Thompson and Payne 2000)。

　遺児は皆サポートを必要としているのだろうか？ 1999年にハリントンとハリソン (Harrington and Harrison 1999) はカウンセリング・サービスが過剰に提供されていることを指摘し，現在までのところ，どのようなものが遺児や遺族に有益か，仮に有益なサービスがあるとしての話だが，それを示す科学的根拠はないと述べている。主に方法論的問題があり，今

日でも遺児に対するサポートの有益性を支持する科学的根拠は非常に乏しい（Curtis and Newman 2001; Nabors et al. 2004）が，これまでに行われた研究からは有益性を示す結果が得られている（Nabors et al. 2004; Kirwin and Hamrin 2005; Schmiege et al. 2006）。

たとえばサンドラーら（Sandler et al. 2003）は，156家族を，無作為に遺族支援プログラム（Family Bereavement Programme; FBP）と自己教育（self-study）のいずれかに割り付け，FBPを評価した。同プログラムは，遺児（8～16歳）と彼らの身の回りの世話をしている人の両者に介入を行うもので，子どもには，前向きの対処，ストレス評価，自己効力感，自尊心改善，また子どもの世話をしている人には，精神衛生（メンタルヘルス），生活ストレッサー，セルフコントロールについて介入が図られた。サンドラーらは，FBPは子育て，対処，子どもの世話をしている人の精神衛生を改善させること，また特に，女児と，その世話をしており，開始時に問題得点の高い大人，の両者に関しては，「対他者・社会型問題」も「対自型問題[4]」も減少させることを見い出した。こうした知見は，のちにシュミーゲら（Schmiege et al. 2006）も確認している。

そのほかネイバースら（Nabors et al. 2004）は米国にてホスピスの協力で行われている遺児支援キャンプを参加者はどのように考えているか，それを評価している。彼らは，遺児たちがキャンプで自分の心のうちを表せて良かったと述べていることから，それを肯定的に見ていると考えている。遺児たちはさらに，キャンプでほかの遺児たちと仲良くなれて良かったとも述べていた。

そうしたサービスの効果を評価するのは困難を伴うことが多い。というのは，効果，とりわけ，たとえば精神医学的問題の軽減といったことが現れるのは，数年後かもしれないからである（Stokes et al. 1997）。遺児に行うと良いのは，自分の死別体験について話し合え，自分がどのような気持ちであるかに気づけ，自分の気持ちをほかの人と分かち合えるような機会を提供することである——専門家はほぼ例外なくこのことに賛成するだ

ろう (Carroll and Griffin 1977; Blanche and Smith 2000)。しかし子どもの反応は多様である。そのため，家族がまだ存命中のとき，死を迎えるとき，あるいはそのあとに，その子どもを親や専門家がうまく支え，助けられないかもしれない。子どもの反応が多様であることと関連して，各発達水準の遺児にどのような援助を行えばよいか提案している者 (Christ and Christ 2006) もいる。しかしそうした提案は，広く実行に移す前に，十分検討することが必要である。

　遺された子どもは四六時中悲しんでいるわけでない。非常に短時間のうちに，強い悲しみに沈んだり，それから脱したりというように変化する。このため，家族メンバーが，自身の悲嘆に対処する一方で，子どもの変化にも対処するのは困難だろう。先に述べた事例で，親の死後数カ月間，遺児は家族からも友だちからも一斉に助けられ，問題が最小に抑えられる様を示した。ロイド＝ウィリアムズら (Lloyd-Williams et al. 1998) は，親の死から遺児が家庭医に受診するまでの期間を調べ，ピークが4.8カ月であること，そして多くの場合器質的原因の見い出せない身体症状が受診理由であることを示した。この時期になると，遺児はほかの人から気遣われることが減ると同時に，遺されたもう一方の親が死別の現実に圧倒され，家族関係に軋轢が生じることを反映した結果といえよう。

　遺児に対する支援サービスとして種々のものが提案されている (Zambelli et al. 1988; Christ et al. 1991; Mulcahey and Young 1995)。英国で108[5)]の遺児サービスを調べた最近の調査 (Rolls and Payne 2003) から，遺族サービスの85％は非営利組織内（ボランタリー・セクター）に設置されたものであること，また14％は遺児専門のサービス，一方86％はある上位組織（ホスト）の一部として設置されたもので，44％はホスピスが母体となっていることが見い出されている。サービスの大多数 (71％) では，特に制約なく紹介されたならばどのような子どもに対してもサービスが提供されていたが，残る29[5)]％では自施設で亡くなった者の子どもにのみサービスが提供されていた。ほとんどのサービス (72.5％) は有給・無給の両方のスタッフによって，

また11.0[5]％はすべて有給スタッフ，14.3％はすべて無給のスタッフによって行われていた。提供されるサービスは多様で，家族に対する個別ワーク（85.7％），遺児に対する個別ワーク（61.5％），家族に対する集団ワーク（52.7％），遺児に対する集団ワーク（45.1％）であった。そのほか，死別前の支援（63.7％），「気軽な立ち寄り場(ドロップ・イン)」の提供（16.5％），情報や助言の提供（94.5％），訓練の提供（31.9％），資源提供（87.9％）もあった。遺児とその家族へのサービス提供に加え，遺児の周囲に位置する組織や人々にもサービスが提供されていた（74[5]％）。たとえば学校には66[5]％，緊急医療サービスには28[5]％，そのほかの専門スタッフには63％であった。

　ロールズとペイン（Rolls and Payne 2003）は上記に続けて，多くの遺族サービスは「遺児を支え，助けるという共通の目標」を持ってはいるが，それ以外は千差万別であると述べている。たとえば先に述べたように，設置された場所，サービスの種類，組織，運営，資金，スタッフの種類といった点で多様であることが示されている。そして，ロールズとペインは，多くの遺児サービスは，ある上位組織(ホスト)のサービスの一部として行われているため，どのようなことが行われているか見い出すのは容易でなかろうと述べ，「遺児ネットワーク（Childhood Bereavement Network）」が『遺児サービス一覧』を出版したお陰で，利用できるサービスがたいへん見つけやすくなったと述べている。

　「ウインストン・ウィシュ（Winston's Wish）」は英国における遺児プログラムの例であり，遺児を支え，助けるとともに，たとえば学校の先生や，看護スタッフや介護スタッフといったように，子どもと身近に接する人たちに，遺児が死別の悲しみを経験しているとき，どのように支え，助ければ良いか，それについて情報を提供することを主な目的としている組織である（Stokes et al. 1999）。遺児たちは強い孤立感を抱いているかもしれない——たとえば同級生のなかで親を亡くしたのは自分一人かもしれず，そうなるとレッテルを貼られたように感じ，一人ぼっちだと感じるか

もしれない。そこで，遺児が，同じ境遇にあるほかの子どもと知り合い，自分の経験を話し合い，分からないことを尋ね合い，楽しい時間を過ごしたり，これから生きる道——遺児にとって，継母や継父を迎えることも含まれよう——について考えるよう励ましたりする機会を提供するために，週末にキャンプを行っている。このプログラムのもう一つの重要な目的は，遺されたもう一方の親が子どもを支え，助けることができるよう力添えすることである。たとえば，亡くなった親について話をするよう子どもを励ましたり，思い出を分かち合ったり（「…のときのこと覚えている？」）という活動を行っている（Nickman et al. 1998）。

「遺児トラスト（The Child Bereavement Trust）」は，死別の悲しみの最中にある子どもとその家族，そして彼らを支えている学校の先生といった人たちにサービスを提供しているもう一つの組織である。彼らが作成した資料『死別を経験した子どもを理解する（*Understanding bereaved children and young people*）』は，遺児が示すと予想される反応と，悲しみの最中にいる子どもに援助の手を差し伸べるのに，親や専門スタッフや学校の先生をはじめとする人たちはどうすれば良いか，そのやり方についてうまくまとめたもので，有益である（http://www.childbereavement.org.uk/documents/Bereaved_Children_6pp.pdf）。

以上見てきたように，これまでの研究から，遺児へのサービス提供は有益であるが，そのサービスは多様であることが明らかになっている。ダウドニーら（Dowdney et al. 1999）は，サービスの提供は，子どもの年齢と，親の亡くなり方，この両方と関連していることを明らかにした。すなわち，5歳以上の子ども，親が自殺した子どもや親の死が予想されていた子ども，そして，親をホスピスで亡くしたというように，死別前からサービス（たとえばホスピス）と接点を持っていた子どもに対して，サービスがより提供される傾向にあった。

遺児は，親の死から何年ものあいだ，重大な節目を迎えるたびに，繰り返し死別の悲しみを経験していくことになろう（Baker et al. 1992;

Lohnes and Kalter 1994)。本章の目的は，緩和ケアに携わっている方々にとって重要な問題である遺族支援について論じることであった。最後に，私たちが力になりたいと考えている方々に言葉を送りたい。

お母さんが亡くなってから何日も私は後悔していた。あのときサンドイッチを全部隠さなければよかった，あのとき口答えをしなければよかった。そう思って，泣きたいような気持ちになったことがときどきあった。またあるときは，ただ体を触ったり，目で見たりできないだけで，お母さんはどこにも行っていないように思った。いつも，これからもずっとお母さんのこと大好きだよ。おばあちゃんが，悲しいのはいつかなくなると言っていた。おばあちゃんの言うことを信じる。

イジー

謝　辞

本章で用いた資料は，「健康財団（The Health Foundation）」と「クララ・バージェス・トラスト（The Clara Burgess Trust）」からの資金援助を得て行った研究に基づいている。同研究に協力してくださった遺族コーディネーター，遺族ワーカー，遺族の皆様，そして研究チームのメンバーのディヴィッド・フィールド（David Field）教授，マリリン・レルフ（Marilyn Relf）医師，ディヴィッド・リード（David Reid）の皆様に感謝を捧げたい。また母親を亡くしたときの気持ちをここに掲載することを許してくれたイジーにも感謝したいと思う。

＊訳注
1) grief は「重くする」「苦しめる」の意のラテン語 grever，さらには「重い」の意の gravis に由来する。grief と bereavement の語根は共通するとする記述は疑問である。
2) process は pro（前へ）と cedere（行く）が合わさったラテン語 procedere に由来しており，もともと，先に進むという意味合いの強い語である。
3) もともと「友達になる」「友達として接する」という意だが，今日では，相談する／相

談されるという関係ではなく「友だちとして助ける，助け合う」という意味合いで用いられる。
4）「対他者・社会型問題」とは攻撃行動や社会行動といったように他者や社会に向けて生じる問題，「対自型問題」とは引きこもり，身体的訴え，不安・抑うつといったように自分自身に生じさせる問題や症状のこと。戸ヶ崎泰子・坂野雄二「児童期・思春期の問題行動の評価：Child Behavior Checklist（CBCL）日本版による診断と評価」（『精神科診断学』34号，235-45，1988）参照。
5）原書で示された数値は，原論文（Rolls and Payne 2003）のものと異なっている。ここでは原論文に記された数値を示す。

◆文献

Aldridge J, Becker S (1999). Children as carers: the impact of parental illness and disability on children's caring roles. *J Fam Ther* 21: 303-20.
Baker J, Sedney M, Gross E (1992). Psychological tasks for bereaved children. *Am J Orthopsychiatry* 62: 105-16.
Bartlett D (1998). *Stress*. Buckingham: Open University Press.
Beale EA, Sivesind D, Bruera E (2004). Parents dying of cancer and their children. *Palliat Support Care* 2: 387-93.
Berman H, Cragg CE, Kuenzig L (1988). Having a parent die of cancer: adolescents' reactions. *Oncol Nurs Forum* 15: 159-63.
Bibby A, Becker S (2000). *Young carers in their own worlds*. London: Calouste Gulbenkian Foundation.
Birenbaum LK, Robinson MA, Phillips DS, Stewart BJ, McCown DE (1989). The response of children to the dying and death of a sibling. *Omega* 20: 213-28.
Black D (1998). Bereavement in childhood. *BMJ* 316: 931-3.
Blanche M, Smith S (2000). Bereaved children's support groups: where are we now? *Eur J Palliat Care* 7: 142-4.
Bonanno GA (2004). Loss, trauma and human resilience: have we underestimated the human capacity to thrive after extremely aversive events? *Am Psychol* 59: 20-8.
Bowlby J (1969). *Attachment and loss, Vol. 1. Attachment*. Londom: Hogarth Press.〔新版の訳：黒田実郎・大羽蓁・岡田洋子・黒田聖一訳『母子関係の理論 I：愛着行動』岩崎学術出版社〕
Bowlby J (1973). *Attachment and loss, Vol. 2. Separation*. London: Hogarth Press.〔新版の訳：黒田実郎・岡田洋子・吉田恒子訳『母子関係の理論 II：分離不安』岩崎学術出版社〕
Bowlby J (1980). *Attachment and loss, Vol. 3. Loss, sadness and depression*.

London: Hogarth Press. 〔黒田実郎・吉田恒子・横浜恵三子訳『母子関係の理論 III：対象喪失』岩崎学術出版社〕
Carroll M, Griffin R (1997). Reaffirming life's puzzle: support for bereaved children. *Am J Hospice Palliat Med* 14: 231-5.
Cerel J, Fristad MA, Verducci J, Weller RA, Weller EB (2006). Childhood bereavement: psychopathology in the 2 years postparental death. *J Am Acad Child Adoles Psychiatry* 45: 681-90.
Cerel J, Fristad MA, Weller EB, Weller RA (1999). Suicide-bereaved children and adolescents: a controlled longitudinal examination. *J Am Acad Child Adoles Psychiatry* 38: 672-9.
Christ GH (2000). *Healing children's grief: surviving a parent's death from cancer.* New York: Oxford University Press.
Christ GH, Christ AE (2006). Current approaches to helping children cope with a parent's terminal illness. *CA Cancer J Clin* 56: 197-212.
Christ G, Siegel K, Mesagno F, Langosch D (1991). A Preventative intervention program for bereaved children: problems of implementation. *Am J Orthopsychiatry* 61: 168-78.
Chung SF, Wegars P (2005). *Chinese American death rituals: respecting the ancestors.* Lanham: Altamira Press.
Curtis K, Newman T (2001). Do community-based support services benefit bereaved children? A review of empirical evidence. *Child Care Health Dev* 27: 487-95.
Department of Health (1996). *Cares (Recognition and Services) Act 1995: policy guidance and practical guide.* London: Department of Health.
Dowdney L (2000). Annotation: childhood bereavement following parental death. *J Child Psychol Psychiatry* 41: 819-30.
Dowdney L, Wilson R, Maughan B, Allerton M, Schofield P, Skuse D (1999). Psychological disturbance and service provision in parently bereaved children: prospective case-control study. *BMJ* 319: 354-7.
Elizur E, Kaffman M (1983). Factors influencing the severity of childhood bereavement reactions. *Am J Orthopsychiatry* 53: 668-76.
Fenichel O (1945). *The psychoanalytic theory of neurosis.* New York: Norton.
Field D, Reid D, Payne S, Relf M (2001). A national postal survey of adult bereavement support in hospice and specialist palliative care services in the UK. *Int J Palliat Nurs* 10: 569-76.
Field D, Reid D, Payne S, Relf M (2006). Evaluating adult bereavement support services provided by hospices: a comparative perspective on service provision.

Int J Palliat Nurs 12: 320-7.

Field D, Payne S, Relf M, Reid D (2007). An overview of adult bereavement support in the United Kingdom: issues for policy and practice. *Soc Sci Med* 64: 428-38.

Firth S (2001). Hindu death and mourning rituals: the impact of geographic mobility. In: Hockey J, Katz J, Small N (ed.). *Grief, mourning and death ritual.* Buckingham: Open University Press, pp.237-46.

Freud S (1917). *Mourning and melancholia.* London: Hogarth Press. 〔井村恒郎訳「悲哀とメランコリー」『フロイト著作集』第6巻，人文書院／加藤正明訳「悲哀とメランコリー」『フロイト選集』第10巻，改訂版，日本教文社／中山元訳「喪とメランコリー」『人はなぜ戦争をするのか』光文社／伊藤正博訳「喪とメランコリー」『フロイト全集』第14巻，岩波書店〕

Harrington R, Harrison L (1999). Unproven assumptions about the impact of bereavement on children. *J R Soc Med* 92: 230-3.

Harris T, Brown GW, Bifulco A (1986). Loss of parent in childhood and adult psychiatric disorder: the role of lack of adequate parental care. *Psychol Med* 16: 641-59.

Help the Hospices (2006). Young carers guide. available at http://www.timetocare.org.uk/pack/ycguide.asp* (last accessed 1/4/2007).

Hockey J (2001). Changing death rituals. In: Hockey J, Katz J, Small N (ed.). *Grief, mourning and death ritual.* Buckingham: Open University Press, pp.185-211.

Hockey J, Katz J, Small N (2001). *Grief, mourning and death ritual.* Buckingham: Open University Press.

Kennedy V (2008). *'I don't know what to say'.* PhD thesis, University of Liverpool.

Kirwin KM, Hamrin V (2005). Decreasing the risk of complicated bereavement and future psychiatric disorders in children. *J Child Adoles Psychiatr Nurs* 18: 62-78.

Klass D, Silverman PR, Nickman SL (1996). *Continuing bonds.* Philadelphia, PA: Taylor and Fracis.

Kübler-Ross E (1969). *On death and dying.* New York: Macmillan. 〔鈴木晶訳『死とその過程について』中央公論新社〕

Kwok OM, Haine R, Sandler I, Ayers TS, Wolchik SA, Tein JY (2005). Positive parenting as a mediator of the relations between parental psychological distress and mental health problems of parently bereaved children. *J Clin Child Adoles Psychol* 34: 260-71.

Lansdown R, Benjamin C (1985). The development of the concept of death in

children aged 5-9. *Child Care Health Dev* 11: 13-20.
Lazarus RS, Folkman S (1984). *Stress, appraisal and coping.* New York: Springer-Verlag. 〔本明寛・春木豊・織田正美監訳『ストレスの心理学：認知的評価と対処の研究』実務教育出版〕
Lindemann E (1944). Symptomatology and management of acute grief. *Am J Psychiatry* 101: 141-8.
Lloyd-Williams M, Wilkinson C, Lloyd-Williams F (1998). Do bereaved children consult the primary care team more frequently? *Eur J Cancer* Care 7: 120-4.
Lohnes K, Kalter N (1994). Preventative intervention groups for parently bereaved children. *Am J Orthopsychiatry* 64: 594-603.
Monroe B, Kraus C (1996). Children and loss. *Br J Hosp Med* 56: 260-4.
Mulcahey A, Young M (1995). A bereavement support group for children. *Cancer Pract* 3: 150-6.
Nabors L, Ohms M, Buchanan N, Kirsh KL, Nash T, Passik SD, Johnson JL, Snapp J, Brown G (2004). A pilot study of the impact of a grief camp for children. *Palliat Support Care* 2: 403-8.
National Institute for Clinical Excellence (2004). *Guidance on cancer services: improving supportive and palliative care for adults with cancer. The manual.* London: National Institute for Clinical Excellence, pp.157-67.
Nickman S, Silverman P, Normand C (1998). Children's construction of a deceased parent: the surviving parent's contribution. *Am J Orthopsychiatry* 68: 126-34.
Oxford English Dictionary (2nd edn) (1989). Oxford: Oxford University Press.
Parkes CM (1971). Psychosocial transitions: a field for study. *Soc Sci Med* 5: 101-4.
Parkes CM (1993). Breavement as a psychosocial transition: processes of adaptation to change. In: Stroebe MS, Stroebe W, Hansson RO(ed.). *Handbook of bereavement.* Cambridge: Cambridge University Press, pp.91-101.
Parkes CM (1996). *Bereavement* (3rd edn). London: Routledge. 〔桑原治雄・三野善央訳『死別：遺された人たちを支えるために』（改訂版）メディカ出版〕
Parkes CM, Laungani P, Young B (ed.) (1997). *Death and bereavement across cultures.* London: Routledge.
Payne S (2001a). Bereavement support: something for everyone? *Int J Palliat Nurs* 7: 108.
Payne S (2001b). The role volunteers in hospice bereavement support in New Zealand. *Palliat Med* 15: 107-15.
Payne S, Field D, Rolls L, Kerr C, Hawker S (2007). Evaluating case study methods research for use in end of life care practice: reflections on three studies.

J Adv Nurs 58: 236-45.

Payne S, Horn S, Relf M (1999). *Loss and bereavement*. Buckingham: Open University Press.

Payne S, Relf M (1994). The assessment of need for bereavement follow-up in palliative and hospice care. *Palliat Med* 8: 291-7.

Pfeffer C, Karus D, Siegel K (2000). Child survivors of parental death from cancer or suicide: depressive behavioral outcomes. *Psycho-oncology* 9: 1-10.

Raveis VH, Siegel K, Karus D (1999). Children's psychological distress following the death of a parent. *J Youth Adolesc* 28: 165-80.

Reid D, Payne S, Field D, Relf M (2006). Adult bereavement support in five English hospices: research methods and methodological reflections. *Int J Palliat Nurs* 12: 430-7.

Relf M (1998). Involving volunteers in bereavement counselling. *Eur J Palliat Care* 5: 61-5.

Rolls E, Payne S (2003). Childhood bereavement services: a survey of UK provision. *Palliat Med* 17: 423-32.

Sandler IN, Ayers TS, Wolchik SA, Tein JY, Kwok OM, Haine RA, Twohey-Jacobs J, Suter J, Lin K, Padgett-Jones S, Weyer JL, Cole E, Griffin WA, Kriege G (2003). The family bereavement program: efficacy evaluation of a theory-based prevention program for parently bereaved children and adolescents. *J Consult Clin Psychol* 71: 587-600.

Saunders CM (1993). Risk factors in bereavement outcome. In: Stroebe MS, Stroebe W, Hansson RO (ed.). *Handbook of bereavement*. Cambridge: Cambridge University Press, pp.255-70.

Schmiege SJ, Khoo ST, Sandler IN, Ayers TS, Wolchik SA (2006). Symptoms of internalizing and externalizing problems. *Am J Prev Med* 31 (6, Suppl. 1): S152-60.

Schut H, Stroebe MS (2005). Interventions to enhance adaptation to bereavement. *J Palliat Med* 8: 140-7.

Segel J, Simkins J (1993). *My mum needs me: helping children with ill or disabled parents*. London: Penguin.

Selye H (1956). *The stress of life*. New York: McGraw-Hill. 〔杉靖三郎・田多井吉之介・藤井尚治・竹宮隆訳『現代生活とストレス』法政大学出版局〕

Siegel K, Karus D, Raveis VH (1995). Adjustment of children facing the death of a parent due to cancer. *J Am Acad Child Adoles Psychiatry* 35: 442-50.

Siegel K, Mesagno FP, Karus D, Christ G, Banks K, Moynihan R(1992). Psychosocial adjustment of children with a terminally ill parent. *J Am Acad*

Child Adoles Psychiatry 31: 327-33.
Siegel K, Raveis VH, Karus D (1996). Pattern of communication with children when a parent has cancer. In: Baider L, Cooper CL, De-Nour AK (ed.). *Cancer and the family.* Chichester: John Wiley and Sons, pp.109-28.
Siegel K, Raveis VH, Karus D (2000). Correlates of self-esteem among children facing the loss of a parent to cancer. In: Baider L, Cooper CL, De-Nour AK (ed.). *Cancer and the family* (2nd edn). Chichester: John Wiley and Sons, pp.222-37.
Silverman P (2000). *Never too young to know.* New York: Oxford University Press.
Small N (2001). Theories of grief: a critical review. In: Hockey J, Katz J, Small N (ed.). *Greif, mourning and death ritual.* Buckingham: Open University Press, pp.19-48.
Stokes J, Pennington J, Monroe B, Papadatou D, Relf M (1999). Developing services for bereaved children: a discussion of the theoretical and practical issues involved. *Mortality* 4: 291-307.
Stokes J, Wyer S, Crossley D (1997). The challenge of evaluating a child bereavement programme. *Palliat Med* 11: 179-90.
Stroebe M, Schut H (1999). The dual process model of coping with bereavement: rationale and description. *Death Stud* 23: 197-224.
Stroebe W, Schut H, Stroebe M (2005). Grief work, disclosure and counselling: Do they help the bereaved? *Clin Psychol Rev* 25: 395-414.
Sullivan HL (1956). The dynamics of 'emotion'. In: Sullivan HL (Perry HS, Gawel ML, Gibbon M, ed.). *Clinical studies in psychiatry.* New York: Norton, pp.91-127.〔中井久夫・山口直彦・松川周二訳「"情動"の諸力動態勢」『精神医学の臨床研究』みすず書房〕
Thomas N, Stainton T, Jackson S, Cheung WY, Doubtfire S, Webb A (2003). 'Your friends don't understand': invisibility and unmet need in the lives or 'young carers'. *Child Fam Soc Work* 8: 35-46.
Thompson F, Payne S (2000). Breaved children's questions to a doctor. *Mortality* 5: 74-96.
Thompson MP, Kaslow NJ, Kingree JB, King M, Bryant L, Rey M (1998). Psychological symptomatology following parental death in a predominantly minority sample of children and adolescents. *J Clin Child Psychol* 27: 434-41.
Walter T (1996). A new model of grief: bereavement and biography. *Mortality* 1: 1-29.
Walter T (1999). *On bereavement.* Buckingham: Open University Press.
Watson M, St James-Roberts I, Ashley S, Tilney C, Brougham B, Edwards L,

Baldus C, Romer G (2006). Factors associated with emotional and behavioural problems among school age children of breast cancer patients. *Br J Cancer* 94: 43-50.

Worden JW (1982). *Grief counselling and grief therapy: a handbook for the mental health practitioner.* New York: Springer Publishing.

Worden JW (1991). *Grief counselling and grief therapy: a handbook for the mental health practitioner* (2nd edn). London: Loutledge. 〔成澤實監訳『グリーフカウンセリング：悲しみを癒すためのハンドブック』川島書店〕

Worden JW (1996). *Children and grief: when a parent dies.* New York: Guilford Press.

Wortman CB, Silver RC (1989). The myths of coping with loss. *J Consult Clin Psychol* 57: 349-57.

Zambelli G, Lcark E, Barile L, de Jong A (1988). An interdisciplinary appraoch to clinical intervention for childhood bereavement. *Death Stud* 12: 41-50.

〔訳者注〕

＊2008年版のアドレスは次。

http://www.helpthehospices.org.uk/our-services/developing-practice/carers/publications/young-carers-guide/

第12章

スタッフのサポート

マルコム・ペイン

はじめに

❖ 緩和ケア・スタッフのサポートがなぜ心理社会的問題なのか

　緩和ケア・スタッフのサポートは，次の3つの理由から心理社会的な問題となる。すなわち，①雇用主は被雇用者の健康を確実に守る法的，道義的責任を負っており，したがって緩和ケア・サービスはスタッフの健康と無縁でない，②スタッフの健康状態は，患者およびサービス利用者に提供する心理的サービス・社会的サービスを含む各種のサービスの質に影響を及ぼす，③たとえば緩和ケアといった医療・福祉サービスは特定の人に援助を提供するものであるが，さらに，そうしたサービスを通して，またそうしたスタッフによって，専門知識や活動やエネルギーが広く行き渡ることで，またサービスやスタッフが知識や技術の宝庫となることで，広くコミュニティにも貢献するから，緩和ケア・スタッフをサポートすることはコミュニティの社会資本の整備につながる——この3つである。こうして，スタッフをサポートすることは，個々の患者のレベルから社会全体のレベルまでの医療と福祉に心理社会的に貢献するものとなる。

　緩和ケアで主に取り組まれるのは死そして死別である。それらは社会的また心理的な緊張や変革をもたらす重大な社会的転機である。死は，ある

家庭内の人間関係，またその人が絡む社会でのあらゆる人間関係を変容させる。その人が絡む人間関係における社会的また心理的緊張は，ケアの場に，したがってそこで働くスタッフに伝わるだろう。緩和ケアにおいてスタッフを支え，助けることが重要なのは，一つには，緩和ケアの場で「喪失の累積現象（accumulated loss phenomenon）」（Adams et al. 1991）が起こるからである。すなわち，緩和ケア・スタッフは，長いあいだに患者の死を何回も経験し喪失感を繰り返し味わうことが多いのである。ただしパークス（Parkes 1986）やワーデン（Worden 2003, p.178）といった経験豊かな論者は，うまく運営されている支持的な組織では，そうした経験は死への対処能力を損なうのではなく，むしろ高めるだろうと考えている。

　ストレスというものが存在し，それが人の健康や安寧（well-being）に影響を及ぼすということは広く理解されているが，人がある社会的状況にどう対応するかは一様でない。ほとんどの人はほとんどの場合，自分のストレスを仲間や友人との日々の交流を通して，また家族やコミュニティに支えられたり助けられたりして，自分で解決している。多くの医療スタッフや福祉スタッフも児童虐待や重度の精神障害といったストレスに満ちた問題を取り扱っているが，充実感を味わうことで，また患者やその家族から，あなたのお陰で最後の日々を安らかに過ごせる（あるいは，過ごせた）と感謝の気持ちを伝えられることで，彼らがいつも死と係わっているために経験するであろうストレスは和らげられる。死にゆくことは，誰しもが自身の社会的経験に組み入れなければならない人間の自然な一過程であり，ストレスを生じさせるものとして過度に否定的に描くべきではない。緩和ケアの目標は，この社会的経験を，後悔が残らないように成り立たせようとすることである。そうした満ち足りた経験の実現は，患者やその家族，また患者と人間関係を築いている人々のみならず，ケア・スタッフにおいてもなされるべきである。したがって緩和ケアを提供する組織は，スタッフが自分たちのストレスをうまく解決できるよう支持的であることが

必要である．ただし本章の主テーマは，スタッフがセルフケアを十分行って困難な問題に対処していることを前提とした上で，スタッフへの十分なサポートをどのように進めれば良いかということである．

本章でスタッフ・サポートに関する最近の研究を概観するが，その際，スタッフは，ストレスとなる体験，またサポートとなる体験にどう臨んでいるかを調べた実証的研究に焦点を合わせる．さらに，社会-経済的に低い階層の人々において職場のストレスが短命の重大な因子であることを示す公衆衛生の研究と，法律および組織の管理運営に関する文献も参考にする．緩和ケアの研究は，スタッフ，しかもその大多数を占める女性看護師の自己報告に大きく頼った小人数の調査に拠ったものがほとんどである．したがって研究の多くは特定のスタッフ集団のものの見方や考え方に関したものであり，性別(ジェンダー)に影響された行動や社会的関係が反映している可能性がある．

❖スタッフのサポートとは何か

人間は社会的動物である．したがって人間関係は人間であることと切り離せない．ほとんどの人は支持的な人間関係を重んじる．言うまでもなくスタッフ・サポートは職場の人間関係に係わるものであるが，同じように言えることは，職場の人間関係にはたいていサポートの要素が含まれているということである．しかしスタッフが職場でストレスを経験する可能性があるならば，とりわけそうして生じたストレスのせいで心身の不健康が生じるようであるならば，その職場の人間関係にもともと含まれているサポートの要素を強めることが必要である．緩和ケアにおけるスタッフ・サポートを論ずるという場合，緩和ケア専門スタッフと，緩和ケアを専門としない一般スタッフの両方に目を向けなければならない．後者の人たちは前者の人たちよりも，死や迫りくる死と接することが少ないだろう．したがって前者とはまた別の，しかし等しく重要なサポートが必要だろう．医師，看護師，ソーシャルワーカー，そのほかの医療スタッフ，またチャプ

レンにはみな異なったサポートが必要だろう。さらに事務スタッフ，給食や洗濯などに携わるスタッフ，技術スタッフ，ボランティアも同様だろう。施設によっては，ボランティアがスタッフと見なされていないところがあるかもしれないが，雇用主は彼らの健康にも責任があろう。

最後に次のことを述べておきたい。すなわち，何を支持的と見なすか，それは人によって大きく異なるということである。支持的という語には，個々人の全き状態（wholeness）の維持あるいは回復を図る，また人生上の重大な体験にうまく対処できるよう力添えをするという意味合いが含まれるが，何を支持的と見るかは，人によって大きく異なる。したがって人それぞれの捉え方や反応を尊重しなければならない。

職場のストレス

ストレスはある社会的状況に対する心理的反応であり，それに伴って身体的影響が，そしてもし持続するならば不健康が引き起こされるだろう。それは多様な身体症状として現れる。たとえば，易疲労，頭痛，高血圧，睡眠障害，胃のむかつき，胸の苦しみ，過呼吸，物忘れなどである。行動面に現れることもある。たとえば，アルコールや薬物の乱用，苛立ち，集中困難，多量の喫煙，攻撃，怒りの表出，過食などである（Buchanan and Huczynski 2004, p.159）。極度の場合，ストレスがもとで，臨床水準の不安や抑うつが生じることもある。

生活上あるいは仕事上で難題や過重な負担を経験することはよくある。そうしたよくあることがどのようにしてストレスを引き起こすのだろうか？ 社会-心理的不調と身体的不調との関係は十分解明されているわけではない。緩和ケアに関して言えば，ヴェイション（Vachon 1987）は，ホスピス・ワーカーを対象に画期的な研究を行い，次のような考えを述べている。すなわち，仕事で直面した難題が個人の期待や価値観と釣り合わない場合，それが仕事上のストレッサーとなり，ストレスを生じさせるとい

うのである．これは，各人が自分で，難題に伴うストレスを操作しうることを重視するものである．したがって職場や家庭でストレッサーとなりうる出来事に対する個人の対応は，きわめて重要な出発点となる．同じストレッサーであっても，ある人にとっては取るに足りないものかもしれないし，ある人にとっては衝撃的なものかもしれない．またストレッサーを自分に対する挑戦と捉え，それに打ち勝とうと一生懸命仕事をするという人もいるかもしれない．ストレッサーが異なれば，あるいは同じストレッサーであっても，時期が異なれば，また異なった対応が起こされるかもしれない．

　職場での問題は，人生にて出会うストレス源としては，最も重大なものとは言えないだろう．1960年代に作成された「最近の重大体験一覧」(Holmes and Rahe 1967) によって，たとえば，友だちの死，転居といった，不安やストレスを生じさせる人生上の重大な体験が明らかにされた．最近，これをもとに「重大体験質問票（Events Inventory）」(Spurgeon et al. 2001) が英国の人々を対象として作成され，年齢や性別による違いが調べられている．しかし，いずれの尺度においても，職場での体験は，たとえば，配偶者の死，失業，あるいは実刑判決や借金やホームレスといった体験ほど重大なものとはされていない．したがって，スタッフが職場でストレスを覚えたとしても，それは職場が原因で生じたわけではないかもしれない．あるいは職場での体験と職場以外での体験とが影響し合って，職場でストレスを生じさせたのかもしれない．

　ストレスが取り上げられるとき，社会的状況の種々の側面に目が向けられている．クリステンソン（Kristenson 2006）はストレスをめぐる諸要素を次のように解きほぐしている．

◆ストレッサー，すなわちスタッフが晒される刺激
◆体験の自己認知ないし自己報告
◆ストレス反応，すなわちストレッサーに対する心理-生理的活性化ないし覚醒

◆心理−生理的反応に対する身体反応の経験の自己認知ないし自己報告

認知的活性化理論は、人がストレッサーないしは刺激に晒されると、心身が活性化され、心理−神経−免疫学的反応が経験されると考えるものである。身体は機能的平衡(アロスタシス)を維持しようとする。しかしもし過大な負荷に長期間晒され続けると、身体は平衡を失う。この身体過程はウルシンとエリクセン（Ursin and Eriksen 2004）が記述している。公衆衛生学あるいはそれと関連する視点から、社会−経済的地位、心理−生物学、対処メカニズムとストレスとの関係を扱った最近の諸研究はクリステンソン（Kristenson 2006）がまとめており、有益である。大まかには次のように言うことができる。つまり、社会−経済的に低い地位にある人は、ストレッサーにより強く晒されるうえに、対処に役立つ社会−経済的資源をあまり持たないという、二重に危険な状況に置かれている。したがって、クリステンソン（Kristenson 2006）は、各個人を支え、助けるばかりではなく、ストレスを経験する危険性の高い人々に公衆衛生学的介入を行って、その対処能力を高めることが重要だとしている。職場でストレスを経験しやすい人々にスタッフ・サポートを提供するのは、そうした公衆衛生学的介入法の一つである。

ここで、ストレスがどのようにして生じるかを理解するために、次の3つの寄与因子を念頭に置くことが重要である。

◆個人のパーソナリティと対処法
◆生活状況と仕事状況、そしてその中にあってストレスを生じさせるものとして体験される可能性のある事柄
◆ストレスの発生あるいは軽減に寄与する可能性のある職場の組織的因子

(Buchanan and Huczynski 2004)

これらの寄与因子は、心身の健康状態、職場の外の社会的環境、ストレッサーの認知的評価、困難に直面したときの強靱さないし回復力、そしてそのストレスの持続性（つまり一時的なものか否か）といったことと密

接に関係する (Buchanan and Huczynski 2004, p.160)。強靭さとは，複雑な課題を為し遂げることを可能にし，どのような状況であっても精神的 (emotional) 安定を保つ能力のことである。それを備えた人は，解決困難と思える問題に直面しても，解決法を見い出せると考え，緊張や困難ではなく活力に満ち，そして心弾む日々を送ることができる (Kristenson 2006, p.133)。

　仕事上のストレスは2つの観点から理解できる。すなわち，「仕事重荷度－コントロール (demand-control)」不均衡と「努力－報われ感 (effort-reward)」不均衡である。「仕事重荷度－コントロール」不均衡は，先に述べた，ヴェイション (Vachon 1987) の緩和ケア・ストレスの分析に似たものである。被雇用者に，心理的にもまたそのほかの点でも過重な負担が圧しかかるが，彼らは自己効力感，すなわち自分で状況をコントロールし，仕事をこなしていけるという思いを持てず，ストレスを経験する状態について言うものである (Siegrist and Theorell 2006)。こうして，スタッフ・サポートは，仕事重荷度の軽減と自己効力感の向上の両方が目標となる。死亡率の社会-経済的要因の研究によって，一生を通して仕事に対するコントロールが悪い人は短命であることが示されている (Davey Smith and Harding 1997)。概して，社会-経済的に低い階層の人は高い階層の人よりも，さまざまな理由から仕事と仕事環境に対するコントロールが悪く，それでストレスそしてそれに伴う不健康を経験しやすい。このことは緩和ケア・サービスと無縁でない。というのは同サービスに雇用されている人の多くは社会-経済的に低い階層に属し，同サービスのなかでもストレスの生じやすい領域で仕事をしているからである。医師や看護師といった専門スタッフはサポートの必要性を強く主張することが多く，彼らについては多くの研究がなされている。しかし，彼らは，事務や給食や洗濯などに従事するスタッフ，あるいは医療助手よりも，ストレスを生じさせる仕事や仕事環境に対してかなりコントロールできる立場にいることが多い。

「努力－報われ感」不均衡とは，被雇用者が全力で仕事に取り組むが，注いだ努力に見合うだけの心理的あるいは物質的な報酬を十分受け取っていないと感じる場合に生じるものである。このことは，雇用契約の上で応分の金銭的あるいは社会的報酬を受け取っていても，注いだ努力に対して不満足なものしか返ってこないという場合があることを意味している。こうした状態に影響を与える要因が3つある。その一つはしがみつきで，たとえば，被雇用者が配偶者と同じ地域に留まっていなければならず，それで自由に転職できないといったように，何らかの理由である仕事に特にしがみついている場合がある。雇用主もこれに付け込む。第二のものは戦略的選択で，人がこれからの人生における飛躍の可能性を高めるために，ある期間，高負担／低利得（コスト）の雇用を受け入れるというものである。たとえば，これからキャリアの階段をのぼる基礎として長時間仕事をしている，たとえば医師といった専門職に就いている若者の場合がそれに当たる。第三のものは過度な専念（オーバーコミットメント）で，大きい望みがあって，あるいは高い評価や報酬を求めて過度に立ち働くというものである。ただし過度に働いたとしても，雇用主からはそうと認識されないかもしれない (Siegrist and Theorell 2006)。それは自ら課した務めであり，仕事上必要な労働ではなく，報われなくとも問題ないと見なされるだろう。

　フィリオンら (Fillion et al. 2007) は緩和ケアの看護師209名を対象に，こうしたストレス・モデルの当てはまり具合を調べている。その結果，仕事に対する満足度は，仕事重荷度，努力，報われ感，職場の人間尊重の雰囲気によって，また精神的憂苦は，報われ感，仕事の重荷度，心理的重荷度，自己効力感によって最もうまく予測されることを見い出した。このことから，緩和ケア・スタッフに関して，次のように考えることができる。すなわち，困難な仕事が次々に生じるような場合，職場の雰囲気が支持的ならば報われるが，仕事が報われず，仕事が自分の力ではコントロールできないものとして経験されるならば，ストレスが引き起こされる，というようにである。

❖燃え尽きと共感疲労

　燃え尽きと共感疲労（compassion[1] fatigue）は，ストレスがどのようにして人に影響を及ぼすかを考察するなかで登場してきた重要な2つの概念である。それらは長期的な影響について言い及ぶものであり，慎重な検討が大切である。その印象的な用語から，両者は日常的な体験から生じる問題を客観的に測定して考察するというよりは，ストレスを否定的に捉え関心を集めることに主眼を置くものと言えるだろう。

　燃え尽きという概念はマスラック（Maslach 1982）の研究に由来する。「マスラック燃え尽き調査票（Maslach Burnout Inventory; MBI）」は1980年代（Maslach and Jackson 1981）に登場したが，各種のバージョン（たとえば，Schutte et al. 2000）も作られ，西洋のさまざまな人々を対象としてその妥当性が認められており，緩和ケアの研究でも評定尺度としてよく用いられているものである。ただし，それは，時折の，あるいは潜在的なストレス体験についてではなく，ストレスに長期間晒されることについて言い及ぶものである。MBIが土台とするのは燃え尽きという概念である。すなわち，「……何らかの『人と係わる仕事（people work）』をしている人に生じる可能性のある，感情の枯渇，人間として扱わない態度，そして個人的達成度の低下である」（Maslach and Jackson 1981）。MBIは，被雇用者が，枯渇，無関心，仕事に対する悲観（ないしは，自分が何かを変えることは不可能だろうという予想），の計3点で自身がどのような状態にあるかを評価するものである。最近，HIV/AIDS専門訪問看護師（community nurse）に対してMBIが行われた。それは，地域（コミュニティ）でサービスを提供している人を対象とした数少ない研究の一つで，同看護師にて燃え尽きが高いことが示されている（Hayter 2000）。緩和ケアを行っている72施設の看護師計782名を調べた日本の研究（Wada and Sasaki 2006）で，燃え尽き得点の高い看護師は対人関係が不安定で，外見に対する関心が高く，情緒不安定であることが明らかになっている。このことは，長期的・短期的ストレスの発生がパーソナリティの違いによ

って左右されることを意味している。また同研究は，対人関係がストレスと燃え尽きとを媒介する重要な役割を果たしていることも示している。

共感ストレス (compassion stress) は，深刻な病気や死を繰り返し耳にしたり，身近で接したりすることによって生ずると言われる無力感や混乱や孤立のことで，患者と直接係わって生ずる燃え尽きとは異なるものである。そして「共感ストレスに長期間晒された結果，生物学的に，生理学的に，また精神的に疲弊し，機能不全を来している状態」(Figley 1995, p. 1) が共感疲労である。

共感疲労の研究は緩和ケアと関連して登場したが，広い視点で見ればその研究の多くが扱っているのはストレスである。ガーフィールド (Garfield 1995) は，AIDS/HIV ケア提供者の共感疲労に関して次のような考察を行っている。すなわち，燃え尽きに向かっているケア提供者は，仕事に対する強い感情がしだいに遠のいていくことに気づかないが，共感疲労を経験している者は自分の思いやりや感情が減少していくことを自らモニターでき，心を通わすことができる。しかし後者といえども，しだいに感情の処理が困難になって，不安や憂苦が引き起こされ，仕事にまつわる不快なイメージや苦痛な記憶が，休みのときも四六時中侵入してくるようになる——このようにガーフィールドは考えている。アメリカのホスピス計22施設の看護師217名からの自己報告による共感疲労の研究で，看護師の78％が中等度から重度の共感疲労を経験している可能性があり，中心的なストレッサーは，心的外傷，不安，自分自身の生活における困りごと，患者への過度の共感であることが明らかになっている。共感疲労というものが本当に存在するのか，労働者のストレスというほかの概念とどのように鑑別するか，それを和らげることはできるのか，こうしたことを解明するために，緩和ケアの場でさらなる研究が必要である。

❖ストレス源と媒介因子

緩和ケアおよびそれと関連する仕事領域におけるストレスを扱った研究

から，ストレス源が数多く見い出されている。もっとも，大まかには，重要な領域2つにまとめられよう。すなわち，死の差し迫った人や遺族と絶えず係わっていることによって生ずる憂苦と，職場の組織や人間関係による問題である。ストレス源と媒介因子に関する研究はもう定番とも言えるものになっており，すべての被雇用者，もっと限定して言えば医療スタッフと福祉スタッフ，とりわけ緩和ケア・スタッフを対象として数多くの研究結果が発表されている。その上，ストレス源や媒介因子は，緩和ケアの場が異なると，またスタッフが異なると，あるいは職種が異なると，どのように違うかも調べられている。さらには異なった手法を用いても調べられている。ただしストレス源に関する研究の多くは対象者の自己報告に拠ったものであり，したがって十分注意して取り扱うべきである。というのは，それが映し出しているのは，ある社会状況における個人の態度や体験であって，特定の基準に従って客観的に評価された行動や問題ではないからである。

❖緩和ケア非専門スタッフについての研究

看護師の職場ストレスを扱った文献の系統的レビューから医療の場で経験されるストレスの種類が明らかになっている（これを緩和ケアの場で経験されるものと比較することができよう）。たとえばマクビカー（McVicar 2003）は1985年から2003年までの文献を調べ，諸研究から，仕事量，リーダーシップ・スタイル，仕事上の対立，ケアに伴う感情的負担（コスト）が憂苦の主原因である，と結論している。つい最近になって，報われ感の欠如や交代制労働が原因として注目されている。こうした問題については，組織に介入しても中短期的には効果がなく，むしろ各個人を十分支え，助けるほうが有益である。しかし，職場要因が種々の専門分野の看護師にどのような影響を与えているか，それについてほとんど分かっていないこと，どのように支え，助ければ良いか，それを示す検査類がほとんどないこと，そして個人的要因と職場要因とがどのように作用し合っている

かほとんど分かっていないことから，個人を支え，助けるのは困難である。

そのほか，緩和ケア非専門スタッフが終末期ケアを提供している医療現場で調べられた自己報告に基づくストレス研究もあり，緩和ケアへの対応が不十分な一般病棟でスタッフにストレスが生じていることが示されている。たとえば，ラマスら（Llamas et al. 2001）はオーストラリアのある中心的な研修病院（teaching hopspital）で回収率の高い調査を行い，専門の緩和ケア・サービスが無いためにスタッフにストレスが生じていること，スタッフの79％が今以上のスタッフ・サポート――主に教育についてだが――の必要性を指摘していること，ただし医師は他職種スタッフよりこの必要性を挙げることは有意に少ないことを明らかにしている。そのほか，たとえば遺族支援やスピリチュアル・ケアといったサービスが十分行われていないこと，死の差し迫った人をケアする環境が整っていないことをスタッフが指摘していることも描き出している。カーチョフら（Kirchhoff et al. 2000）も米国の救命（critical care）部の看護師のフォーカス・グループ[2]研究で，同様の問題を見い出している。すなわち終末期のケアにおける主たる問題として，家族間で意見の不一致があること，予後が予見できないこと，スタッフ間でコミュニケーションがうまくいっていないことを指摘している。オーストラリアの看護師350名に対する自己報告によるストレス調査（Bryant et al. 2000）からは，仕事量は主要なストレス源であるが，看護師は自身の私的なストレスを職場に持ち込んでいるらしいことが示されている。また定期的に運動を行っている看護師ほど，職場ストレスが低いことも示されている。オーストラリアで，医師と看護師を除く種々の医療スタッフ，ソーシャルワーカー，そして心理士のストレスが調べられ，心理的問題の強さは職種の違いを超えてほぼ同じであり，職場のストレッサーも類似していることが明らかにされている（Harris et al. 2006）。そこでどのような職種にも当てはまるサポートがふさわしいとしている。緩和ケア専門スタッフのいる緩和ケア施設であっても，すべてのスタッフが終末期ケアに携わっているわけではない。英国保健省の

ために行われた，居住型ケアホームと養護ホームでの質的面接調査 (Katz et al. 2001) から，主として若い女性スタッフは，入所者の死をほとんど経験していないことが指摘されている。したがって彼女らが死の差し迫った人と直接係わる場合は，精神的および実際的なサポートが必要と考えられたが，施設(ホーム)側および予算上の諸事情から，入所者の死によってストレスを経験しているスタッフに手厚い支援策を講じたり休暇を与えたりといった柔軟な対応をとっている施設はほとんどなかった。ほとんどのサポートは共感的に話を聞くというもので，その場限りのものであった。同様の結果は米国の研究からも見い出されている (Ersek and Wilson 2003)。

❖緩和ケア専門スタッフについての研究

　数多くの質的研究によって，緩和ケア施設で比較的少人数で働いているスタッフの状況が調べられ，その調査結果（上述した緩和ケア非専門スタッフのものと比較することができよう）は，スタッフへの支援策を講ずる上での基礎資料となっている。こうした研究において，喪失体験の累積によってどの程度憂苦が生ずるか，それは明確には示されていない。憂苦は，いくつかの研究，とりわけ小児ケアについての研究によって報告されているが，良いケアを提供できたという満足感によって，またとりわけ看護師においてだが，患者と信頼し合える関係を築けたという満足感によって，埋め合わされることが多いようである。このことは重要であろう。というのは，癌ケアにおける感情労働 (emotional labour) を調べたジェームズ (James 1993) は，感情の絡む仕事とそうでない仕事とで，誰が担うかが異なっていることを見い出しているからである。すなわち，地位の高いスタッフや男性スタッフはそれほど感情の絡まない仕事に従事し，彼らは自身の役割を感情の絡む仕事から切り離すことができているが，地位の低いスタッフや女性スタッフは感情が高度に絡む仕事を担うことが多いのであった。したがって，主に女性の看護スタッフは感情が高度に絡む役務を担

わされている一方で，その仕事から満足感を得ているらしいということが指摘されよう。ストレス源としては，緩和ケア非専門スタッフの研究でも見られたように，家庭内での揉め事に関するものが少なくなかった。しかし，より大きなストレス源は，たとえば，ほかのスタッフとの対立，とりわけ看護師－医師間の対立やコミュニケーション不良といった，職場内の多様な問題であった。拙劣なサービスを引き起こす仕事量の多さもストレスを生じさせるものとなっていた。仕事量が多いと，人間関係のなかで報われたり，仕事を達成して満足感を得たり，といったことが減少するためであろう。診断，予後，そして症状コントロールの成否について確信を持てないことも，一貫してストレスを生じさせうるものとして経験されていた。緩和ケア非専門スタッフの研究においても見られたように，緩和ケア専門スタッフ，とりわけ看護師は，支持的なチーム環境がストレスを和らげる重要な媒介因子であると考えていた。このことはヴェイションの研究 (Vachon 1987) においても認められている。

　多くの調査が小児の緩和ケアを取り上げている。それはおそらく，子どもが短い生涯を終えるのを見ると，その死が予期されやすく，受け入れられやすい大人——多くは高齢者——が亡くなる場合よりも，強い悲痛が引き起こされやすいことを背景としていよう。小児ホスピスのスタッフのストレスに関する文献レビュー (Barnes 2001) によれば，主たるストレス源は，仕事それ自体ではなく，スタッフ間の対立，コミュニケーションの不良，そして役割の葛藤であると結論されている。アイルランドの小児緩和ケア・スタッフの調査 (O'Leary et al. 2006) から，ストレスは，子どもの死が理不尽だということ，そして親やきょうだいの悲痛から生じていることが明らかになっている。入院の申し込みがあった時点で予期不安 (anticipatory apprehension) が生じていたが，この不安は，スタッフが患児やその家族を直接知るようになるにつれて低下していた。英国の小児ホスピスの医師 10 名と看護師 18 名の調査からは，症状を正確に見い出せるかという不安のほうが，それを見い出したのち，それに的確に対処でき

るかという不安よりも強いことが認められている (McCluggage 2006)。ギリシャで，患児が亡くなったときの医師と看護師の悲嘆反応が比較され (Papadatou et al. 2002)，医師は死の場に立ち会うことに精神的な苦痛を覚えていたが，看護師は患児やその親との人間関係から満足感を得ており，その場に立ち会うこと，そして死に係わるもろもろの役務を果たすことを患児との人間関係に必然的に伴うものと考えていることが明らかになった。医師はその悲しみを個人的な経験として自分の心のうちに収めていたが，一方の看護師はその経験を同僚と分かち合い，グループ内で支え合おうとしていた。

　成人の緩和ケアの研究からも，類似した知見が数多く見い出されている。たとえば，ペイン (Payne 2001) は 9 つのホスピスの看護師 89 名を調べ，軽度の燃え尽きは，主に，生活上ではなく，仕事上のストレッサーが原因で生じていることを見い出した。最も重大なストレッサーは，死や迫りくる死への対処，スタッフ間の対立，そして責任の重さで，ストレスと最も密接な関連があったのは看護スタッフの職位であった。約 10 年前に別の研究者 (Duffy and Jackson 1996) が使用したのと同じ質問票を用い，米国ニュージャージーの看護師 97 名を対象に報告を求め，過去と現在の比較を試みた研究もある (Kulbe 2001)。同研究で，最もストレスを生じさせると評定されたのは，以前と同じく，身体的合併症の管理(マネージメント)と，痛みおよび症状のコントロールであった。ややストレスを生じさせると評定されたのは，患者への精神的 (emotionally) サポート，その家族へのそれ，そして調整役の関係者に対するそれの 3 つであった。事務作業もストレスを生じさせるものと見なされていたが，それは主に保険に関する書類作成についてであった。ニューヨークのホスピスで働くスタッフ 38 名を対象として，彼らが，ホスピスの仕事とほかの類似した仕事との相違点，報われ感，ストレスについてどのように考えているか，それを調べた研究もある (DiTullio and MacDonald 1999)。同研究からは，彼らは，自分たちホスピスのスタッフには，人間関係と，「寄り添うこと (being there)」，

すなわち，単に患者にサービスを提供するだけでなく，病状の進行と平行して患者とともに歩んでいくという役割があると考えていることが見い出されている。言い換えれば，問題の医学的解決という役割ではなく，患者に対する人間関係的役割があるということを示す結果であった。彼らは，チームから理解され，患者あるいはその家族から感謝の言葉をかけられ，そして患者へのケアを，自分なりに考えて全うすることができ，一個人として成長できたことで，自分の努力は報われていると感じていた。ストレスは，時間の立て込み，患者と精神的係わりが満足にできないこと，仕事上あるいは組織内で難題や重荷となる課題に対する方針の相違，またその難題や課題の多さや多様さや複雑さから生じていた。こうしたスタッフの場合，組織に問題があって満足のゆく仕事ができないという思いがストレスの原因であった。オーストラリアの都市部と非都市部の看護師12名を比較検討した地域研究からは，看護師が抱える主な問題として，役割の葛藤，家族のダイナミックス，時間，仕事量が見い出されている。また英国の緩和ケア訪問看護師21名を調べた研究（Newton and Waters 2001）からは，主なストレッサーとして，仕事量と，医師——とりわけ少数の家庭医——との人間関係が見い出されている。患者の死に関する悲しみは重大なものではあるが，特定の状況においてのみストレッサーとなっていた。

　緩和ケアの研究のほとんどは，最大のスタッフ集団である看護師を対象としたものであり，ほかの職種の人々について知られていることはほとんどない。しかしロイド＝ウィリアムズら（Lloyd-Williams et al. 2004）は英国のホスピスのチャプレンを対象として非常に回収率の高い調査を行い，全般的健康調査（General Health Questionnaire; GHQ）12項目版で，精神的問題ありと判定される点数以上の者が23％いることを見い出している。そして役割が明確に定められているチャプレンはストレスが低く，遺族ケアに係わっている者はストレスが高いことを示している。ソーシャルワーカー192名を対象にした調査（Hammons 2000）からは，彼らは，燃え尽きの程度が低く，職場の人間関係から大きなサポートを得て

いることが明らかにされている。家族からの社会的(ソーシャル)サポートや全般的な社会的サポートはやや重要と言えるものであった。優れた対処技術と，スピリチュアル，ないしは宗教的な関与はストレスを軽減する重要な媒介因子であった。脱力感は燃え尽き度の高さと関連していた。

　スピリチュアリティはストレスの重要な媒介因子であるようである。ケア提供者は自分の行っている仕事に意味を見い出そうと苦心しており，彼らにとってスピリチュアリティの感覚はプラスに働くようである (Vachon 2000; Holland and Neimeyer 2005)。ホスピスの仕事に魅力を感じている看護師は宗教的姿勢が強いことが見い出されている (Vachon 1995)。ホスピスの看護師は，腫瘍科の看護師よりも，個人的なスピリチュアリティの感覚が強く，スピリチュアル・ケアの提供が頻繁で，スピリチュアル・ケアの提供について肯定的に考えていることが示されている (Taylor et al. 1999)。米国の研究で，看護師は医師よりも宗教心が高いことが認められている。自分のことをきわめて宗教的だと述べる看護師は，共感性 (empathy) の低下は認められず，マスラック燃え尽き調査票 (MBI) で「人を人間として扱わない態度」や「感情の枯渇」の得点が有意に低かった (Kash et al. 2000)。

ストレスにうまく対処する

　クリステンソン (Kristenson 2006) は，いくつかの研究をもとに，ストレスにうまく対処する上で次の3種類の資源が重要な働きをすることを確認した。

◆一つ目は，人が，組織を通してあるいは普段の生活のなかで利用できる社会的資源である。たとえば職場の上司や同僚との人間関係がそれに当たる。これは健康を高める上で有益な働きをしている。私生活における良好な個人的サポートと広い人間関係も，もしそれが心の触れ合いを伴い，養育的，支持的であり，和やかなものであるならば，有

益だ (Berkman and Melchior 2006) が，両者は社会-経済的に低い階層の人々では乏しい (Mickelson and Kubzansky 2003)。
◆ 二つ目は心理的資源，すなわち生まれつき身に付けている，あるいは後天的に身に付けた対処能力である。たとえば自尊心（反対が，自己に対する否定的態度である）や，「自己統御 (mastery)」，つまり自分の人生は自分の統制（コントロール）下にあるという信念がそれに当たる。この，自分の人生を統制しているという信念は，自己効力感，つまり自分は自分の人生のチャンスを生かす能力を持っているという信念と関連している。「首尾一貫感覚[3] (sense of coherence)」(Antonovsky 1979) を持っている人は，重大な体験を，ストレスを生じさせるものとは見なさず，それにうまく取り組み，解決しようとする動機や希望を保ち続ける。この感覚は，緩和ケアで重視されるスピリチュアリティと密接な関係があり，同感覚について考察を深めると，スピリチュアリティがストレスの発生を抑えているという知見の理解につながろう。
◆ 三つ目は，ある状況へのその人なりの対応ないし対処法である。これは，ある状況に直面してストレスが生じたとき，その状況を，たとえば問題解決することで，もしくはストレスを和らげたり，うまく処理したりすることで変えるやり方と関係するものである。

最近，ストレスを経験する緩和ケア・スタッフをどのように支え，助けるか，それに本格的に取り組んだ研究がいくつか登場している。たとえば，英国の小児ホスピスでのスタッフ・サポートのやり方を調べたベイヴァーストックとフィンレイ (Baverstock and Finlay 2006) の，高回収率を得た調査から，スタッフ・サポートの方法として，チーム・ミーティング，深刻な体験をしたあとのチーム・デブリーフィング，死別カウンセラーによるスタッフを対象としたカウンセリング，そして施設内での訓練が広く用いられていることが明らかにされている。スウェーデンの腫瘍科の看護師77名が深刻な事態にどのように対処しているかを，フォーカス・グル

ープ法を用いて調べた研究（Blomberg and Sahlberg-Blom 2007）もあり，患者および患者の世話をしている家族らと間合いを取ることの重要性が明らかにされている。同看護師らは，一個人としての自分と看護師としての自分について内省する，自分にとって種々の体験や人間関係がどのような意味を持っているか振り返る，彼らと係わるのを控える，優先順位を設定する，そしてチームや職場組織のサポートを得る，といったやり方を用いていた。

　このような多様な介入をどのように整理すれば良いのだろうか？ 組織内でスタッフのストレスに取り組むやり方は次の3つに大別できよう。すなわち：

◆ 組織へのアプローチ。たとえば運営や管理体制，あるいはスタッフの配置を変えるなどして組織を調整し，組織内のストレッサーの防除や低減を図る。
◆ 訓練によって，たとえば技術や対処法を習得させるといったように，スタッフ全体の技量向上を図る。
◆ 各スタッフの心理面に焦点を合わせ，各人の回復力や対処法の向上を図る。
　　　　（Williams and Cooper 2002; Buchanan and Huczynski 2004）

❖組織へのアプローチ

　ウィリアムズとクーパー（Williams and Cooper 2002）は，組織に焦点を合わせたやり方の主な役割は，「平均の移動」，つまりある組織にて経験されるストレスの平均を低減することだと述べている。これは，必ずしも，ストレスを感じている個人に直接援助の手を差し伸べることではないだろう。

　雇用主は被雇用者の生命および健康等を危険から保護するよう配慮する法的義務を負っている。たとえば，ストレス性の問題が生じる恐れのある作業や活動を行わせないことや，リスク評価（アセスメント）を実施し，心理的なものも

含め，さまざまな危険の防除を図ることなどである（Spiers 2003）。こうしたことに関心が高まったのは，仕事に追い詰められた上級ソーシャルワーカーが，ストレスによって「神経衰弱（nervous breakdown）」を2度来し，雇用主がそれを知っていたにもかかわらず，何も対策を講じなかったとして補償を命じた訴訟（Walker v Northumberland County Council 1 All ER 737 at 749[4]）によってである。これ以降，雇用主は，職場のストレスが被雇用者の心身に悪影響を及ぼしているならば，配慮義務違反に問われる可能性があることを恐れるようになった。ただしアーンショウとモリソン（Earnshaw and Morrison 1999）は，雇用主に責任を問うためには，傷害発生についてかなりの程度の予見可能性が必要であり，また職場環境がその原因であることの立証が必要であると述べている。さらに訴訟を起こすには現実的な困難がある。訴訟費用を工面するのは困難かもしれない。定められた期間内に訴えを提起しなければならないことを知らないかもしれない。あるいは原告は精神的に参っており，訴訟を最後までやり遂げられないかもしれない。もっとも，アーンショウとモリソン（Earnshaw and Morrison 1999）によれば，ストレスがいじめや嫌がらせに起因している場合，雇用主の責任を示し，雇用主が問題改善のために何一つ対策を講じなかったことを示すのは比較的容易なようである。

　こうして職場のストレスに関心が向けられるようになった結果，英国衛生安全委員会事務局（Health and Safety Executive）は，その軽減とリスク評価とに取り組んで，求められる管理基準について指針となる勧告（ISMA 2005）を発表した。要点は次の通りである。仕事がどのくらい重荷となっているか明らかにする，スタッフが自身の仕事についてもっとコントロールないしは発言できるようにする，管理運営責任者また同僚がもっとサポートを提供できるようにする，職場の人間関係を強化する，組織における従業員の役割を明確にする，そして変革は慎重に進める，である。被雇用者が多数いる職場でよく行われている方法は，ストレス調査を行い，ストレスの所在とストレスを抱えている人を明らかにするというものであ

る（Williams and Cooper 2002）。しかしこのやり方では，緩和ケアを専門としない一般の大規模な組織内に，緩和ケアに携わるスタッフが少数いるというような場合，緩和ケア・スタッフのストレスを見い出すのは容易でない。また小規模な非営利組織は少人数で切り盛りされており，このようなやり方では検討が困難かもしれない。

　サポートはどのような人間関係や職場関係にも不可欠なものであるが，雇用主は，通常の労務管理の一環として，個々のスタッフに応じて，また彼らの職務役割や技量向上の必要性に応じて，多様なサポートを提供する。たとえば，職務の明確な説明，評価，最新の専門知識や技術に触れる機会や技量向上の機会の提供，効果的な方針と処置，そして私生活上の問題にうまく取り組めるようスタッフの心身状況に応じた仕事の編成などである。加えて，通常の多様な組織運営上の慣行も活用すると良いだろう。たとえば，病院で死を目前にした患者のケアをしている正看護師（qualified nurse）28名の経験の現象学的研究（Hopkinson 2002）から，病棟で勤務時間交代時に行われる引き継ぎミーティングは，看護師が意見を述べ合ったり，感情を表現したりする場となっており，彼らのストレス軽減に役立っていることが見い出されている。また同ミーティングは，仕事上の意思決定に有益な情報や助言を得る場ともなっており，看護師の不安や迷いの軽減にも役立っていた。こうした慣行がストレス管理に果たしている役割を理解することで，管理運営責任者は確信をもってそうした慣行を活用できるようになるだろう。

❖専門分野の異なるスタッフのチームワーク

　スタッフの技量向上（development actions）と関連する組織へのアプローチとして，専門分野の異なるスタッフのチームワークを推し進め，それを発展させるというものがある。先に述べたストレス源に関する諸研究から，チーム内の対立，医師ー看護師間の対立，コミュニケーション不良がよく見られるストレス源であることが示されている。また，多くのスタ

ッフ，とりわけ看護師は，感情の絡む厄介な課題を解決する際に，あるいは確信の持てない診断や予後や治療についてその正誤をはっきりさせる際に，また特にストレスを伴う体験のあとで「デブリーフィング」を行う際に，チームからのサポートを重視していることも示されている。専門分野の異なるスタッフから成るチームは，一般に，緩和ケアの複雑な課題にうまく対処できるものとして推奨されているが，良好なサービスを提供するのにどのようなチームワークが最も効果的か，そのモデルが明らかになっているわけではない (Gysels and Higginson 2004)。チームワークに関する研究 (Payne 2000, 2001, 2006) で関心が集まっているのは，作業の目的や役割の明確化，目的意識の共有，そして学習や創造性やリーダーシップの向上である。緩和ケアについてではないが，英国の地域で活動している主たる医療チーム500例を調べた大規模な研究で，ストレス軽減に意義のある要因が4つ見い出されている。

◆明確なチームの目標があること。
◆ミーティングが頻繁に行われ，めいめいがチームに関与していること。
◆現状に満足することなく，つねにより良いケアを追求して，質の改善に取り組んでいること。
◆つねにより良い手順や手法を追求し，新しい試みに対して支持があること。

チームワークをこのようなものに変えることで，メンバーの精神衛生は向上するということを知っておくことが，スタッフ・サポートという文脈で大切である。

※スタッフ全体の技量向上

スタッフの技量向上に関して報告されていることは主に以下である。
◆訓練と情報の提供
◆多様な作業に応じてのグループワーク
◆スーパービジョン

訓練と情報の提供はいずれも定番とも言えるものだろう。人は，困難を覚えストレスを経験しやすい事柄に関して，技術を向上させる機会を歓迎する。訓練を取り上げた研究のほとんどは緩和ケア非専門スタッフに関するものである。彼らは，死を目前にした人に対処する訓練や技量を伸ばす機会を必要としているからである。その一例が，香港の新生児集中治療室の看護師を調べたヤンら（Yam et al. 2001）の研究で，各文化に応じた死の教育が推奨されている。また難題に対する問題解決技術，たとえばチーム訓練やカウンセリング訓練（Payne 2001），あるいは半治療的技法，たとえばストレス免疫訓練も推奨されている（Payne 2001）。

スーパービジョンは，スタッフが集まり，仕事で経験したこと，通常は深刻なそれについて，一緒に振り返り，話し合い，あるいは事例検討会を開き，知識を深めるというものである。ジョーンズ（Jones 2003 a）はグループ・スーパービジョンに参加したホスピス看護師5名について質的研究を行い，看護師は，患者や同僚との関係を落ち着いたものにし，調整し，そしてどのような方向に進めるかを考える上でグループ・スーパービジョンは有益であると感じていることを示した。そしてジョーンズ（Jones 2003 b）はさらに議論を繰り広げ，スーパービジョンは，自己管理，つまり強い感情に対処し，無益な行動の繰り返しを避けるのに有益であると主張した。スタッフが仕事を進める際に困難を覚える事柄に対する感情反応をうまく解決する手法として，管理運営責任者や外部のコンサルタントによるスーパービジョンや，同僚同士でのスーパービジョンなど，さまざまなスーパービジョンが広く行われている（Hawkins and Shohet 2006）。

ヘイター（Hayter 2000）は，地域で活動しているAIDS/HIV専門看護師の燃え尽きの防除を目的としたスーパービジョンやサポート法に関する文献について，批評を交えた有益なレビューを行い，次のことを指摘している。

　◆スーパービジョンは，看護師が憂苦を抱えた患者を相手に仕事をすることで生ずる感情をうまく解決できるようにする回復課題（restorative task）と，新たな方法や洞察を身に付けられるようにする技量形成課題（formative task）を中心的テーマとするのに適している。

◆ ストレスへの対処技術を教え，患者相手の仕事に伴う迷いや不安を表現する機会を提供することには効果があるということが明らかになっている。

◆ 同僚からの形式張らないサポートが効果的だということが明らかになっている。

短期的また長期的なスタッフ支援グループは高く評価され，また試みられているが，その効果をはっきり見い出した研究はまだない。有益な手法として，信頼関係の構築，時期を限定しての個人的サポートの提供，チームの支援態勢の構築が提案されている（Hunsberger 1989）。教育的情報の提供にとどまるのではなく，教材を用いて職場の小集団に支援的に働きかけたほうが，ストレス（自己報告による）を軽減させ医師の参加を促す上で，効果的であることが明らかになっている（Rahe et al. 2002）。看護スタッフの職場ストレス管理法を取り扱った科学的根拠のある文献レビュー（Mimura and Griffiths 2003）で，認知療法を用いた1つのアプローチが「有効」，運動や音楽やリラクセーション（エクササイズ）を用いた計3つのアプローチが「やや有効」，社会的サポートを用いた1つのアプローチが「どちらかといえば有効」となっている。ストレスに対するこうした支持的介入法は，職務内容を変えるといった環境調整よりもストレス軽減に効果を発揮していた。フィリオンら（Fillion et al. 2006）は，看護師が職務上体験したことに意味を与え，その看護業務を支える要素としてスピリチュアリティを高めることを意図した，看護師対象の心理-教育グループについて説明している。

❖各スタッフの心理面に焦点を合わせたサポート

各スタッフに対しては大まかには2つのやり方で支援が提供されよう。一つは，社会的参加の機会を通して——そうすれば孤立感が減少しよう

——，もう一つは，特にストレスを抱えているスタッフを直接支え，助けることによってである。先述したストレス源に関する諸研究で，ストレスを生じさせる体験についての論述のなかでデブリーフィングがよく取り上げられ，専門分野の異なるスタッフからなるチーム内で行うのが良いとされている。ウエスト（West 2004）は，組織内にいる人に有益なことが心理学的研究によって示されている4つのサポートについて，その概要を述べている。

◆ 心理サポート：その人が話すのを，受容的に，率直に，非批判的に，思慮深く聞き，また人が自分の話を聞いてもらいたいと思ってはいないかに心を配る。
◆ 情報サポート：問題をうまく処理するために，情報を提供し，相談に乗る態勢をとる。
◆ 道具サポート：ほかの人に有益なものを提供する態勢をごく普通に整えておく。
◆ 評価サポート：ある人が行ったことについてどの程度うまくいったと考えているか自分の意見を述べ，どのように進めるか，どのように改善するか計画を立てるのに役立ててもらう。

結　論

本章で，私は，人が人間関係を肯定的なものとして体験するためには，その人間関係にサポートの要素が含まれていなければならないということ，したがって雇用の場でもスタッフに対するサポートが不可欠であることを主張した。雇用主は，スタッフの健康を確実に守り，スタッフの健康が損なわれないように労務管理を行う法的また道義的責任を負っている。したがって，スタッフに対するサポートは，どのような形態の雇用であれ，またどのような職場であれ，法律上また良好な労務管理上，職場で当然行われるべきものである。雇用主がスタッフに対して行う責任ある対応はサー

ビスの質に影響を及ぼすが，それはさらに良好なコミュニティの確保や，スタッフの技量向上また安全確保へとつながっていく。職場に，それがもとで心身の不健康が引き起こされるような重大な問題がある場合，雇用主と被雇用者はそれを軽減するとともに，有害な心理反応の防除策を講じ，自己効力感を高めてストレスにうまく対処できるようにしなければならない。

ストレスは，過重な対人的ないし社会的な課題が，その人の仕事や，そのほかの生活をうまくこなす能力を超えた場合，心理-神経-免疫学的反応として生じるものである。ストレスが持続すると，身体面また行動面で悪影響が生じ，健康不調を来す。人は，日々の生活で，家族との間で，あるいは職場で，種々のものをストレスを生じさせるものとして体験する。個々人のパーソナリティや対処法，生活や仕事，また職場の組織的要因が，ストレス経験に影響する。一生を通しての，仕事上のストレスをはじめとするストレスの累積は，社会-経済的階層によって異なる。このことが階層の高低による若年者死亡率の違いを生じさせている。つまり，一般に，被雇用者の社会-経済的地位が低ければ低いほど，短命のリスクは高い。

したがって，仕事上のストレスを防除することで，スタッフの健康およびサービスの質は大きく向上する。仕事上のストレスを2つの観点，つまり「仕事重荷度－コントロール」不均衡と「努力－報われ感」不均衡で理解することが適切である。「仕事重荷度－コントロール」不均衡は，過重な仕事量のために被雇用者が仕事や生活をコントロールできない場合に起こる。「努力－報われ感」不均衡は，仕事に傾けた努力が社会的報酬や金銭的報酬によって埋め合わされない場合に起こる。ストレスが長期に及ぶと，燃え尽きや共感疲労が生じるおそれがある。

緩和ケアの場における重荷となる体験と必要となる努力は，ストレスを生じさせ得るものとして経験されるが，それには2通りある。その一つは，患者の死や患者との死別を繰り返し経験し，スタッフは「喪失の累積」を経験するというものである。もう一つは職場で生ずる困難な問題である。

緩和ケア施設での調査から，スタッフは，両者に起因するストレスを経験していることが明らかになっている。しかし喪失に起因するストレスは，特に職場環境が支持的な場合，仕事の満足感によって埋め合わされることが多い。スタッフは死別に対して，その職位の高低や性別によって異なったやり方で対応している可能性がある。職位の低いスタッフや女性の看護スタッフは，感情の絡む負担の大きい仕事のかなりの部分を担っているが，そうした仕事に満足しており，また同僚と経験を分かち合うことができ，心を通わし合い，支え合える職場環境に価値を置いているようである。看護スタッフは，患者相手に仕事をするほうが，その家族相手に仕事をするよりも，ストレスを感じず，満足感を得ていることが多く，それは患者の家族あるいは患者の周りの人々の間に対立がある場合に特にそうである。一方，たとえばソーシャルワーカーのように家族相手に仕事をすることの多いスタッフの場合，このようなことが言えるか否か明らかになっていない。こうしたことから，緩和ケアという，人を全体として捉え，あらゆる視点からアプローチする仕事への取り組み方は，スタッフの職種や性別といったことによって異なるのではないかという疑問が生じる。看護スタッフが困難を覚えるもう一つのことは，診断や予後や治療について確信を持てないということである。

　ストレスに対処するために利用できるものとしては，一般的な社会的資源（個人に備わっているものと組織に備わっているものと両方がある），個人の精神的強靱さ，そしてある状況にうまく取り組む特定の対処法に大別されよう。組織の対応は，組織内全体のストレスのレベルを大きく左右する。それには，適切な労務管理や，組織の態勢や慣行，そして，実務的な事柄ばかりでなく心理的な事柄も取り扱う，たとえば引き継ぎミーティングや種々の専門分野のスタッフから成るチーム・ミーティングといった従来の慣行の活用がある。種々の専門分野のスタッフから成るチームワークは，スタッフの精神衛生を高めるのに有益かもしれない。そうしたチームワークは，各自の活動の目的を明確にし，ケアの質の改善や改革への意

欲的な参加や関与を促し，ケア向上を後押しすることがあるのである。個人へのサポートとしては，ストレスや難題への対処技術に関する訓練や情報の提供，たとえばリラクセーションや運動(エクササイズ)や音楽を用いたグループ介入ないしグループ活動，瞑想といったスピリチュアルな援助や，効果的なスーパービジョンなどがある。

これまで論じてきたいくつかのことから，今後スタッフ・サポートを進める上で重要なことを，以下に列記しよう。

◆ 緩和ケアにおいてストレスの悪影響に目を向ける場合，一般にどのような人間関係にもサポートの要素が含まれており，そうした人間関係を通して人はかなりの程度まで自分でストレスを解決していることを理解した上で，職場でのストレスが客観的な問題と対応しているかに注意することが大切である。研究上また管理運営上あるいは仕事上，ストレスの悪影響にではなく，良好な自己管理(セルフマネージメント)やセルフケアに焦点を合わせることが適切であろう。公衆衛生学的研究，また雇用主の法的・道義的責任から，スタッフの職種や属性などに応じてのストレス・リスク評価の重要性が示唆されている。雇用主が対処すべきことは，患者の死ないし患者との死別と絶えず係わっていることによるストレスではなく，スタッフ間における対立やいじめや嫌がらせに関連した問題だろう。

◆ 別の有益なやり方は，引き継ぎミーティングといった慣行が，どのようにストレスの発生を抑えるよう働いているか，それを明らかにし，管理運営責任者の関心を高め，そうした慣行を通してストレスを明確に取り扱うよう勧めることであろう。そうすれば，スタッフは実際問題，適切な機会を活用し，ストレス軽減を図ることができよう。

◆ ストレスについて論じるとき，研究上また管理運営上あるいは仕事上，それがどのような意味で用いられているか，それを明確にすることが重要である。ストレスを生じさせ得るものと見なされる客観的な出来事なのか，それともストレスを伴う感情反応の経験なのか，あるいは

不健康ないし病的な経験なのか。諸研究のなかには，不調の指標として，それほど問題とならない自己報告による不快といったものではなく，客観的な受診頻度や罹患頻度の使用を試みているものもある。

◆これまでのところ，研究のほとんどが最大のスタッフ集団つまり看護師を対象としている。したがって研究上また管理運営上，すべてのスタッフ集団を対象としたアプローチが必要である。看護師以外のスタッフも看護師と同じような経験をしていることが示されてはいるが，しかし悲嘆やストレスやセルフケア，また組織の中でのサポートに関して看護師と同じような取り組みはなされていない。雇用主や専門スタッフは，職種に応じて異なる適切な対応を進めるのが良い。

◆研究の多くは病棟看護師を対象としたものであり，ストレスへの対処としてグループないしはチームでの相互の支え合いが重んじられている。しかし，彼ら入院患者担当スタッフは自らそうした立場を選んだ人たちなのであり，そうした集団でのサポートを好むのかもしれない。一方，訪問看護師のように地域で活動するスタッフは，自身の人間関係のなかで別の形態のサポートを好む可能性もある。緩和ケア専門スタッフと非専門スタッフとで，またボランティアとで，あるいは緩和ケアの様々な場で，ストレス経験やサポートや適切な対処がどのように異なっているか，さらなる研究が必要である。

◆研究上また管理運営上，ストレスを自己報告のみで捉えず，また過度にマイナスの社会的価値を帯びたものとして捉えないことが大切である。ストレスには，スタッフに，社会的問題の解決に取り組む意欲を持たせるというプラスの側面もある。何が問題を生じさせているのか，それを正確に検討することが重要である。たとえば，オリアリーら(O'Leary et al. 2006)は，それは客観的な問題というよりは，厄介と認識された事柄であることを示している。

◆一生を通しての職場ストレスの研究から，社会-経済的に低い階層の者は，職場ストレスがもとで長期にわたる健康上の問題が生じやすい

ことが示されている。したがって低い階層のスタッフに，とりわけその人がその職に縛り付けられたような境遇に置かれ，仕事に意味や興味を見い出せず，一緒に働いている人からあまり尊重されていない場合，気を配ることが大切である。緩和ケアの場でこうした人々が経験しているストレスを明らかにしようとする研究はほとんど行われていない。雇用主が行うと良い有益な全般的介入は，比較的上位の専門スタッフに助言したり，彼らを訓練したりして，給食や洗濯あるいは事務を行うスタッフや下位のスタッフそしてボランティアを仕事上の同僚として見なし，尊重するようにすることである。

謝　辞

本章を執筆するに当たり，聖クリストファー・ホスピスの図書館員デニス・ブラディ（Denis Brady）がNHSに提出した，Dialog Datastarによる医療データベースの系統的調査と，マリー・L・S・ヴェイション（Mary L. S. Vachon）とルース・ベノア（Ruth Benor）の手による，本書第1版の本章に相当する章の記述に大いに助けられた。ここに深甚なる謝意を表する。

＊訳注
1）第8章訳注5参照。
2）少人数の参加者があるテーマについて自由に論じ合い，その様子を研究者が観察するという質的調査法の一つ。
3）自分および自分の周りで起こる出来事は首尾一貫しており，自分でうまく対処できるだろう，またそうした自分の経験には意味があるという感覚のこと。
4）All England Law Reports　1巻737の749ページという意味。

◆文献

Adams J, Hershatter MJ, Moritz A (1991). Accumulated loss phenomenon among hospice caregivers. *Am J Hospice Palliat Care* 8: 29-37.

Antonovsky A (1979). *Health, stress and coping: new perspectives on mental and physical wellbeing*. San Francisco, CA: Jossey-Bass.
Barnes K (2001). Staff stress in the children's hospice: causes effects and coping strategies. *Int J Palliat Nurs* 7: 248-54.
Baverstock AC, Finlay FO (2006). A study of staff support mechanism within children's hospice. *Int J Palliat Nurs* 12: 506-8.
Berkman LF, Melchior M (2006). The shape of things to come: how social policy impacts social integration and family structure to produce population health. In: Siegrist J, Marmot M (ed.). *Social inequalities in health: new evidence and policy implications*. Oxford: Oxford University Press, pp.55-72.
Blomberg K, Sahlbeg-Blom E (2007). Closeness and distance: a way of handling difficult situations in daily care. *J Clin Nurs* 16: 244-54.
Bryant C, Fairbrother G, Fenton P (2000). The relative influence of personal and workplace descriptors on stress. *Br J Nurs* 9: 876-80.
Buchana D, Huczynski A (2001). *Organizational behaviuor: an introductory text* (5th edn). Harlow: Prentice Hall.
Davey-Smith G, Harding S (1997). Is control at work the key to socioeconomic gradients in mortality? *Lancet* 350 (9088): 1369-70.
DiTullio M, MacDonald D (1999). The struggle for the soul of hospice: stress, coping, and change amog hospice workers. *Am J Hospice Palliat Care* 16: 641-55.
Dufly SA, Jackson F (1996). Stressors affecting hospice nurses. *Home Healthcare Nurse* 14: 54-60.
Earnshaw J, Morrison L (1999). Should employers worry? Workplace stress claims following the John Walker decision. *Personnel Rev* 30: 468-87.
Ersek M, Wilson SA (2003). The challenges and opportunities in providing end-of-life care in nursing homes. *J Palliat Med* 6: 7-9.
Figley CR (1995). Compassion fatigue as a secondary traumatic stress disorder: an overview. In: Figley CR (ed.). *Compassion fatigue*. New York: Bruner/Mazel, pp.1-20.
Fillion L, Dupuis R, Tremblay I, de Grâce GR, Beitbart W (2006). Enhancing meaning in palliative care practice: a meaning-centered intervention to promote job satisfaction. *Support Palliat Care* 4: 333-44.
Fillion L, Tremblay I, Truchon M, Côté D, Struthers CW, Dupuis R (2007). Job satisfaction and emotional stress among nurses providing palliative empirical evidence for an integrative occupational stress-model. *Int J Stress Manage* 14: 1-25.

Garfield C [with Spring C, Ober D] (1995). *Sometimes my heart goes numb: love and caring in a time of AIDS*. San Francisco, CA: Jossey-Bass.

Gysels M, Higginson I (2004). *Improving supportive and palliative care for adults with cancer: research evidence*. London: National Institute for Clinical Excellence.

Hammons KH (2000). An analysis of social factors which mitigate burnout in hospital social workers who work with terminally ill inpatient populations. *Dissertation Abstr Int A Humanities Soc Sci* 60 (9-A): 3527.

Harris LM, Cumming SR, Campbell AJ (2006). Stress and psychological well-being among allied health professionals. *J Allied Health* 35: 198-207.

Hawkins P, Shohet R (2006). *Supervision in the helping professions* (3rd edn). Buckingham: Open University Press.

Hayter M (2000). Utilizing the Maslach Burnout Inventory to measure burnout in HIV/AIDS specialist community nurses: the implications for clinical supervision and support. *Prim Health Care Res Dev* 1: 243-53.

Holland JM, Neimeyer RA (2005). Reducing the risk of burnout in end-of-life care setting the role of daily spiritual experiences and training. *Support Palliat Care* 3: 173-81.

Holmes TH, Rahe RH (1967). The social readjustment rating scale. *J Psychosom Res* 11: 213-8.

Hopkinson JB (2002). The hidden benent: the supportive function of the nursing handover for qualified nurses caring for dying people in hospital. *J Clin Nurs* 11: 168-75.

Hunsberger P (1989). Creation and evolution of the hospice stuff support group: lessons from four long-term groups. *Am J Hospice Palliat Care* 5: 37-41.

ISMA (2005). *Making the stress management standards work: how to apply the standards in your workplace*. London: International Stress Management Association (ISMA), Advisory, Conciliation and Arbitration Service Great Britain (ACAS), Health and Safety Executive Great Britain (HSE).

James N (2003). Divisions of emotional labour: disclosure and cancer. *Communication, relationships and care: A Reader* 1: 259-69.

Jones A (2003a). Some benefits experienced by hospice nurses from group clinical supervision. *Eur J Cancer Care* 13: 224-32.

Jones A (2003b). Clinical supervision in promoting a balanced delivery of palliative nursing care. *J Hospice Palliat Nurs* 5: 168-75.

Kash KM, Holland JC, Breitbart W, Brenson S, Dougherty J, Ouellette-Kobasa S (2000). Stress and burnout in oncology. *Oncology* 14: 1621-9.

Katz JS, Sidell M, Komaromy C (2001). Dying in long-term care facilities: support needs of other residents, relatives and staff. *Am J Hospice Palliat Care* 18: 321-6.

Kirchhoff KT, Spuhler V, Walker L, Hutton A, Cole BV, Clemmer T (2000). Intensive care nurses' experiences with end-of-life care. *Am J Crit Care* 9: 36-42.

Kristenson M (2006). Socio-economic position and health: the role of coping. In: Siegrist J, Marmot M (ed.). *Social inequalities in health: new evidence and policy implications.* Oxford: Oxford University Press, pp.127-51.

Kulbe J (2001). Stressors and coping measures of hospice nurses. *Home Healthcare Nurse* 19: 707-11.

Llamas KJ, Llamas M, Pickhaver AM, Piller NB (2001). Provider perspective on palliative care needs at a major teaching hospital. *Palliat Med* 15: 461-70.

Lloyd-Williams M, Wright M, Cobb M, Shiels C (2004). A prospective study of the roles, responsibilities and stresses of chaplains working within a hospice. *Palliat Med* 18: 638-46.

Maslach C (1982). *Burnout: the cost of caring.* Englewood Cliffs, NJ: Prentice Hall.

Maslach C, Jackson SE (1981). The measurement of experienced burnout. *J Occupat Behav* 2: 99-113.

McCluggage HL (2006). Symptoms suffered by life-limited children that cause anxiety to UK children's hospice staff. *Int J Palliat Nurs* 12: 254-8.

McVicar A (2003). Workplace stress in nursing: a literature review. *J Adv Nurs* 44: 633-42.

Mickelson KD, Kubzansky LD (2003). Social distribution of social support: the mediating role of life events. *Am J Community Psychol* 32: 265-81.

Mimura C, Griffiths P (2003). The effectiveness of current approaches to workplace stress management in the nursing profession: an evidence based literature reviews. *Occup Environ Med* 60: 10-6.

Newton L, Waters V (2001). Community palliative care clinical nurse specialists descriptions of stress in their work. *Int J Pallist Nurs* 7: 531-40.

O'Leary N, Flynn J, MacCallion A, Walsh E, McQuillan R (2006). Paediatric palliative care delivered by an adult palliative care service. *Palliat Med* 20: 433-7.

Papadatou D, Papazoglou I, Bellali T, Petraki D (2002). Greek nurse and physician grief as a result of caring for children dying of cancer. *Pediatr Nurs* 28: 345-53.

Parkes CM (1986). Orienteering the caregiverg's grief. *J Palliat Care* 1: 7.

Payne M (2000). *Teamwork in multiprofessional care.* Basingstoke: Palgrave.

Payne M (2006). Teambuilding: how, why and where? In: Speck P (ed.). *Teamwork in palliative care: fulfilling or frustrating?* Oxford: Oxford University Press, pp.117-36.

Payne N (2001). Occupational stressors and coping as determinants of burnout in female hospice nurses. *J Adv Nurs* 33: 396-405.

Rahe RH, Taylor CB, Tolles RL, Newhall LM, Veach TL, Bryson S (2002). A novel stress and coping workplace program reduces illness and healthcare utilization. *Psychosom Med* 64: 278-86.

Schutte N, Oppinen S, Kalimo R, Schaiufeli W (2000). The factorial validity of the Maslach Burnout Inventory-General Survey (MBI-GS) across occupational groups and nations. *J Occup Organ Psychol* 73: 53-66.

Siegrist J, Theorell T (2006). Socio-economic position and health: the role of work and employment. In: Siegrist J, Marmot M (ed.). *Social inequalities in health: new evidence and policy implications.* Oxford: Oxford University Press, pp.77-100.

Spiers C (2003). Tools to tackle workplace stress. *Occup Health* 55: 22-5.

Spurgeon A, Jackson CA, Beach JR (2001). The Life Events Inventory: re-scaling based on an occupational sample. *Occup Med* 51: 287-93.

Taylor EJ, Highfield MF, Amenta M (1999). Predictors of oncology and hospice nurses' spiritual care perspectives and practices. *Appl Nurs Res* 12: 30-7.

Ursin H, Eriksen HR (2004). The cognitive activation theory of stress. *Psychoneuroendocrinology* 29: 567-92.

Vachon MLS (1987). *Occupational stress in the care of the critically ill, dying, and the bereaved.* New York: Hemisphere.

Vachon MLS (1995). Staff stress in palliative/hospice care: a review. *Palliat Med* 9: 91-122.

Vachon MLS (2000). Burnout and symptoms of stress in staff working in palliative care. In: Chochinov HM, Breitbart W (ed.). *Handbook of psychiatry in palliative medicine.* New York: Oxford University Press, pp.303-19. 〔新野秀人訳「緩和ケアスタッフの燃え尽きとストレス症状」 内富庸介監訳『緩和医療における精神医学ハンドブック』星和書店〕

Wada Y, Sasaki Y (2006). Characterization of burnout and interpersonal relationships-overall and age-stratified anlyses of nurses working in palliative care units. *J Jpn Acad Nurs Sci* 26: 76-86.

West MA (2004). *Effective teamwork.* Oxford: BPS Blackwell.

Williams S, Cooper C (2002). *Managing workplace stress: a best practice blueprint.* Chichester: Wiley.

Worden JW (2003). *Grief counselling and grief therapy: a handbook for the mental health practitioner* (3rd edn). Hove: Brunner-Routledge.

Yam BMC, Rossiter JC, Cheung KYS (2001). Caring for dying infants: experiences of neonatal intensive care nurses in Hong Kong. *J Clin Nurs* 10: 651-9.

訳者あとがき

　私は緩和ケアの専門家ではない。いや医療の専門家でもない。けれども私のつたない経験から確信をもって言えることが一つある。それは，重要であるにもかかわらず，そのことがまだ認識されていない領域のただなかにあって，しかも同じ領域で活動したり研究したりする仲間が身近にいない状況にあってあれこれ試行錯誤している人は，自分の直面している問題の意義や重要性，また自分の行っていることの意味が分からず，戸惑っているに違いないということである。

　考えてみれば，緩和ケア自体がそのような領域だったのかもしれない。しかし今や緩和ケアは医学あるいは医療の中で（そうであってほしいのだが）重要な位置を占めるに至り，その領域のなかでもさらにいくつもの問題に光が当てられている。たとえばうつ病の問題はすでに定番とも言えるものだろう。しかし本書「まえがき」でキセイン氏が述べるように，それはまだしも容易な部類に属そう。現場にいる人が思いあぐねている，そのような問題は緩和ケアという領域のなかにもたくさんあるのではないだろうか。たとえばキセイン氏が「考えされられる」と形容する本書第4章で，受刑者への緩和ケアという問題が提出される（残念なことに議論は深められなかったが）。人の命を奪い，無期懲役に処せられた人が，今や死に臨んでいるという状況を思い浮かべてみよう。現場にいる医療従事者は戸惑ってはいまいか。そのような人にも緩和ケアを提供すべきなのか。もし提供すべきだとすると，いや提供すべきではないとしても，一体緩和ケアとは何なのか。あるいは，異なる文化圏からやってきた人への緩和ケアという問題も提出される。我が国にも，異なる文化圏からやって来て，余命いくばくもないという人は少なくないだろう。そうした人を受け持ち，戸惑っている医療・福祉従事者はきっといるに違いない——ヒンドゥー教徒は，魂が体からつつがなく離れることができるように，死が間近に迫った人を直接床に寝かせるという。このような問題に直面している人のために，い

ま取り組んでいる事柄は，実は，緩和ケアとは何か，緩和ケアはどうあるべきかという本質とも結びついた重要な問題であり，自信をもって試行錯誤してほしい，そう考えて，本当に全く余計なお世話だとは思ったが，畑違いの者が本書を訳した。

さて本書は Lloyd-Williams M (ed.) *Psychosocial issues in palliative care,* 2nd edn (Oxford University Press, 2008) の邦訳で，タイトルが示すように緩和ケアにおける心理社会的問題を取り上げたものである。ところで，これまでに世に出された 'psychosocial（心理社会的）' という語を冠した終末期ケアないし緩和ケアに関する書籍のリスト（付録1参照）を見てみると，1970年代80年代は散発的な刊行であったが，1990年代半ばごろからは立て続けに出版されていることが分かる（ただし厳密に言えば，緩和ケアに関する書籍全体が増えたのであり，'psychosocial' を冠した書籍のみが増えているわけではない）。しかも，2009年には名高い『緩和医療における精神医学ハンドブック（*Handbook of psychiatry in palliative medicine*）』の第2版——第1版の邦訳は内富庸介氏監訳で星和書店刊——が刊行されたが，その一新された第3部には 'Psychosocial issues in palliative care' というタイトルのもと計7章が収められている。こうして見てくると，緩和ケアで心理社会的問題に目を向けることの重要性は十分認識されるに至った（あるいは至りつつある）と言って良いだろう。それでも，繰り返しになるが，現場で戸惑っている緩和ケア従事者は少なくないに違いない。そうしたあれこれ試行錯誤している人たちのために，そして最終的には，そのケアの受け手，いや正確に言えば，そうした人たちと一緒にあれこれしている患者やその家族のために本書を訳した。

全くの門外漢が翻訳を進めるにあたって，星和書店の岡部浩氏をはじめとする多くの方々に本当にお世話になった。「この薬剤は日本では未承認」とか，「今年度中に発売予定」とか，多くの指摘に助けられた。あらためてお礼を申し述べたいと思う。

            2011年3月   若林佳史

付　録　1

以下に，これまでに英語で出版された 'psychosocial（心理社会的）' という語を冠した終末期ケアないし緩和ケアに関する書籍を時系列的に挙げる。

Schoenberg B et al. (1972). *Psychosocial aspects of terminal care.* Columbia University Press.

Garfield CA (ed.) (1978). *Psychosocial care of the dying patient.* McGraw-Hill.

David MD et al. (ed.) (1986). *Psychosocial assessment in terminal care.* Haworth Press.

Sheldon F (1997). *Psychosocial palliative care: Good practice in the care of the dying and bereaved.* Stanley Thornes.

Oliviere D et al. (1998). *Good practices in palliative care: A psychosocial perspective.* Ashgate Publishing Group.

Fielding R, Chan CL (ed.) (1999). *Psychosocial oncology & palliative care in Hong Kong: The first decade.* Hong Kong University Press.

Victoria Hospice Society et al. (ed.) (2003). *Transitions in dying and bereavement: A psychosocial guide for hospice and palliative care.* Health Professions Press.

Lloyd-Williams M (ed.) (2003). *Psychosocial issues in palliative care.* Oxford University Press.

Werth JL Jr, Blevins D (ed.) (2005). *Psychosocial issues near the end of life: A resource for professional care providers.* American Psychological Association.

Lloyd-Williams M (ed.) (2008). *Psychosocial issues in palliative care* (2nd edn). Oxford University Press. 〔本訳書の原書〕

一書のうち数章が緩和ケアにおける心理社会的問題にあてられた書籍は少なくない。2000年以降に刊行されたものをいくつか以下に挙げる。

Kreitler S, Arush MWB (ed.) (2004). *Psychosocial aspects of pediatric oncology*. John Wiley & Sons.

Carroll-Johnson RM et al. (ed.) (2006). *Psychosocial nursing care along the cancer continuum* (2 nd edn). Oncology Nursing Society.

Kinghorn S, Gaines S (ed.) (2007). *Palliative nursing: improving end-of-life care* (2 nd edn). Churchill Livingstone.

Chochinov HM, Breitbart W (ed.) (2009). *Handbook of psychiatry in palliative medicine* (2 nd edn). Oxford University Press.

Burke CC (ed.) (2009). *Psychosocial dimensions of oncology nursing care* (2 nd edn). Oncology Nursing Society.

Duffy JD, Valentine AD (ed.) (2010). *MD Anderson manual of psychosocial oncology*. McGraw-Hill.

付　録　2

以下に，原書第1版（2003）の目次を掲げる。

List of plates
List of contributors
1. What do we mean by psychosocial care in palliative care?
   David Jeffrey
2. Communication issues
   Cathy Heaven and Peter Maguire
3. Social impact of advanced metastatic cancer
   Frances Sheldon
4. Current provision of psychosocial care within palliative care
   Leslie Walker, Mary Walker, and Donald Sharp
5. Anxiety and adjustment disorders
   Steven D Passik and Kenneth L Kirsh
6. Diagnosis, assessment, and treatment of depression in palliative care
   Hayley Pessin, Mordecai Potash, and William Breitbart
7. Screening for depression in palliative care
   Mari Lloyd-Williams
8. Psychosocial care for non-malignant disease
   Rod MacLeod
9. Spiritual care
   Mark Cobb
10. Bereavement care
    Sheila Payne and Mari Lloyd-Williams

11. Staff stress, suffering, and compassion in palliative care
    Mary L S Vachon and Ruth Benor
12. Psychosocial care——the future
    Mari Lloyd-Williams

■編者紹介
Lloyd-Williams, Mari（マリ・ロイド＝ウィリアムズ）
　レスター大学（Leicester University）で primary medical degree 取得，レスター大学病院（University of Leicester Hospitals）と LOROS ホスピスで緩和医学を専修．2000 年にレスター大学病院トラストと LOROS ホスピスで指導医，名誉上級講師．2002 年にリバプール大学（University of Liverpool）上級講師，2003 年よりリバプール大学社会・コミュニティ・行動科学部（School of Population, Community and Behaviour）特別教授（personal chair）．緩和・支持ケア研究グループ部長．

■訳者紹介
若林佳史（わかばやし　よしふみ）
　1954 年，富山県生まれ．東京大学卒業，東京都立大学大学院単位取得退学．現在，大妻女子大学社会情報学部教授．専門は心理学．著書に『災害の心理学とその周辺―北海道南西沖地震の被災地へのコミュニティ・アプローチ』（多賀出版，2003；第 8 回日本社会心理学会・島田賞受賞）．訳書に『医師のためのコミュニケーション技術』（星和書店，2009），造形作品（共作）に『昭和 30 年代初めの国立療養所栗生楽泉園』（同園入園者自治会蔵，2007）がある．

緩和ケアにおける心理社会的問題

2011 年 6 月 26 日　初版第 1 刷発行

編　　者　マリ・ロイド＝ウィリアムズ
訳　　者　若林佳史
発行者　石澤雄司
発行所　㍿星　和　書　店
　　　　〒168-0074　東京都杉並区上高井戸 1-2-5
　　　　電話　03（3329）0031（営業部）／（3329）0033（編集部）
　　　　FAX　03（5374）7186（営業部）／（5374）7185（編集部）
　　　　http://www.seiwa-pb.co.jp

© 2011　星和書店　　　Printed in Japan　　　ISBN978-4-7911-0776-6

・本書に掲載する著作物の複製権・翻訳権・上映権・譲渡権・公衆送信権（送信可能化権を含む）は㈱星和書店が保有します．
・JCOPY 〈（社）出版者著作権管理機構　委託出版物〉
　本書の無断複写は著作権法上での例外を除き禁じられています．複写される場合は，そのつど事前に（社）出版者著作権管理機構（電話 03-3513-6969，FAX 03-3513-6979, e-mail: info@jcopy.or.jp）の許諾を得てください．

医師のための
コミュニケーション技術
患者やその家族との話し合いを
効果的に行うためのガイド

P.マグワイア 著
若林佳史 訳

A5判
256p
2,900円

聖ヨハネホスピスの
めざすもの
安らぎの中で生きるために

戸塚元吉、山崎章郎、
聖ヨハネ会 編

四六判
344p
1,650円

死の病いを共に生きる
腎透析・腎移植患者から
治療者へのメッセージ

E.ホッフマイスター 編
福西勇夫 訳

四六判
160p
1,650円

医学モデルを超えて
医療へのメッセージ

E.G.ミシュラー、他 著
尾崎(新)、三宅、
丸井 訳

四六判
480p
3,800円

服薬援助のための
医療コミュニケーション
スキル・アップ

町田いづみ 著

A5判
240p
2,300円

発行：星和書店　http://www.seiwa-pb.co.jp　価格は本体(税別)です